Katia Trost | Anne Schmuck

NEBENNIERENSCHWÄCHE

Chronische Erschöpfung, Chronic fatigue oder Burn-out?

Zusammenhänge erkennen, verstehen und ganzheitlich behandeln

Katia Trost | Anne Schmuck

Nebennieren SCHWÄCHE

Chronische Erschöpfung, Chronic fatigue oder Burn-out?
Zusammenhänge erkennen, verstehen und ganzheitlich behandeln
Das Standardwerk für eine hormonfreie Therapie

KOMPLETTMEDIA

Klimaneutral
Druckprodukt
ClimatePartner.com/13336-1905-1001

MIX
Aus verantwortungsvollen Quellen
FSC
www.fsc.org
FSC® C106954

Bildnachweis:
© Heike Kmiotek – www.heike-kmiotek.de

Originalausgabe
2. Auflage 2022
Verlag Komplett-Media GmbH
2021, München
www komplett-media de
ISBN: 978-3-8312-0594-3
Auch als E-Book erhältlich

Aus Gründen der besseren Lesbarkeit wird bei Personenbezeichnungen und personenbezogenen Hauptwörtern in diesem Buch die männliche Form verwendet. Entsprechende Begriffe gelten im Sinne der Gleichbehandlung grundsätzlich für alle Geschlechter. Die verkürzte Sprachform hat nur redaktionelle Gründe und beinhaltet keine Wertung.

Lektorat: Redaktionsbüro Diana Napolitano, Augsburg
Korrektorat: Karin Weber, Freienwill
Umschlaggestaltung: Favorit Büro, München
Layout und Satz: Buch-Werkstatt GmbH, Bad Aibling
Druck & Bindung: COULEURS Print & More, Köln

Gedruckt in der EU

Die Inhalte dieses Buches wurden sorgfältig recherchiert. Dennoch kann keine Gewähr für die Richtigkeit der im Buch enthaltenen Informationen übernommen werden.
Dieses Buch möchte Sie darin unterstützen, Ihre Selbstheilungskräfte zu aktivieren und Zusammenhänge in Ihrem Hormonsystem zu verstehen. Keine der in diesem Buch gemachten Aussagen sollte als Heil- oder Erfolgsversprechen verstanden werden oder dazu führen, dass der Besuch bei Ärztin oder Heilpraktiker unterlassen wird.
Alle Empfehlungen basieren auf langjährigen Erfahrungen und eigenen Forschungen der Heilpraktikerin Katia Trost. Die sich daraus ergebenden Erkenntnisse der Autorin entsprechen nicht immer der herrschenden Betrachtung von Krankheit im Sinne der Schulmedizin. Sie sind als Leser dazu eingeladen, sich Ihre eigene Meinung über die getroffenen Aussagen zu bilden und gegebenenfalls eigene Recherche zu betreiben.
Sie als Leser führen die in diesem Buch vorgeschlagenen Maßnahmen auf eigene Verantwortung und in Eigenregie durch. Ein Anspruch auf Betreuung durch die Autorinnen besteht nicht, da eine persönliche Beratung auch aus gesetzlichen Gründen nur im Rahmen einer qualifizierten Behandlung und nach Aufnahme der gesamten Krankengeschichte geschehen darf. Dementsprechend werden jegliche Anfragen zur Durchführung der Maßnahmen in diesem Buch von den Autorinnen nicht beantwortet.
Sollten Sie bei der Durchführung der im Buch vorgeschlagenen Maßnahmen auf Probleme stoßen, können Sie sich an qualifizierte und von Katia Trost ausgebildete Therapeuten wenden (siehe Hinweise am Ende des Buches → Seite 259 ff.).

»Eine der Schwächen des medizinischen Ansatzes in der westlichen Welt liegt darin, dass wir den Arzt zur einzigen Autorität erhoben haben und der Patient allzu oft nur der Empfänger einer Behandlung oder eines Heilmittels ist. Die Menschen werden der Möglichkeit beraubt, echte Verantwortung zu übernehmen. Niemand von uns trägt Schuld, wenn er krank wird oder stirbt. Jeder von uns kann jederzeit krank werden, aber je mehr wir über uns selbst lernen können, desto weniger neigen wir dazu, zu passiven Opfern zu werden.« [1]

Gabor Maté,
Arzt und Stressforscher

Einleitung

Liebe Leserin, lieber Leser,

Sie halten dieses Buch in den Händen, weil Sie oder ein von Ihnen geliebter Mensch ein Problem mit seinen Nebennieren hat oder vermutet, eins zu haben. Vielleicht fühlen Sie sich schon seit längerer Zeit scheinbar grundlos müde und erschöpft, vielleicht haben Sie auch bestimmte Symptome und Beschwerden, die auf eine Nebennierenschwäche hinweisen: Sie leiden an Zyklusstörungen, einer Schilddrüsenunterfunktion, haben Schlafstörungen oder leiden an depressiven Verstimmungen bis hin zu Burn-out oder chronischer Erschöpfung.

Sie sind damit leider in allzu guter Gesellschaft: Aus einer aktuellen Umfrage, die ich während der Recherche zu diesem Buch unter fast 900 Menschen durchgeführt habe, geht hervor, dass Nebennierenerschöpfung bereits in jungen Jahren unter 35 ein großes Thema ist und insgesamt sehr viel mehr Menschen betrifft, als gemeinhin angenommen (und oftmals ohne, dass dies den Betroffenen bewusst ist). Ein häufiges erstes Anzeichen ist die sogenannte Studentenkrankheit – »morgens immer müde, abends hellwach« –, die bereits auf eine Umkehr der Kortisolkurve (Kortisol ist eines unserer wichtigsten Nebennierenhormone) und damit auf eine beginnende Nebennierenerschöpfung hinweist. In den meisten Fällen können gerade junge Menschen diese Probleme noch recht gut kompensieren, doch im Lauf der Zeit werden die Symptome in der Regel erst schleichend, dann rapide schlimmer und gipfeln irgendwann in einer ernsthaften und dauerhaften Störung des Hormonsystems.

Die Umfrage können Sie hier downloaden:
https://hormonconnection-podcast.de/umfrage/

Nebennieren – Das Stiefkind der Medizin

Die Nebennieren verdienen also eindeutig mehr Aufmerksamkeit! Doch während das Thema Hormone langsam auch in der Öffentlichkeit ankommt, sind die Nebennieren selbst leider eindeutig Nachzügler: In der erwähnten Umfrage gaben über 60 Prozent der Teilnehmer an, sich noch nie mit ihnen beschäftigt zu haben. Dabei sind die Nebennieren unsere körpereigene Stressmanagement-Zentrale und können durch Hormone so gut wie jede Funktion unseres Körpers beeinflussen – und bei Überlastung eine Vielzahl an Beschwerden und Symptomen hervorrufen. Da viele dieser Probleme eher unspezifischer Art sind, bleibt die Diagnose oft unklar und die Nebennierenschwäche lange unerkannt.

Ich hoffe daher, Ihnen in den folgenden Kapiteln meine langjährigen Erfahrungen als Heilpraktikerin weitergeben zu können und Sie darin zu unterstützen, Probleme frühzeitig zu erkennen und Hilfe zu finden.

Meine eigene Geschichte

Meine Geschichte begann ganz ähnlich wie die vieler anderer Menschen und vielleicht auch wie Ihre: Nachdem ich 2005 eine kurze Zeit lang einen damals neu auf den Markt kommenden Verhütungsring ausprobiert hatte (der, nebenbei bemerkt, alles andere als »lokal« wirkt), erlebte ich in kürzester Zeit eine so massive Verschlechterung meiner Gesundheit und so zahlreiche Nebenwirkungen, dass ich auch nach dem Absetzen noch sehr lange Zeit mit Hormonstörungen zu kämpfen hatte, bei denen mir zunächst weder Ärzte noch Heilpraktiker helfen konnten. Schon kurz nach Beginn der Anwendung des Verhütungsrings nahm ich drei Kleidergrößen zu, war aufgequollen, verlor jede Libido, hätte den ganzen Tag schlafen können und konnte nachts den Schweiß aus den Poren sprießen sehen. Fahle Haut, Haarausfall und Dehnungsstreifen gab es dazu.

Es begann ein langer Weg, auf dem ich viele verschiedene Methoden ausprobiert habe. Das Vertrauen in die Schulmedizin hatte ich verloren, da mich künstliche Hormone ja erst in diese Lage gebracht hatten. Also beschloss ich, es mit naturidentischen Hormonen zu probieren, zu denen es in Deutschland zu diesem Zeitpunkt nur sehr wenige Informationen gab und kaum Ärzte, die sich damit auskannten. Also habe ich mich selbst ausführlich mit diesem Thema befasst und mir in den USA naturidentisches Progesteron verschreiben lassen – da auch Apotheken sich damals mit diesem Thema nicht wirklich auskannten. Auch Schilddrüsenhormone hatte ich mir verschreiben lassen, welche grundsätzlich naturidentisch sind. Doch leider halfen mir diese naturidentischen Hormone nur kurzfristig und brachten außerdem Nebenwirkungen mit sich. Auch die vielen naturheilkundlichen Therapien, die ich ausprobiert habe, konnten nicht den gewünschten Erfolg erzielen. Da ich nicht einsehen wollte, dass meine Hormonstörungen unheilbar sein sollten, habe ich mich schließlich selbst auf die Suche nach wirklichen Antworten gemacht.

Dazu habe ich mich jahrelang intensiv mit Endokrinologie, Biochemie, Psychologie, Orthomolekularer Medizin (Nährstofftherapie), Epigenetik, Neurologie und vielen weiteren Fachgebieten beschäftigt, um mich immer tiefer in die Funktionsweise des Körpers einzuarbeiten und zu verstehen, wie so eine Körper-Geist-Seele-Einheit eigentlich tickt. Nach und nach brachte mich eine Kombination aus naturheilkundlichen und rein wissenschaftlichen Sichtweisen meinem Ziel immer näher – nämlich einen Weg zu finden, funktionelle hormonelle Störungen ursächlich und ganzheitlich zu behandeln, ohne dabei auf Hormone zurückzugreifen.

Heute bin ich eine der ersten Heilpraktikerinnen in Deutschland, die eine Schwerpunktpraxis für hormonelle Balance eröffnet haben und war Pionierin auf dem Einsatzgebiet bioidentischer Hormone (natürliches Progesteron, Pregnenolon, natürliche Schilddrüsenpräparate). In dieser Zeit habe ich aufgrund meiner persönlichen Erfahrung auch Ärzte fortgebildet, die diese Hormone dann auch verschreiben durften. Doch recht bald habe ich meine eigene Erfahrung mit diesen Präparaten auch bei meinen Patienten beobachten müssen: Bioidentische Hormone sind leider keineswegs die Wunderpillen, als welche sie gern vermarktet werden. Ich habe in meiner Praxis häufig beobachtet, dass es durch naturidentische Hormone zwar manchmal zu einer Linderung der Symptome kommen kann. Häufig jedoch hält eine solche Besserung nur kurz an. Mitunter kommt es zwar zu einer Besserung der ursprünglichen Symptomatik, es treten aber unerwünschte Nebenwirkungen auf. In wieder anderen Fällen kommt es gar zu einer Verschlechterung der Symptome. In jedem Fall wurde mir irgendwann klar, dass bioidentische Hormone die wirkliche Ursache hormoneller Störungen nicht beseitigen können, sodass selbst eine erfolgreiche Anwendung im Grunde eine dauerhafte Abhängigkeit von äußerlich zugeführten Hormonen mit sich bringt. Diese Erkenntnisse haben mich dazu bewogen, eine Lösung zu finden, die zu einer natürlichen Regulation des Hormonsystems führt, indem der Körper sich selbst heilt.

Regulation statt Substitution

Diese Lösung habe ich auch gefunden! Im Lauf des letzten Jahrzehnts konnte ich viele Patienten dabei unterstützen, ihr hormonelles Ungleichgewicht selbst wieder in die Balance zu bringen – ganz ohne von außen zugeführte Hormone. Im Kern meiner Methode geht es darum, den Körper in die Selbstheilung zurückzuführen und ihm dabei zu helfen, sich selbst zu helfen. Denn meiner Erfahrung nach entstehen Symptome weder aus Willkür und schon gar nicht aus Mangel an Medikamenten. Unser Körper ist grundsätzlich dazu in der Lage, sich selbst zu regulieren. Doch dazu müssen wir ihn verstehen. Nur dann können wir unserem Körper geben, was er braucht, um gesund zu werden und zu bleiben. Dieses Phänomen nennt man Selbstregulation, und es ist eine Voraussetzung für die Selbstheilung.

Meine Erkenntnisse zur hormonellen Balance teile ich sehr gern mit Ihnen als Leser. Da viele von Ihnen aber möglicherweise bisher noch wenig Berührung mit ganzheitlichen oder naturheilkundlichen Behandlungen hatten, möchte ich Sie kurz in die grundlegenden Ansätze dieser Therapieform einführen.

Merkmale der ganzheitlichen naturheilkundlichen Behandlung

Im Laufe meiner therapeutischen Tätigkeit habe ich erfahren dürfen, dass es grundsätzlich zwei Möglichkeiten gibt, mit Erkrankungen umzugehen. Sie können einerseits versuchen, die lokale Funktion des betroffenen Teils zu verbessern, was durchaus zur Linderung von Symptomen führen kann. Doch häufig führen lokale Veränderungen nicht zu einer dauerhaften Verbesserung, oder es treten an anderer Stelle Symptome auf. Die andere Möglichkeit ist, mit der Therapie an zentralen Schalthebeln anzusetzen, um die grundsätzliche Funktion des Körpers wiederherzustellen und so auch lokale Symptome zu verändern, ohne dass es woanders zu neuen Symptomen kommt. Diese zweite Vorgehensweise hat meiner Erfahrung nach mehr Aussicht auf dauerhafte Regulation, da an den tiefen Ursachen einer Störung angesetzt werden kann.

Neben diesen grundsätzlichen Herangehensweisen gibt es noch eine weitere Unterscheidung. Naturheilkundliche Behandlungen sind nicht das Gleiche wie ganzheitliche Behandlungen. Eine Behandlung klassifiziert sich schon als naturheilkundlich, wenn etwa bei Schmerzen das gängige Aspirin durch die natürliche Weidenrinde ersetzt wird. In beiden Fällen handelt es sich um eine symptomatische Herangehensweise und nicht um eine ganzheitliche Behandlung. Bei der ganzheitlichen Herangehensweise werden oft Dinge behandelt, die scheinbar überhaupt nicht direkt mit dem Symptom zu tun haben. Statt Aspirin oder Weidenrinde zu verordnen, werden in der ganzheitlichen Behandlung daher möglicherweise die Leber entlastet und der Bewegungsapparat optimiert. Hinter dieser Herangehensweise steht die Annahme, dass der Körper ein komplexes Wesen ist, das nur reibungslos »funktionieren« kann, wenn alle Organe und Ebenen funktionieren. Manchmal werden Symptome zwar auch in der ganzheitlichen Therapie zusätzlich lokal behandelt – doch immer im Bewusstsein, dass chronische Beschwerden dadurch nicht ursächlich gelöst werden. Gefühle, Gedanken und sogar die spirituelle Ebene werden in die Heilung mit einbezogen. Dadurch unterscheidet sich eine ganzheitliche Behandlung wesentlich von der schulmedizinischen und einfachen naturheilkundlichen Behandlung.

Von letzteren Ansätzen sind Patienten meist gewohnt, aufgrund einer einfachen Testung mit einer klaren Diagnose eine Behandlungsempfehlung zu bekommen, die darauf abzielt, das Problem durch die Einnahme von Substanzen symptomatisch zu beheben. Vielleicht gibt es noch passive Behandlungen dazu (z. B. Massage), doch die Verantwortung der Durchführung liegt im Grunde vorwiegend beim Behandler und nicht beim Patienten. In einer ganzheitlichen Behandlung kann es auch Einnahmeempfehlungen und Behandlungen geben. Doch der Erfolg der Therapie hängt vor allem davon ab, dass der Patient sein Leben verändert. Sehr häufig geht es dabei darum, dass der Patient sich aktiv damit auseinandersetzt, was ihm schadet und welche Verhaltensweisen seine Gesundheit beeinträchtigen können. Diese Übernahme von Verantwortung für das eigene Leben und die eigene Gesundheit ist für die meisten Menschen ungewohnt. Gerade diese innere Bereitschaft, Dinge zu verändern, ist in einer ganzheitlichen Behandlung aber zentral. Der Therapeut kann die Naturgesetze und damit die idealen Bedingungen für die menschliche Gesundheit nur beobachten, er kann sie aber nicht ändern. Damit kommen Therapeuten in die unangenehme Situation, Wahrheiten auszusprechen, die der Patient nicht immer unbedingt hören möchte. Denn Symptome und Krankheiten sind ja oftmals gerade deswegen entstanden, weil der Patient ein Leben geführt hat, welches nicht mit den Bedürfnissen seiner Körper-Geist-Seele-Einheit übereinstimmte. Dabei handelt es sich meist um Gewohnheiten und Vorstellungen des Betroffenen, die ungern losgelassen werden. Häufig versuchen Patienten daher, mit ihrem Therapeuten zu verhandeln. Einem Therapeuten geht es allerdings nicht darum, seine Patienten zu »bekehren« oder zu überreden, ihr Leben zu verändern. Er kann sie nur beraten und unterstützen. Damit behalten Patienten immer die Möglichkeit, sich gegen die Vorschläge des Therapeuten zu entscheiden, sollten dann aber auch bereit sein, die Konsequenzen für ihre Entscheidungen zu tragen.

Dieses Buch beschäftigt sich mit der Regulation der Nebennieren aus einer integralen und ganzheitlichen Perspektive. Denn meiner Erfahrung nach lassen sich gerade Nebennierenprobleme dauerhaft und ursächlich oft nur auf dieser wirklich tiefen Ebene beheben, weswegen ich Ihnen mit diesem Buch einen Ratgeber der etwas anderen Art anbieten möchte. Es geht mir nicht darum, Ihnen Tipps zum Management einer Nebennierenschwäche an die Hand zu geben. Ich möchte Sie darüber informieren, wie Sie diese Störung vollständig überwinden können. Dafür finden Sie in diesem Buch viele Ansatzpunkte. Ein großer Teil dieses Buches widmet sich aber auch dem Verständnis der Thematik. Denn aus meiner Sicht ist die Nebennierenschwäche ursächlich nur dann zu beheben, wenn in Bezug auf Gesundheit im Allgemeinen und diese Störung im Besonderen ein vollständiges Umdenken erfolgt.

Diese umfassende Darstellung kann Sie dabei unterstützen, zwar sehr viel im Alleingang für Ihre Nebennieren tun zu können, doch für manche der dargestellten Maßnahmen müssen Sie auch therapeutische Hilfe in Anspruch nehmen. Dies ist also kein reiner Selbsthilferatgeber.

Da meine Hinweise sich teilweise erheblich von dem unterscheiden, was

Sie im Internet und anderen Stellen zum Thema Nebennierenschwäche finden werden, bespreche ich an einigen Stellen auch ausführlich, warum ich bestimmte Dinge nicht empfehle – häufig handelt es sich um Empfehlungen, welche die Erholung der Nebennieren meiner Ansicht nach behindern werden. Die besprochenen Themen haben in meiner therapeutischen Praxis immer wieder zu verstärktem Erklärungsbedarf geführt. Daher möchte ich Ihre diesbezüglichen Fragen gern vorwegnehmen, um keine Verwirrung zu schaffen.

Was dieses Buch bezwecken möchte

Mein erstes Ziel mit diesem Buch ist also, dass Sie verstehen können, welche Faktoren zu Problemen mit den Nebennieren führen. Denn gerade die Nebennieren sind, jedenfalls auf hormoneller Ebene, ganz wesentlich an einer funktionierenden Selbstheilung beteiligt!

Mein zweites Ziel besteht darin, Ihnen dabei zu helfen, diejenigen dieser Faktoren herauszufinden, die für Sie persönlich eine Rolle spielen könnten.

Mein drittes Ziel ist, Ihnen ein paar Soforthilfemaßnahmen an die Hand zu geben, durch die Sie die Funktion Ihrer Nebennieren unterstützen können.

Mein viertes Ziel ist ein gesundheitlich eher übergeordnetes Thema. In der Schulmedizin werden Diagnosen sehr häufig an einem Parameter festgemacht. Selten wird der Körper dabei in seiner Gesamtheit beobachtet. Doch die Auswertung von Symptomen macht meiner Erfahrung nach am meisten Sinn, wenn Symptome in einem Kontext betrachtet werden. Das bedeutet konkret, dass erst mehrere Faktoren zusammen ausgewertet eine sinnige Aussage zulassen. Das gilt jedenfalls dann, wenn Behandlungen darauf basieren, wie der Körper funktioniert, wenn er gesund ist (Physiologie) und Symptome nicht einfach als willkürliches Zeichen für einen kaputten Körper betrachtet werden (Pathologie). Dies ist aus meiner Sicht die große Stärke der ganzheitlich orientierten Naturheilkunde: Sie behandelt Menschen und keine Testergebnisse. Zwar sind Testergebnisse durchaus wertvoll, doch nur in Verbindung mit einer sorgfältigen Auswertung klinischer Symptome, des Alters und Geschlechts des Patienten und natürlich seiner Lebensumstände. Testergebnisse ersetzen die Beobachtung und das Verständnis der Funktionsweise des Körpers nicht – erst dieses Verständnis kann einem verraten, warum ein Symptom besteht. Diese ganzheitliche Sicht fehlt der Schulmedizin meiner Erfahrung nach oft.

Dieses Buch möchte Sie also auch dazu ermutigen, Ihren Körper zu beobachten und eine neue Perspektive in Ihr Leben zu integrieren: nämlich, dass Symptome immer einen Hintergrund haben, den Sie ermitteln können. Vor allem aber ist es mir wichtig, dass Sie am Ende verstanden haben, dass Ihr Körper nicht Ihr Feind ist, weil er für Sie unangenehme Symptome produziert, sondern mehr wie ein unverstandener Teil von Ihnen selbst betrachtet werden kann. Wenn Sie wirklich Verantwortung für Ihre Gesundheit übernehmen möchten, dürfen Sie Ihren Körper mit Interesse und Aufmerksamkeit beobachten und seine Funktionsweise verstehen lernen. Wenn Sie die Prinzipien erst einmal verstanden haben, können Sie viel selbstbestimmter mit Ihrem Leben und Ihrer Gesundheit umgehen und brauchen nicht immer sofort einen Experten, der Ihren Körper lesen kann. Dass dies auch für Laien möglich ist, zeigt meine langjährige Erfahrung als Therapeutin. Ich sehe mein Ziel als Therapeutin erst erreicht, wenn der Patient nicht nur eine Linderung oder Heilung seiner Symptome erfahren hat, sondern auch gelernt hat, mit seinem individuellen Körper in Frieden zu leben. Das bringt Patienten nicht nur in die Eigenverantwortung ihrem Körper und ihrer Seele gegenüber, es sorgt auch dafür, dass Patienten noch viele Jahre über das Ende der Behandlung hinaus für sich und ihren Körper gute Entscheidungen treffen und auf diese Weise aktiv Krankheitsprävention betreiben können.

Dazu werde ich Ihnen zunächst die Funktion und die wichtige Aufgabe Ihrer Nebennieren erklären und Ihnen aufzeigen, welche Mechanismen in Ihrem Körper dafür verantwortlich sind, dass die Nebennieren aktiv werden. In diesem Zusammenhang werden wir uns genauer mit dem allgegenwärtigen Thema Stress beschäftigen, der letztlich hinter so gut wie jeder Erkrankung und insbesondere jedem Problem mit den Nebennieren steckt – verstehen wir die Rolle von Stress in unserem Leben, können wir auch die Nebennieren besser verstehen. Verstehen wir die Nebennieren, können wir besser verstehen, wie Krankheiten entstehen und wie sie chronisch werden, und so letztlich persönliche Lösungswege finden.

Was Sie erwartet

Im weiteren Verlauf werde ich Ihnen einige typische und weniger typische Symptome vorstellen, die auf eine bestehende Nebennierenschwäche hindeuten und Ihnen aufzeigen, wie Sie mit diesen Symptomen umgehen können. Anschließend können Sie mithilfe eines Fragebogens den Grad Ihrer Nebennierenerschöpfung bestimmen.

Die Basis meines Behandlungsansatzes ist die Nebennierenkur, die ich Ihnen in diesem Buch in der Form zur Verfügung stelle, wie sie auch meine Patienten bekommen. Sie finden eine ausführliche Erklärung zu weiteren Maßnahmen, die Sie direkt zu Hause durchführen können, um Ihre Nebennieren zu entlasten sowie eine detaillierte Anleitung zur Nebennierenkur. Wenn Sie möchten, können Sie direkt damit beginnen, Ihre Nebennieren zu unterstützen. Ich würde mich allerdings sehr freuen, wenn Sie mich auch auf den übrigen Seiten dieses Buches begleiten und lernen, die Zusammenhänge in Ihrem Körper und die möglichen Ursachen Ihrer Symptome zu verstehen.

Ich verwende in diesem Buch ganz bewusst eine sehr direkte und deutliche Sprache, da es mir wichtig ist, dass keine Missverständnisse entstehen. Denn nicht selten steckt der Teufel im Detail: Eine natürliche und ursachenbasierte Regulierung der Nebennieren erfordert eine Veränderung Ihrer Lebensumstände – oder anders ausgedrückt: Sie können Ihren Nebennieren nicht helfen, wenn Sie nicht die Umstände verändern, die dazu geführt haben, dass Ihre Nebennieren schwächeln.

Als erfahrene Therapeutin weiß ich gut, dass eine solche tiefgreifende

Veränderung des eigenen Lebens von den meisten Menschen nicht gerade mit Freude begrüßt wird. Die Regeln der Natur und des eigenen Körpers zu befolgen ist aus meiner Sicht aber die einzige Möglichkeit, gesundheitliche Probleme ursächlich zu beseitigen. In diesem Buch möchte ich Sie so einfach wie möglich mit diesen Regeln vertraut machen, auch wenn sie vielleicht nicht mit Ihren Vorlieben oder Vorstellungen übereinstimmen mögen. Aber wenn Sie sich für eine ehrliche Auseinandersetzung mit den Nebennieren entscheiden, dann sollten Sie meiner Meinung nach auch wirklich präzise Informationen zur Verfügung haben, insbesondere auch in Bezug auf Maßnahmen, die eine Regulierung der Nebennieren sabotieren könnten. Wenn ich dabei an der einen oder anderen Stelle »streng« wirke, so ist dies meinem Wunsch geschuldet, Ihnen unnötige Umwege zu ersparen. Was Sie aus meinen Vorschlägen machen, bleibt natürlich Ihnen überlassen.

An dieser Stelle möchte ich auch ganz ehrlich mit Ihnen sein: Es wäre unseriös, Ihnen zu versprechen, dass Sie durch das Umsetzen der vorgestellten Maßnahmen allein eine vollständige Selbstregulation Ihres Körpers erreichen können. In fortgeschrittenen Fällen werde ich Ihnen daher raten müssen, sich in therapeutische Behandlung zu begeben, wozu Sie ebenfalls weiterführende Informationen finden.

Der praktische Teil dieses Buches baut unmittelbar auf den Erläuterungen im theoretischen Teil auf. Diesen ersten Teil behandle ich so ausführlich, damit Sie den Sinn hinter meinen konkreten Empfehlungen nachvollziehen können. Ich bitte Sie daher, diesen Teil nicht zu überspringen. Um Ihnen die Bezüge zu erleichtern, wird im praktischen Teil auf die entsprechenden Stellen des theoretischen Teils hingewiesen, die wichtig für das Verständnis der jeweiligen Maßnahme sind. Am Ende des Buches finden Sie außerdem ein Glossar und ein Stichwortverzeichnis.

Gerade wenn Sie ein Neuling auf dem Gebiet der ganzheitlichen Naturheilkunde sind, werden Sie vielleicht das Gefühl haben, dass Sie vor einem unüberwindbaren Berg stehen. Verlieren Sie nicht den Mut! Auch die größten Berge können erklommen werden, wenn man einen Schritt nach dem anderen macht.

Ich hoffe, dass Ihr Weg zur Heilung dadurch deutlich kürzer wird als mein eigener.

Ihre Katia Trost, im Mai 2021

Die Nebennieren: Kleines Organ mit großer Aufgabe

ANATOMIE

Bevor wir uns näher mit Ihren Nebennieren und deren möglichen Problemen beschäftigen, möchte ich Ihnen zunächst einmal ihre Lage im Körper und ihre genaue Funktion im Hormonsystem erklären.

Die Nebennieren sind kleine, paarig angeordnete Organe. Obwohl ihr Name einen Zusammenhang mit den Nieren vermuten lässt, haben die Nebennieren tatsächlich nur ihre Lage im Körper mit den Nieren gemeinsam. Anders als die Nieren sind die Nebennieren hormonelle Drüsen – sie produzieren also Hormone. Sie sitzen auf den Nieren auf und bestehen aus der Nebennierenrinde und dem Nebennierenmark. Die Nebennieren sind etwa 5 Zentimeter lang und 3 Zentimeter breit. Ihr durchschnittliches Gewicht beträgt etwa 5 bis 10 Gramm.

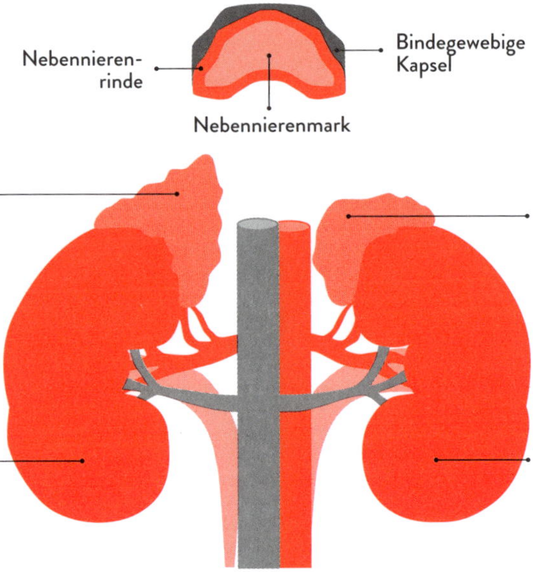

FUNKTION IM HORMONSYSTEM

So klein und unscheinbar sie auch wirken mögen, spielen die Nebennieren doch eine große und wichtige Rolle in unserem Hormonsystem: Ihre Hauptaufgabe ist es, unser Überleben zu sichern. Sie können sie sich vorstellen wie Wächter, die die Ordnung im Körper überwachen und Alarm schlagen, wenn diese Ordnung aus dem Gleichgewicht geraten ist. Dann sorgen sie durch Ausschüttung bestimmter Hormone dafür, dass unser Körper in den Überlebensmodus wechselt und lebenswichtige Systeme mit Energie versorgt werden. Diese sogenannten Stresshormone sind hauptsächlich Kortisol und Adrenalin. Kortisol wird von der Nebennierenrinde produziert, Adrenalin vom Nebennierenmark.

Doch welche Faktoren führen dazu, dass unser Körper aus dem Gleichgewicht gerät und die Nebennieren aktiv werden und Stresshormone aussenden? Die einfache und zugleich komplexe Antwort darauf lautet: Stress.

Stress ist zwar in aller Munde, und die meisten Menschen fühlen sich gestresst. Doch Stress ist nicht das, wofür die meisten Menschen ihn halten. Stress ist keine subjektive Empfindung, sondern ein objektiver Vorgang im Körper, der dementsprechend auch gemessen und bewertet werden kann. Stress ist, genauso wenig wie das Auftreten von Erkrankungen, eine willkürliche Erscheinung. Das Auftreten von Stress folgt bestimmten Regeln, die zu kennen sich lohnt.

STRESS, DER HEIMLICHE WIDERSACHER DER NEBENNIEREN

Unser Organismus muss sich sekündlich mit von innen und außen kommenden Reizen auseinandersetzen. Solche Reize sind zum Beispiel Sinneseindrücke, Gedanken und Gefühle, aber auch Nahrung, Licht oder Dunkelheit und eindringende Keime. Die Reaktion auf diese Reize erfolgt auf biochemischer Ebene. Das bedeutet konkret: Die Stresshormone Kortisol, Adrenalin und Noradrenalin werden ausgeschüttet, um unseren Körper dazu zu bringen, sich diesen Reizen anzupassen und auf sie zu reagieren.

Dieser Anpassungsprozess ist einer der grundlegenden Faktoren für die menschliche Entwicklung: Es sind Reize, die uns dazu bewegen, neue Dinge zu lernen. Kinder hätten keinen Anreiz, laufen zu lernen, wenn die auf sie einwirkende Außenwelt keine biochemische Reaktion in ihnen auslösen würde. Denn Stresshormone sind auch Wachstumshormone – vorausgesetzt, sie sind nicht im Übermaß vorhanden. Sie versetzen den Betroffenen in die Position zu handeln. Im Mutterleib sorgt Kortisol beispielsweise dafür, dass die Lungen ausreifen. Und letztendlich wird auch die Pubertät durch eine biochemische Stressreaktion ausgelöst, die dafür sorgt, dass sich die Geschlechtsorgane entwickeln, indem das Östrogen (dessen Ausschüttung eng an die Ausschüttung der Stresshormone gekoppelt ist) bei der Frau Gewebe wie die Brust aufbaut, während Testosteron die sekundären Geschlechtsmerkmale und den Muskelaufbau stimuliert.

Für unseren Organismus spielt es dabei erst einmal keine Rolle, ob es sich um einen positiven oder negativen Reiz handelt. Wir können all diese inneren und äußeren Reize als Stressoren verstehen, die unseren Organismus dazu bringen, zu reagieren. Genau dafür sorgen die Nebennieren durch die Ausschüttung der Stresshormone Adrenalin, Noradrenalin und Kortisol – und zwar weitestgehend unbemerkt, also außerhalb unseres Bewusstseins. Mit anderen Worten: Der Körper reagiert auf jeden Reiz, der eine größere Anpassungsleistung des Körpers verlangt, mit der Ausschüttung von Stresshormonen. Ein kleiner Lufthauch mag vielleicht noch nicht zur Ausschüttung von Stresshormonen führen. Doch spätestens, wenn Sie sich gegen den Wind stemmen müssen und Ihnen dabei kalt ist, sodass der Körper seine Temperatur anzupassen versucht, erfahren Sie eine Ausschüttung von Stresshormonen. Zwar hat man in Tierversuchen herausgefunden, dass ein Überleben ohne die Nebennieren möglich ist, allerdings nur dann, wenn die Tiere in einer absolut geschützten und behüteten Umgebung gehalten werden, wo ihnen ihr Essen regelmäßig bereitgestellt wird und keine sonstigen körperlichen Anforderungen an sie gestellt werden. Im normalen Leben könnten wir uns also nicht den Herausforderungen des Alltags stellen, würden uns die Nebennieren fehlen, welche die Stresshormone ausschütten.

Möglicherweise erweckt der Begriff Stresshormone bei Ihnen zunächst negative Assoziationen. Tatsächlich sind diese Hormone aber wichtige Filter für unseren Organismus, weil sie dafür sorgen, dass wir uns an die unterschiedlichsten Reize anpassen und auf sie reagieren können, ohne uns dessen bewusst zu sein. Stresshormone bewahren uns davor, von all den unzähligen Reizen aus unserer Umwelt überflutet zu werden. Sie können sich die wichtige Funktion Ihrer Nebennieren verbildlichen, wenn Sie sich vorstellen, wie es Ihnen ohne sie ergehen würde: Sie würden buchstäblich jeden Luftzug und auch noch das kleinste Ziepen in Ihrem Körper bewusst erleben und könnten sich nicht auf wesentliche Reize konzentrieren.

In Extremsituationen sorgen Stresshormone außerdem dafür, dass wir wahre Superkräfte mobilisieren und trotz Energiemangel überleben können. Denken Sie nur an Situationen, in denen Menschen schwer verletzt und trotz fehlender Gliedmaßen noch ansprechbar sind und Hilfe suchen können, oder wie Eltern ihre Kinder unter Autos heraus retten können, indem sie schwere Gewichte anheben, die sie normalerweise nicht stemmen könnten. In hoher Konzentration sind Stresshormone dazu in der Lage, auch sehr starke Reize wie zum Beispiel Schmerz einfach auszublenden.

Je mehr Stressoren unser Körper verarbeiten muss, desto stärker steigt auch die Konzentration der Stresshormone im Blut – was auf Dauer zu einem Überschuss an Stresshormonen und zu beginnenden Problemen der Nebennieren führt. Wenn wir von Stress sprechen, meinen wir also in der Regel ein Übermaß an Stressoren, die in ihrer Summe dazu führen, dass unsere Nebennieren dauerhaft aktiv sind und Stresshormone produzieren müssen – auch dann, wenn wir einzelne dieser Reize als positiv empfinden.

Innere Stressoren	Äussere Stressoren
Gedanken und Gefühle Hunger, Durst Fieber, Entzündungen, Infektionen Nährstoffmängel Gifte Hormonschwankungen Blutzuckerschwankungen Schlafmangel Psychischer/mentaler Stress Schwermetalle etc.	Hitze, Kälte, Klima insgesamt Licht, Dunkelheit Lärm Elektromagnetische Felder Handystrahlung, WLAN Sonnenstürme Umweltverschmutzung etc.

Woher kommt Stress?

> »Was haben sämtliche Stressoren gemeinsam? Letzten Endes repräsentieren sie alle die Abwesenheit von etwas, das der Körper als überlebensnotwendig wahrnimmt – oder dessen drohenden Verlust.«[2]
>
> GABOR MATÉ, ARZT UND STRESSFORSCHER

Auf den Punkt gebracht ist Stress letztlich die Reaktion unseres Körpers auf einen wahrgenommen Mangel. Stress entsteht also immer dann, wenn unser Organismus etwas nicht bekommt, das er braucht oder denkt zu brauchen. Im Grunde kann jeder innere oder äußere Reiz Stress auslösen: die Schuhe, die wir gern hätten, uns aber nicht leisten können. Das Verlieren unserer Fußballmannschaft. Die Furcht, nicht zu genügen. Hormonstörungen, Entzündungen im Körper, aber auch Hunger, Durst, Kälte und körperlicher Schmerz.

Doch dem Stress kommen wir erst dann wirklich auf die Spur, wenn wir verstehen, warum uns diese Dinge nahegehen. Bei Hunger, Durst, Kälte und körperlichem Schmerz können wir uns relativ leicht vorstellen, warum sie eine Reaktion unseres Körpers nötig machen. Haben Sie Hunger oder Durst, fehlt Ihrem Körper unmittelbar Energie. Ist Ihnen kalt, muss Wärme erzeugt werden, wodurch ebenfalls Energie verbraucht wird. Empfinden Sie Schmerzen, muss Ihr Körper irgendwie aktiv werden, um den Schmerz zu heilen. Auch das braucht Energie.

Sie merken sicher schon: Am Ende geht es immer wieder um Energie. Sie spielt tatsächlich nicht nur bei körperlichen Stressoren, sondern auch bei psychischen Vorgängen eine wichtige Rolle: Wenn ich die Schuhe nicht bekomme, die ich mir wünsche, fühle ich mich schlecht. Dieses »sich schlecht fühlen« ist natürlich eine Emotion. Doch wenn Sie Emotionen weiter herunterbrechen, bleibt am Ende auf biochemischer Ebene wieder ein energetischer Impuls übrig, der eine Reaktion ihres Körpers nötig macht – die dann schließlich wiederum Energie verbraucht.

Das Handy-Modell

Die vom Körper benötigte Energie ist ebenso wenig abstrakt wie der Stress selbst. Sie kann gemessen werden. Damit Sie sich das besser vorstellen können, möchte ich Ihnen gern das »Handy-Modell« vorstellen, um anschaulich zu erklären, warum die Nebennieren die heimlichen Herrscher im Hormonsystem sind.

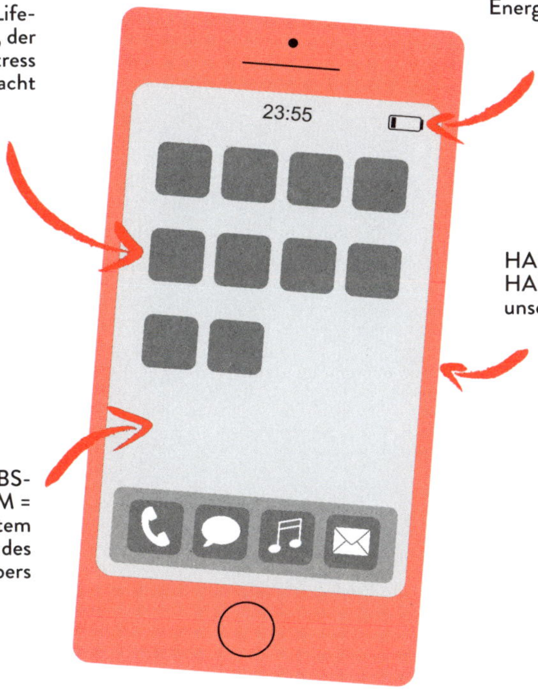

Die Rolle unserer Nebennieren und die Wirkung von Stress lassen sich gut mit einem Handy vergleichen. Das Handy selbst – also gewissermaßen die Hardware – steht in diesem Beispiel für den Körper. Das Betriebssystem ist unser Nervensystem als Steuerorgan des Körpers. Der Akku und damit der gespeicherte Strom stehen für die Mitochondrien, das sind diejenigen Teile unserer Zellen, die Energie bereitstellen. Die auf dem Bildschirm sichtbaren Apps stellen unseren Lifestyle dar, der den Stress verursacht.

In diesem Modell sind die Nebennieren eine interne App, die die Funktion des Handys (unseres Körpers) in Abhängigkeit zum Akkustand steuert – also gewissermaßen der Stromsparmodus. Je mehr Apps im Hintergrund laufen, desto schneller wird der Akku leer. Je leerer der Akku wird, desto mehr büßt das Handy an Funktionalität ein. Damit wir es nun trotz sinkender Akkuleistung noch möglichst lange nutzen können, sparen wir Strom ein: Das Display wird dunkler, einige Apps werden von allein abgestellt. Sie können das Handy nun nicht mehr richtig mit all seinen Funktionen verwenden.

Sind unsere Nebennieren permanent gefordert, ist der Akku immer halb leer. Es wird mehr Energie verbraucht als nachgeladen. Das entspricht unserem Überlebensmodus.

EXKURS

Energie als Grundprinzip

Genau wie unser Handy benötigt auch unser Körper Energie. An dieser Stelle entsteht nun häufig das Problem: Wenn die Nebennieren ständig aktiv werden müssen, weil sie auf Stressoren reagieren, verbrauchen wir häufig mehr Energie, als wir ersetzen können. Unser Körper schaltet dann in den Energiesparmodus. Genau wie bei Ihrem Telefon können in diesem Modus nicht mehr alle Funktionen einwandfrei ausgeführt werden. Aus dieser Dauerfunktionsstörung können sich mit der Zeit unterschiedlichste Symptome und Krankheiten entwickeln.

Um die Entstehung von Energie im Körper besser verstehen zu können, möchte ich an dieser Stelle einen kleinen Exkurs in den Bereich der zellulären Energie unternehmen und Ihnen erklären, wie und wo Energie entsteht und warum sie so wichtig ist. Sie werden die Ursachen für Ihre Nebennierenschwäche wesentlich besser verstehen können, wenn Sie sich bewusst machen, nach welchen Grundprinzipien Ihr Körper funktioniert.

Sowohl Schulmedizin als auch Naturheilkunde gehen in der Regel stillschweigend davon aus, dass im Körper genügend Energie vorhanden ist. Das ist aus meiner Sicht der größte Fehler überhaupt, wenn Sie Ihre Nebennieren wirklich verstehen und ursächlich behandeln möchten. Um Ihnen die Wichtigkeit dieses Themas nahezubringen, möchte ich Ihren Blick weit über die Nebennieren hinaus lenken. So können Sie besser begreifen, warum die Nebennieren eigentlich nie willkürlich Probleme verursachen – was Sie wiederum darin unterstützt, diese Zusammenhänge auch wirklich in ihrer Ursache zu erkennen und zu behandeln.

Alles braucht Energie

Wir machen einen ganz kurzen Ausflug in die Physik und Biochemie (aber keine Sorge, wir kehren im Anschluss direkt zu Ihren Nebennieren zurück). Unser gesamtes Universum und auch unser Körper bestehen letzten Endes aus einem ganz bestimmten Stoff, den wir Materie nennen. Materie aber benötigt Energie, um aufrechterhalten zu werden. Ohne Energie funktioniert nichts. Energie ist damit das Grundprinzip und das wichtigste Gut im Universum.

Die meisten Menschen machen sich nicht klar, dass auch Leben an sich nur möglich ist, wenn genügend Energie vorhanden ist. Selbst Schlaf erfordert das Vorhandensein von ausreichend Energie, genauso wie die Fähigkeit zu entspannen! Gefühle und Gedanken verlangen Ihnen erst recht Energie ab. Sie kennen bestimmt das Gefühl, so erschöpft zu sein, dass Sie nicht mehr denken oder fühlen können.

Es stellt sich nun die Frage, was passiert, wenn nicht genug Energie vorhanden ist. Das Energieerhaltungsgesetz besagt zwar, dass Energie innerhalb eines geschlossenen Systems wie dem Universum nie verloren geht, also im Grunde nicht weniger werden kann. Sie kann allerdings von einer Form in die andere verwandelt und so auch innerhalb des geschlossenen Systems übertragen werden, beispielsweise wenn wir Bewegungsenergie in Wärmeenergie umwandeln. Mit anderen Worten: Sie verlieren allein dadurch, dass Sie Wärme erzeugen, ständig Energie an Ihre Umgebung. Sogar dann, wenn Sie ganz still im Bett liegen oder schlafen.

Wenn wir also davon sprechen, dass wir Energie verbrauchen oder erzeugen, dann meinen wir damit eigentlich, dass wir vorhandene Energie in eine andere Form umwandeln. Grundsätzlich neue Energie herzustellen ist ebenso wenig möglich, wie sie vollkommen zu vernichten. Menschen sind also ständig (unbewusst) damit beschäftigt, dafür zu sorgen, dass sie nicht zu viel Energie an ihre Umwelt abgeben, und die trotzdem abgegebene Energie wieder ersetzen. Zutreffender wäre es daher, in diesem Zusammenhang von Energiemanagement zu sprechen: Alles, was wir tun, ist letztendlich auf den Erhalt von Energie im Körper ausgerichtet.

Zellenergie

Wie kommt nun also Energie in den Körper, und wie wird diese Energie gespeichert? Diese Aufgabe kommt unseren Zellen zu, genauer den Mitochondrien. Das sind kleine Organe, die in fast jeder Zelle vorhanden sind und in denen Energie bereitgestellt wird – kleine Zellkraftwerke quasi, die Energie aus der Nahrung für unseren Körper nutzbar machen. Aus Zucker, Kohlenhydraten, Mineralstoffen, Vitaminen und Spurenelementen (kurz: unseren möglichst ausgewogenen Mahlzeiten) werden in den Mitochondrien Wärme und Energie für Bewegung hergestellt.

Gespeichert und transportiert wird diese hergestellte Energie in kleinen Einheiten: dem Adenosintriphosphat, kurz ATP. ATP ist also die Energiewährung Ihres Körpers. Diese Einheiten können unter anderem im Blut gemessen und die verfügbare Energie damit benannt werden: Während ein gesundes Mitochondrium bis zu 36 ATP herstellen kann, produziert ein krankes im schlechtesten Fall 0 ATP.

ENERGIEMANGEL, STRESS UND NEBENNIEREN

Wie versprochen kehren wir nun zurück zu Ihren Nebennieren. Die Frage ist, was passiert, wenn nicht genug Energie in Form von ATP im Körper vorliegt. Sie ahnen es bereits: Dieser Energiemangel erzeugt Stress.

Und an dieser Stelle kommt das Hormonsystem ins Spiel, zu dem auch Ihre Nebennieren gehören. Wie bei unserem Handy, das bei sinkender Akkuleistung Apps schließt, versetzt unser Hormonsystem – genauer: unsere Nebennieren – den Körper bei Energiemangel in den Überlebensmodus. Das ist im Prinzip nichts anderes als der Alarmzustand unseres Körpers: Er wird ausgerufen, wenn zu wenig Energie vorhanden ist, um möglichst viele Körperfunktionen aufrechtzuerhalten. Unsere Stresshormone Kortisol und Adrenalin sind dabei die Botenstoffe, sie übermitteln also die Anweisung darüber, wie im Körper mit Energie umgegangen werden soll: Soll Energie für schlechte Zeiten gespeichert werden und wenn ja, in welcher Form? Wie viel Energie soll überhaupt verbraucht werden, und welche Körperfunktionen sollen mehr oder weniger Energie erhalten? Das Noradrenalin vernachlässigen wir in diesem Buch ab jetzt, da sein Aufgabengebiet dem des Adrenalins sehr ähnlich ist, wodurch dessen Wirkung jedenfalls in Bezug auf die Behandlung gleich ist.

Wechselt unser Körper in den Überlebensmodus, dann geschieht das, weil die Stresshormone dafür gesorgt haben, dass Energie umverteilt werden soll. Ausschlaggebend für diese »Anweisung« der Nebennieren ist immer auch die Versorgungslage der Zelle. Bei einer guten Versorgung können die Mitochondrien ausreichend Energie bereitstellen, damit alle Funktionen und Organe reibungslos arbeiten können. Dann befinden wir uns im Normalzustand, den wir Lebensprinzip nennen können.

Steigt die Anzahl an Stressoren an, die auf unseren Organismus einwirkt, wird proportional mehr Energie gebraucht, damit der Körper noch normal funktionieren kann und alle Körperfunktionen aufrechterhalten werden können. Dabei benötigt auch die Zelle selbst natürlich Energie, um sich gegen Stressoren zu wehren. Diese Stressoren können zum Beispiel Gifte, Schwermetalle oder eindringende Keime sein (siehe auch Tabelle → Seite 27). Hat die Zelle genügend Ressourcen (also notwendige Bausteine für die Produktion von ATP, wie zum Beispiel bestimmte Eiweiße und Mineralien) zur Verfügung, kann sie auf eindringende Stressoren reagieren, indem sie die Energieproduktion hochfährt. Fehlen jedoch Ressourcen, kann die Zelle nicht mehr angemessen reagieren und die Stressoren nicht neutralisieren. Im Extremfall büßt das Mitochondrium selbst seine Funktion ein, was man dann Mitochondriopathie nennt. Da das Mitochondrium für die Energieproduktion zuständig ist, wirkt sich seine Erkrankung auch auf die Energieproduktion aus, wodurch der Körper in den Überlebensmodus kommt.

Die Hormone kommunizieren die aktuelle Versorgungslage an andere Zellen. Ist die Versorgungslage gut, befinden wir uns im Lebensprinzip; fehlt Energie, wechselt der Körper in das Überlebensprinzip, das die Nebennieren zwar anleiten, aber eben nur als Reaktion auf den vorhandenen Energiemangel ausrufen. Das bedeutet konkret: Die Hormone selbst sind nicht der Grund für ein bestimmtes Symptom oder eine Erkrankung. Sie sind gewissermaßen nur der Bote, der dieses Symptom auslöst, nicht die Ursache des Symptoms. Nichtsdestotrotz wird aber eine dauerhafte Ausschüttung von Stresshormonen ihrerseits zu neuen unerwünschten oder krankhaften Symptomen führen – denn wo Rauch ist, da ist eigentlich immer auch Feuer, wie man so schön sagt.

Eine Aktivierung der Nebennieren lässt also Rückschlüsse auf die Versorgungslage der Zellen zu. Gleichzeitig können Sie daraus ableiten, dass die Behandlung des Hormonsystems wenig Sinn macht, solange die Versorgung der Zellen mangelhaft ist. Somit stehen die Zellen mit den Nebennieren nicht nur in einem einheitlichen Zusammenhang, sondern sind sogar die eigentlichen Taktgeber. Denken Sie wieder an das Handy-Modell: Ist der Akku leer, bringen Ihnen auch das tollste Betriebssystem und die besten Apps nicht mehr viel.

Was ich Ihnen an dieser Stelle unmissverständlich klarmachen möchte, ist, dass das Vorhandensein von Energie oder deren Fehlen über die Gesundheit Ihrer Nebennieren bestimmt. Daher werden alle Maßnahmen zur Behebung einer Nebennierenschwäche sich auch um die Erzeugung und effiziente Nutzung von Energieressourcen in Ihrem Leben drehen. Sie verstehen meine Empfehlungen in diesem Buch viel besser – was Ihnen möglicherweise dabei hilft, die beschriebenen Maßnahmen umzusetzen –, wenn Sie sich immer wieder klarmachen, dass es letztendlich um Energiemanagement geht. Dies ist auch ein wesentlicher Grund dafür, warum ich von der Substitution von Hormonen bei funktionellen Störungen abgekommen bin, da die Hormone selbst einen Energiemangel auf Zellebene nicht beseitigen können.

Die Nebennieren werden aktiv: Stressreaktion

Ist nicht genügend Energie für die Versorgung aller Gewebe und Organe vorhanden, muss Energie rationiert werden. In diesem Zusammenhang wird eine Stressreaktion ausgelöst, die der Stressforscher Hans Selye als Adaptationssyndrom beschreibt.[3] Diese Reaktion läuft nach Selye in drei Stadien ab:

1. Alarmstadium
2. Resistenzstadium
3. Erschöpfungsstadium

Im Alarmstadium kommt es zunächst zu einer Überfunktion der Nebennieren, während Adrenalin und Kortisol vermehrt ausgeschüttet werden. Der Körper mobilisiert möglichst viele Energiereserven, damit »Kampf oder Flucht« stattfinden kann. Evolutionstechnisch ist dieser Zustand äußerst sinnvoll, sorgt er doch dafür, dass wir in Gefahrensituationen über uns hinauswachsen und besondere Kräfte entwickeln können, die unser Überleben sichern.

Wenn der Stress im Alarmstadium nicht erfolgreich bewältigt werden kann, stellt sich der Körper auf chronischen Stress ein. Im Resistenzstadium drosselt die Nebennierenrinde ihre Funktion, es wird weniger Kortisol ausgeschüttet. Der Körper möchte Energieressourcen schonen und reduziert auch den Grundumsatz durch Wechselwirkungen im Hormonsystem. Versorgt werden nun an erster Stelle lebenswichtige Organe wie Herz oder Lunge. Die für das Überleben weniger wichtigen Gewebe und Prozesse werden weniger versorgt. Zu diesen weniger wichtigen Funktionen gehört zum Beispiel auch der weibliche Zyklus. Das ist der Grund dafür, warum viele Frauen in Stresssituationen unter Zyklusstörungen leiden.

Das Erschöpfungsstadium schließlich ist gekennzeichnet durch Energiemangel und Degeneration von Zellen, Geweben, Organen und Organsystemen. Hält das Erschöpfungsstadium länger an, ohne dass der Körper seine Energiereserven wieder auffüllen kann, fängt der Körper an, Energie aus den Organen selbst zu gewinnen, indem er Eiweiße und Fette zur Energiegewinnung abbaut. Das geht natürlich nicht spurlos an den Organen vorüber: Es kommt zu Organschäden. Und da Körper, Geist und Seele sich gegenseitig beeinflussen, hat das Überlebensprinzip noch weitere, sehr konkrete Auswirkungen auf den Körper, und zwar auf biochemischer, emotionaler und mentaler Ebene.

Was passiert im Körper, wenn das System in den Überlebensmodus umschaltet? Einige Körperfunktionen werden gehemmt, darunter zum Beispiel die Verdauung, aber auch die Sexualität, die Fortpflanzung, die Wundheilung und das Immunsystem. Andere Funktionen finden dagegen verstärkt statt, nämlich die Polsterung der Rumpforgane, das Anlegen von Fettspeichern, die Verbrennung von Mineralstoffen und Vitaminen sowie das Ausblenden psychischer Probleme.

Von dieser Dynamik sind natürlich auch die Nebennieren selbst irgendwann betroffen. Sie nehmen also nicht nur bei der Produktion von Stress auf biochemischer Ebene eine zentrale Rolle ein, sondern werden als Organ auch selbst ein Opfer von zu viel Stress, weil sich die Stressreaktion auf den ganzen Körper auswirkt. In den ersten beiden Stadien kommt es zu funktionellen Störungen, im Erschöpfungsstadium dann zu Organschäden.

Keine Krankheit ohne Stress

> »Die scheinbare Krankheitsursache ist oft eine Infektion, eine Vergiftung, nervöse Erschöpfung oder einfach das Alter, aber tatsächlich scheint ein Zusammenbruch des hormonellen Anpassungsmechanismus die häufigste endgültige Todesursache beim Menschen zu sein.« [4]
>
> Hans Selye, Arzt und Stressforscher

Auch die Entstehung von Erkrankungen ist eng an das Vorhandensein von Stress gekoppelt. Forschungen weisen unter anderem auf Stress als Ursache für Herz-Kreislauf-Erkrankungen, Erkrankungen des oberen Atemwegs und eine Schwächung des Immunsystems hin.[5] Dennoch halte ich es für wichtig, dass wir Stress nicht nur mit einzelnen Erkrankungen und Symptombildern in Verbindung bringen. Denn wenn wir verstehen, wie sich chronischer Stress im Endstadium auswirkt, wird klar, dass eigentlich alle funktionellen und organischen Schäden durch Stress entstanden sind – Stress ist letztlich die (versteckte) Ursache jeder Krankheit.

Wie wir gesehen haben, führt chronisch anhaltender Stress zur Erschöpfung der Nebennieren. Im Erschöpfungsstadium überwiegt im Körper der Katabolismus, das bedeutet, es wird Gewebe abgebaut. Sehr zugespitzt könnte man sagen, der Körper verdaut sich bei fortgeschrittenem Katabolismus selbst. Doch bevor es zu Organschäden kommt, wird die Funktion des Körpers beeinträchtigt. In welcher Weise, sehen Sie in der Tabelle auf der nächsten Seite.

Im Überlebensmodus

Je mehr Stressoren auf den Körper einwirken, desto mehr Energie wird gebraucht. Aus Sicht des Organismus ist jeder Stressor erst einmal potenziell lebensbedrohlich und kann das Hormonsystem in Alarmbereitschaft versetzen.

Wie wir gesehen haben, kann Energie aber nicht einfach neu produziert werden, sondern muss durch Umwandlung aus einer anderen Form gewonnen werden. Unser Hormonsystem nimmt also eine gewollte Verschiebung des Hormonhaushaltes vor, damit wir trotz knapper Ressourcen zumindest überleben können. Im Überlebensmodus wird somit einerseits Energie gespart, andererseits werden Speicher aufgelöst, um Energie für den Körper nutzbar zu machen.

Anfänglich mobilisiert der Körper Blutzuckerdepots und Fette, danach Eiweiß aus den Organen, um neuen Blutzucker zu gewinnen. Die Auflösung von Zuckervorräten nennt sich Glykolyse. Wird Zucker aus Eiweißen und Fetten hergestellt, sprechen wir von Glukoneogenese. Sobald wieder genug Ressourcen und Energie vorhanden sind, wird der Energiesparmodus beendet, die Verschiebung also aufgehoben. Denken Sie an dieser Stelle noch mal an das Handy-Modell: Sobald wir wieder »Saft« bekommen, ist der Überlebensmodus vorbei.

Im chronischen Zustand führt diese Verschiebung zu Symptomen, die in der Regel als Störung des Hormonsystems empfunden und diagnostiziert werden. Ja, Sie haben richtig gelesen: Östrogendominanz, Schilddrüsenunterfunktionen, Nebennierenprobleme und viele andere Hormonstörungen sind von der Natur bewusst als Schutzmechanismen in Zeiten knapper Energieressourcen angelegt worden.

Auswirkungen von Stress im Körper

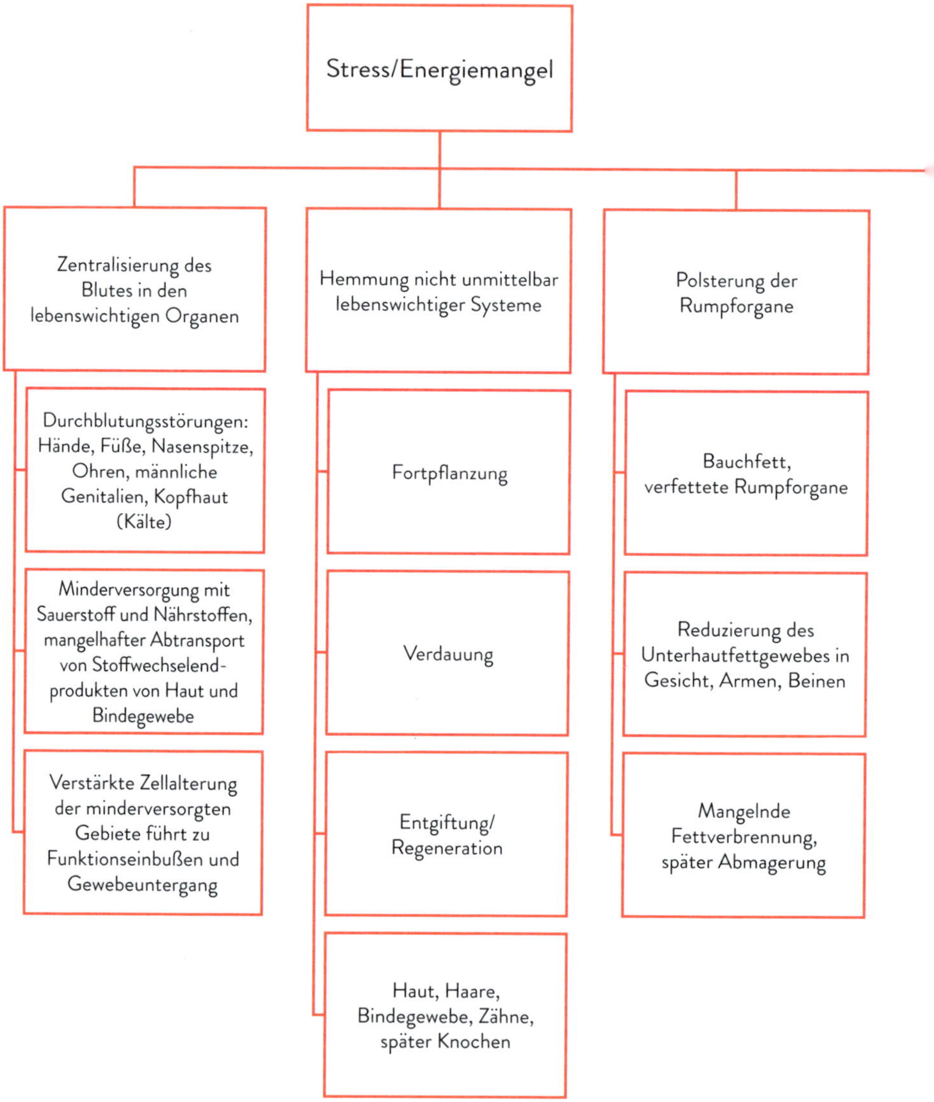

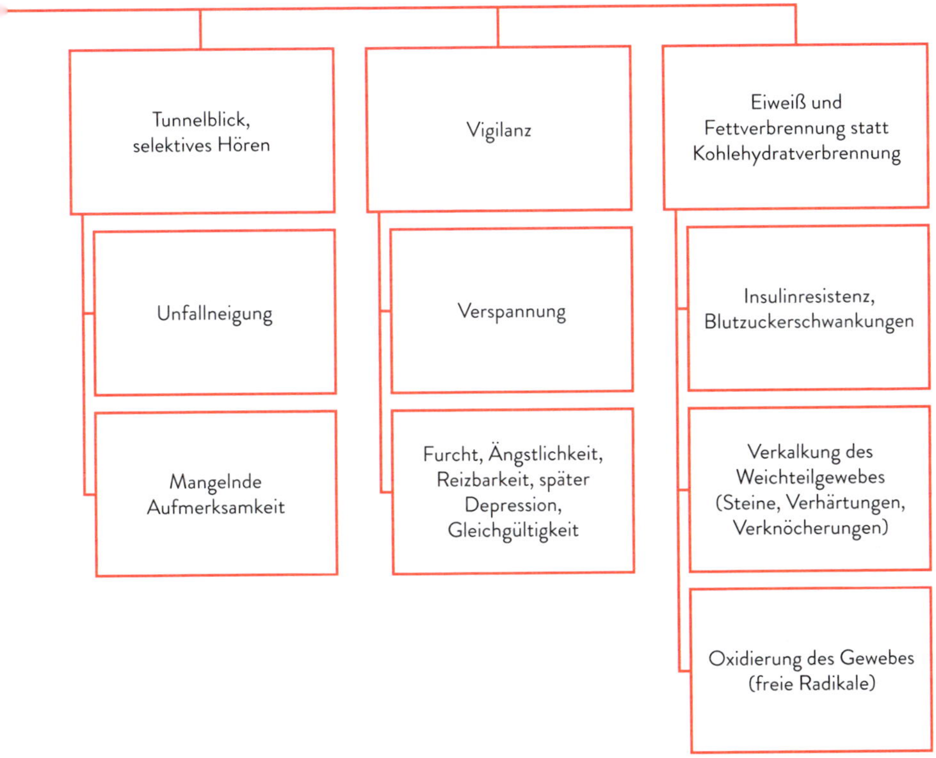
Tunnelblick, selektives Hören
Unfallneigung
Mangelnde Aufmerksamkeit
Vigilanz
Verspannung
Furcht, Ängstlichkeit, Reizbarkeit, später Depression, Gleichgültigkeit
Eiweiß und Fettverbrennung statt Kohlehydratverbrennung
Insulinresistenz, Blutzuckerschwankungen
Verkalkung des Weichteilgewebes (Steine, Verhärtungen, Verknöcherungen)
Oxidierung des Gewebes (freie Radikale)

Diesen Energiesparmodus können wir Überleben nennen, während Leben dann stattfindet, wenn genügend Ressourcen vorhanden sind.

Leben	Überleben
• Optimaler Zugriff auf Ressourcen • Leben wird aktiv gestaltet • Energie ist reichlich vorhanden und wird im Körper gleichmäßig verteilt • Schilddrüse dominiert • Selbstheilungskraft fließt ungehindert • Kein Organ oder Gewebe wird vernachlässigt • Fruchtbarkeit vorhanden • Der Mensch ist gesund	• Ressourcen sind knapp • Der Mensch reagiert auf das Leben • Nicht genügend Energie vorhanden, um alle Funktionen aufrechtzuerhalten • Nebennieren dominieren • Energie wird möglichst konserviert • Einzelne Funktionen werden vernachlässigt • Fruchtbarkeit eingeschränkt • Krankheiten können entstehen

Da die Stresshormone Adrenalin und Kortisol größtenteils von den Nebennieren produziert werden, sind die Nebennieren – hormonell betrachtet – für das Überlebensprinzip zuständig. Das Lebensprinzip seinerseits wird von der Schilddrüse aufrechterhalten. Anders ausgedrückt: Energiesparen ist Job der Nebennieren, die ideale Energieverteilung Aufgabe der Schilddrüse.

Unser Körper empfindet Energie entweder als knapp (dann konserviert er sie) oder als ausreichend vorhanden. Leben und Überleben schließen sich also gegenseitig aus. Deshalb leidet die Schilddrüsenleistung automatisch, sobald die Nebennieren dominieren – und umgekehrt.

Diese Prinzipien sind seit Anbeginn der Menschheit im menschlichen Körper angelegt. Die Verschiebung des Körpers in das Überlebensprinzip findet bei Stress statt, ganz egal, ob wir uns gestresst fühlen oder nicht, da Stress eben kein subjektiv psychischer Vorgang ist, sondern immer dann ausgelöst wird, wenn objektive Kriterien dafür gegeben sind. Dies gilt auch und manchmal gerade für Dinge, die Ihnen Spaß machen oder von denen Sie denken, dass Sie zu einem glücklichen Leben einfach dazugehören. Denn die Natur lässt sich von Ihren persönlichen Vorlieben nicht beirren. Die Natur passt sich nicht an Sie an, Sie müssen sich an die Natur anpassen, wenn Sie das Überlebensprinzip beenden und wieder in das Lebensprinzip kommen möchten, welches von einem ausgeglichenen Energiesystem und einer gesunden hormonellen Balance bestimmt ist. Nur so werden auch Ihre Nebennieren sich erholen.

Hieraus erahnen Sie möglicherweise schon, wie wichtig es ist, den inneren Zusammenhang und das Wechselspiel der Hormondrüsen untereinander zu verstehen und auch in einer Behandlung zu berücksichtigen.

Energiesparen ist Job der Nebennieren, die ideale Energieverteilung Aufgabe der Schilddrüse.

Die Nebennieren im Hormonsystem

WECHSELWIRKUNGEN MIT SCHILDDRÜSE UND GESCHLECHTSDRÜSEN

Wie wir nun bereits gesehen haben, sind Hormone keine Einzelgänger. Sie interagieren miteinander und beeinflussen sich gegenseitig: In ihrer Rolle als Botenstoffe reisen sie im Blut durch den ganzen Körper und kommen dabei an jeder Zelle vorbei. Sie kommunizieren die Versorgungslage der Zellen an andere Hormone und sorgen so dafür, dass Energie umverteilt wird und andere Hormone verstärkt oder auch vermindert ausgeschüttet werden, je nachdem, ob sich der Körper im Lebens- oder Überlebensmodus befindet.

Die Produktion des einzelnen Hormons ist daher immer auch abhängig von der Konzentration der anderen Hormone, mit denen es in unterschiedlichen Regelkreisen zusammenhängt. Kommt es zu Störungen des Hormonsystems, ist es wichtig, alle Hormonkreisläufe im Zusammenhang zu betrachten. Nur wenn die verschiedenen Hormone in den endokrinen Regelkreisen aufeinander abgestimmt funktionieren, können sie ihre Aufgaben innerhalb der Organsysteme ausreichend erfüllen.

Das Hormondreieck

Die drei Hauptakteure im Hormonsystem sind Nebennieren, Schilddrüse und Geschlechtsorgane. Sie stehen in einem besonderen Zusammenhang miteinander und beeinflussen sich gegenseitig: Gerät eine Hormongruppe in diesem Dreieck aus dem Gleichgewicht, ziehen die anderen Hormone unweigerlich nach.

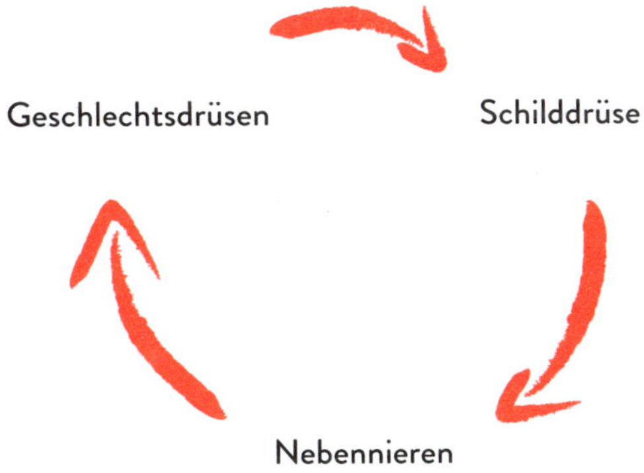

Wenn also Ihre Nebennieren aktiv werden, weil zu wenig Energie vorhanden ist, schaltet Ihr Körper in den Überlebensmodus um. Da sich Leben und Überleben gegenseitig ausschließen, kann nun die Schilddrüse nicht mehr den Ton angeben und schraubt ihre Aktivität herunter. In der weiteren Folge reagieren auch die Geschlechtshormone auf den veränderten Energiehaushalt und passen die Produktion der Sexualhormone an – es kommt zu Zyklusstörungen, ausbleibenden Eisprüngen oder schmerzhaften Menstruationsblutungen. Bei Männern kann es zu Potenzstörungen kommen.

Das Wechselspiel dieser drei Hauptakteure hat auch Einfluss auf die Funktionsweise anderer Hormondrüsen, denn diese richten sich ebenfalls nach der Anweisung »Leben« (von der Schilddrüse) oder »Überleben« (von den Nebennieren). Innerhalb dieses hormonellen Dreiecks bewegt sich die gesamte hormonelle Balance.

In der folgenden Abbildung sehen Sie alle Verschiebungen auf einen Blick:

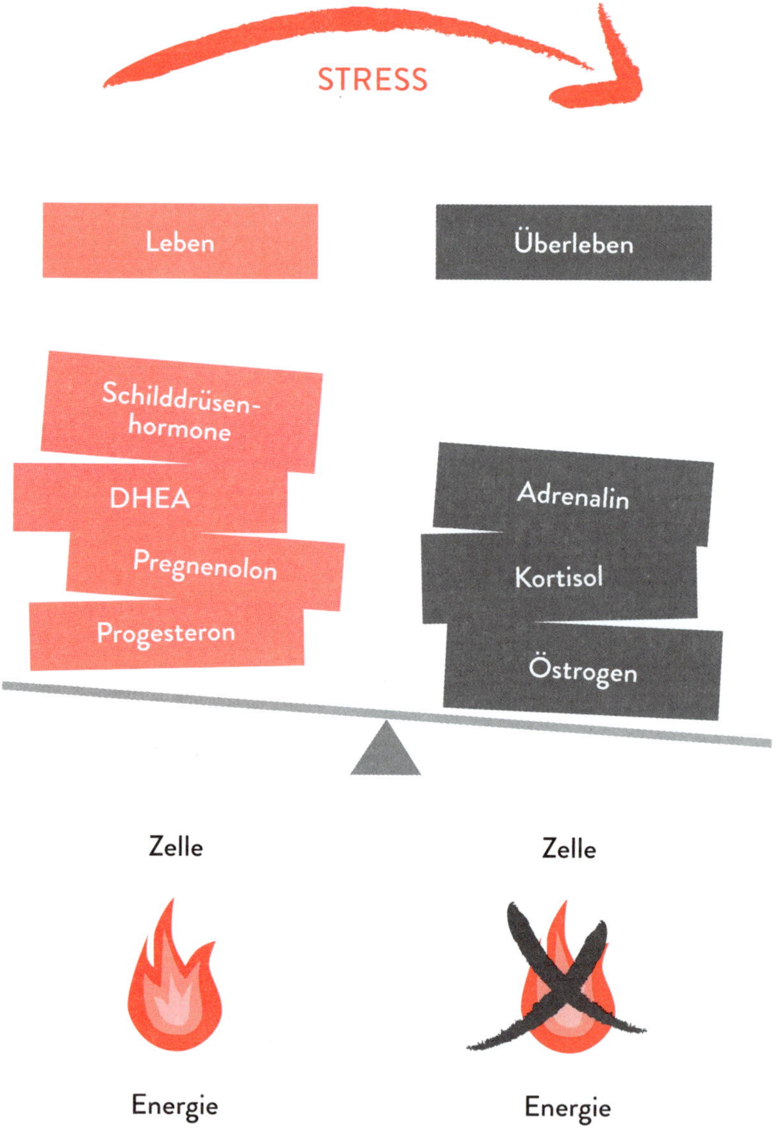

Das heißt, dass im Lebensmodus mehr Schilddrüsenhormone, DHEA, Pregnenolon, Progesteron (und auch Testosteron) im Körper vorherrschen. Im Überlebensmodus haben wir dafür mehr Adrenalin, Kortisol und Östrogen. Dabei ist es buchstäblich so, dass aus den Hormonen des Lebensmodus Hormone des Überlebensmodus hergestellt werden. Dies ist im Körper bewusst so angelegt. Bei Stress verschieben sich die Verhältnisse der Steroidhormone im Körper nach dem folgenden Muster:

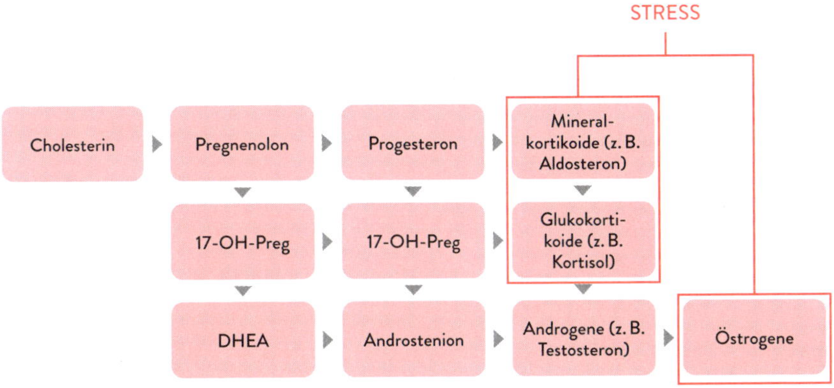

Am besten verständlich sind die folgenden Ausführungen, wenn Sie sich die Abbildung oben genau anschauen, welche die Herstellungskette der Steroidhormone darstellt – dies sind alle Hormone, die aus Cholesterin hergestellt werden. Am Anfang steht das Cholesterin. Dieses wird in Pregnenolon umgewandelt. Pregnenolon hat zwar auch eine eigene Wirkung, dient aber vor allem anderen Hormonen als Grundbaustein – weswegen es Prohormon genannt wird. Zu diesen aus dem Pregnenolon entstehenden Steroidhormonen gehören zum Beispiel DHEA, Progesteron, Testosteron, Kortisol und Östrogen. Alle Hormone, die in der Mitte der Herstellungskette stehen, können weiter zu Hormonen am Ende der Kette verarbeitet werden: Progesteron wandelt sich in Kortisol oder Testosteron, und diese wiederum können zum Schluss in Östrogen verwandelt werden. Die wichtige Botschaft an dieser Stelle ist, dass ein Hormon in ein anderes verwandelt werden kann. Am Anfang der Kette steht das Pregnenolon, am Ende der Kette zum Beispiel das Östrogen, welches nicht mehr zurück in das Pregnenolon verwandelt werden kann. Das »Fließband« geht also nur in eine Richtung. Das Östrogen am Ende der Kette kann nur abgebaut werden, und der Körper muss neues Pregnenolon herstellen, während er Östrogen aus Hormonen herstellen kann, die weiter vorn in der Herstellungskette vorkommen. Bei Stress wird nun zum einen die Produktion von Pregnenolon in den Mitochondrien reduziert, sodass weiter vorn in der Herstellungskette weniger Ausgangsmaterial vorhanden ist. Zum anderen kommt es dadurch aber auch zu einer Verschiebung nach rechts, indem aus DHEA, Progesteron und Testosteron – die im Lebensprinzip vorherrschen – verstärkt Kortisol und Östrogen hergestellt werden.

Stress sorgt also letztlich dafür, dass diejenigen Hormone, die für das Lebensprinzip zuständig sind, in solche Hormone verwandelt werden, die das Überlebensprinzip einläuten. Dies führt auf Dauer zu einem Mangel an Progesteron, Testosteron und bei anhaltendem Stress am Ende auch an Kortisol. Diese Fähigkeit des Körpers, bei Stress einzelne Hormone in andere Hormone verwandeln zu können, ist ein weiterer Grund dafür, warum eine Substitution, also ein Ersatz, fehlender Hormone oft nicht erfolgreich ist. Denn wenn Sie zum Beispiel Progesteron substituieren, kann Ihr Körper daraus leicht Östrogen machen, was Sie sehr wahrscheinlich nicht gebrauchen können, wenn Ihnen Progesteron (ein Gegenspieler des Östrogens) fehlt. Oder er stellt aus Progesteron Kortisol her, was Sie vielleicht gebrauchen können, wodurch Sie jedoch am Ende immer noch einen Mangel an Progesteron haben werden. Im Grunde geben Sie damit der oben dargestellten Kette einfach nur mehr Futter, wenn Sie nicht dafür sorgen, dass der Grund der Stressreaktion beseitigt wird. Ich bin an dieser Stelle so genau auf dieses Prinzip eingegangen, damit Sie verstehen, warum die Substitution von Hormonen sehr oft nicht so wirkt, wie man sich das erhofft. Der Körper funktioniert eben nicht wie eine Maschine. Wenn Sie einen fehlerhaften Bildschirm bei einem Computer ersetzen, macht der Computer daraus keine Tastatur.

Der Körper hingegen kann aus einer Sache eine andere machen – denken Sie daran, dass alle Organe und Gewebe einmal aus einem undifferenzierten Zellklumpen entstanden sind. Dies ist ein Punkt, der meiner Erfahrung nach bei der Behandlung von hormonellen Störungen sehr selten beachtet wird.

Schilddrüsenunterfunktion

Werden die Nebennieren aktiv, führt das unweigerlich zu einer weniger aktiven Schilddrüse. Daher kann jede Form von Schilddrüsenstörungen zugleich ein Hinweis auf Nebennierenprobleme sein.

Wenn der Energiemangel, der die Nebennieren alarmiert hat, anhält, bleibt die Schilddrüse unteraktiv. Kurzfristig kann es dabei zunächst zu einer Überfunktion kommen, die allerdings bald in eine Unterfunktion der Schilddrüse umschlägt: Der Körper reagiert auf die Ressourcenknappheit, indem er Energie konserviert. Zuvor kann er jedoch ein letztes Mal »Gas geben« und Energieproduktion und -verteilung hochfahren, um der drohenden Gefahr zu entkommen. Vor der Unter- kommt damit die Überfunktion. Das ist meiner Auffassung nach ein logisches und allgemeines (wenn auch schulmedizinisch nicht anerkanntes) Prinzip im Körper, und es gilt auch für Abläufe im Stoffwechsel und im Hormonsystem.

In der Schilddrüsenunterfunktion angekommen, ist der Energieverbrauch dann reduziert, es kommt zu Übergewicht und zu vielen optischen Beeinträchtigungen (brüchige Nägel, strohige Haare, fahle Haut etc.). Aus der Perspektive des Überlebensprinzips ist das nur folgerichtig: Die Schilddrüse sorgt im Lebensmodus dafür, dass Energie im gesamten Körper verteilt wird. Wenn die Nebennieren das Zepter übernehmen, weil nicht genügend Energie vorhanden ist, macht es keinen Sinn, dass die Schilddrüse gleichzeitig das Lebensprinzip ausruft. Sie hält daher die Füße still, bis wieder genügend Energie für alle zur Verfügung steht.

Zwischen Schilddrüse und Nebennieren besteht also ein sensibles Gleichgewicht, das wie bei einer Waage in die eine oder andere Richtung kippen kann.

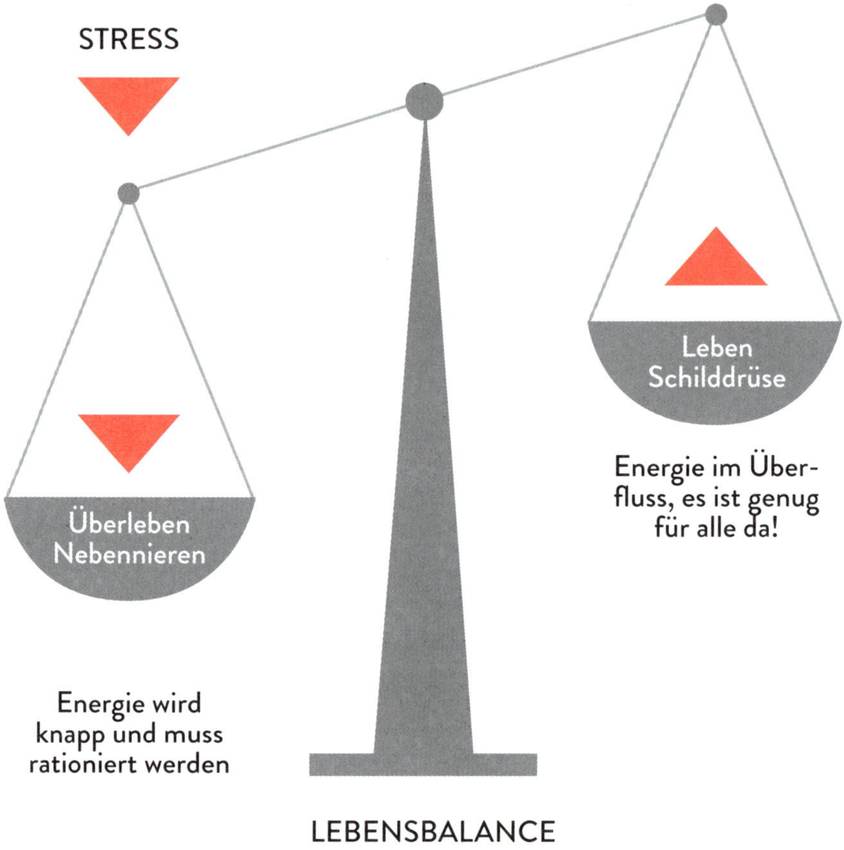

Geschlechtsorgane und Fruchtbarkeit

Im Überlebensmodus geht unser Körper davon aus, dass die Energie zu knapp ist, um alle Funktionen uneingeschränkt aufrechtzuerhalten. Unter diesen Umständen ist Fortpflanzung ein Luxus, den er sich nicht leisten kann und der angesichts der knappen Ressourcen auch nicht sinnvoll wäre – schließlich benötigt der Körper während der Schwangerschaft ja mehr Energie, um Mutter und Kind optimal versorgen zu können und ein gesundes Kind zur Welt zu bringen. Die einzige logische Konsequenz auf

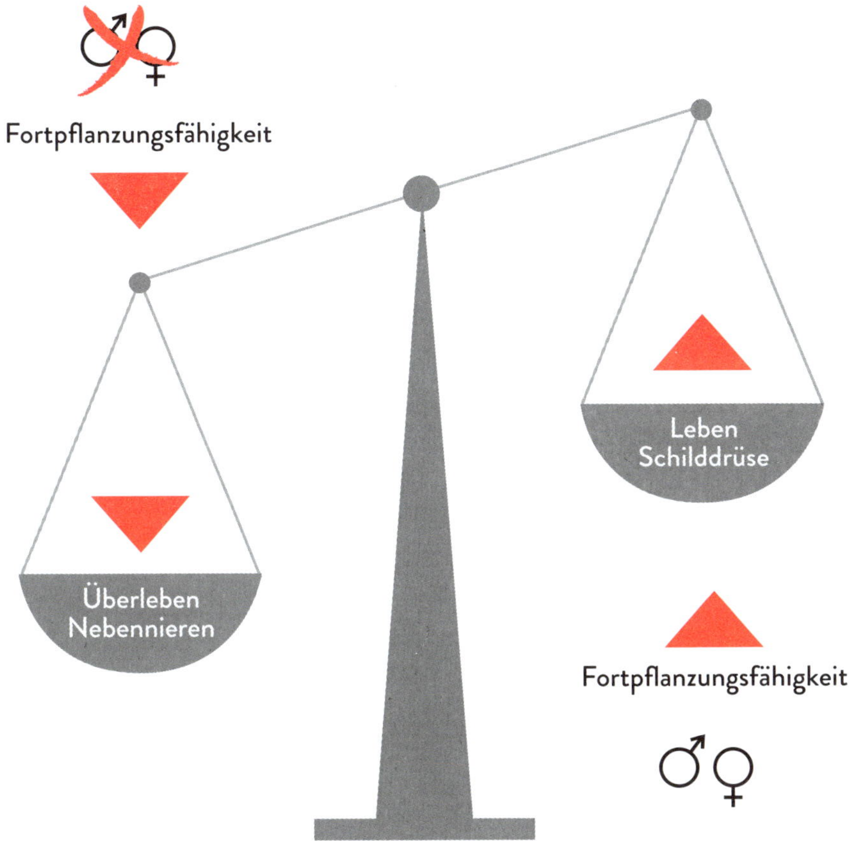

LEBENSBALANCE

den Ressourcenmangel ist also, die Fortpflanzung zu verhindern und die Fruchtbarkeit einzuschränken.

Dementsprechend werden die Geschlechtsdrüsen von der Schilddrüse oder den Nebennieren reguliert, je nachdem, wer gerade im Körper das Sagen hat. Befindet sich der Körper im Überlebensmodus, dann ordnen sich sowohl die Schilddrüsen- als auch die Geschlechtshormone dem dominierenden Kortisol oder Adrenalin aus den Nebennieren unter. In der

Folge wird (bei Männern wie Frauen) einerseits der Sexualtrieb, also unsere Libido, unterdrückt, und andererseits vermehrt Östrogen ausgeschüttet, was mittelfristig zu Östrogendominanz, Progesteronmangel, Testosteronmangel und DHEA-Mangel führt. Ein starker Östrogenüberschuss kann außerdem Fehlgeburten auslösen.

Fruchtbarkeit ist Ausdruck des Lebensprinzips,
Unfruchtbarkeit eine Folge des Überlebensprinzips.

WECHSELWIRKUNGEN MIT DER BAUCHSPEICHELDRÜSE

Wie wir bereits gesehen haben, wird die Energie des Körpers in den Zellen hergestellt. Damit die Mitochondrien ihre Arbeit tun können, müssen die nötigen Bausteine dafür zunächst einmal in die Zelle gelangen: Glukose, Sauerstoff und Schilddrüsenhormone sowie Vitamine, Mineralstoffe und Spurenelemente, die aus der aufgenommenen Nahrung gewonnen werden.

Befindet sich unser Körper im Überlebensmodus, kann es passieren, dass die Zellen dichtmachen und die im Blut vorhandenen Bausteine nicht aufnehmen können. Sie sind dann zwar im Körper vorhanden, kommen aber nicht in der Zelle an und können somit nicht zur Energiegewinnung genutzt werden. Diese Ausbildung von Resistenzen beobachte ich in meiner Praxis an verschiedenen Stellen im Körper, doch schulmedizinisch anerkannt ist sie nur in Bezug auf den Blutzucker. Daher erkläre ich Ihnen dieses Phänomen am Beispiel von Zucker (Glukose), einem der Hauptbaustoffe der Energieproduktion.

Diabetes mellitus Typ 2

Ein hoher Blutzuckerspiegel bedeutet noch lange nicht, dass auch die Zelle ausreichend Zucker zur Verfügung hat. Die meisten Zellen benötigen das Hormon Insulin, um Zucker in die Zellen zu kriegen. Wenn Sie sich die Zelle als verschlossene Tür vorstellen, dann ist Insulin der Schlüssel, der diese Tür öffnet und den Zucker in die Zelle hineinlässt. Bei einer Diabetes-Typ-2-Erkrankung kommt es zu einer Insulinresistenz der Zellen, sie reagieren also nicht mehr auf das Insulin – die Tür bleibt zu und der Zucker draußen.

Es stellt sich die Frage, warum es zu einer Insulinresistenz kommt. Auch hierauf lautet die Antwort einmal mehr: Stress. Sowohl Kortisol als auch Adrenalin können erwiesenermaßen eine Insulinresistenz hervorrufen. Diabetes Typ 2 ist eine stressbedingte Erkrankung, meist mit erhöhter Ausschüttung von Kortisol sowie Schwächung der Mitochondrien verbunden, die ernste Auswirkungen auf den gesamten Körper hat: Die Insulinresistenz führt zum einen dazu, dass die Mitochondrien nicht genügend Bausteine zur Verfügung haben, um Energie herzustellen. In der Folge greifen sie zur Energieerzeugung auf Fette zurück. Diese Form von Verbrennung hat allerdings einen hohen Preis: Der Körper übersäuert durch die Herstellung sogenannter Ketonkörper, und das bedeutet Stress für die Zellen, was wiederum zu noch mehr Stress im Körper führt. Zum anderen geraten durch die Insulinresistenz der Zelle auch die Blutgefäße in Mitleidenschaft, weil Zucker ab einer bestimmten Konzentration toxisch wirkt. Durchblutungsstörungen und Abbau von Zellgewebe sind nur zwei der möglichen Folgen.

Diabetes Typ 2 und Insulinresistenz sind meiner Erfahrung nach oft keine endgültigen oder nicht behandelbaren Diagnosen. Im ersten Schritt sollten Sie sich bewusst machen, was hinter dieser Erkrankung steckt: Hat ein Überschuss an Kortisol und Adrenalin zu Ihrer Insulinresistenz geführt, bedeutet das für Sie zumindest einen Erklärungsansatz, aus dem sich auch eine Behandlungsmöglichkeit ergibt. Denn Stresshormone können Sie testen und mit der richtigen Behandlung meistens auch wieder senken, worauf ich in diesem Buch noch ausführlich eingehen werde. Erinnern Sie sich, dass Glukose (Zucker) nicht gut in die Zellen kommt, wenn der Stoffwechsel verlangsamt ist, weil Energie fehlt. In vielen Fällen lassen sich die Funktion Ihres Stoffwechsels auch ohne Insulingaben wieder herstellen und der Blutzuckerspiegel stabilisieren. Dafür müssen Sie sich natürlich einen Lebensstil zulegen, der Ihrer Physiologie entspricht: ausreichend Bewegung, kein Alkohol, wenig Zucker und eine nährstoffdichte Ernährung. Auch um Nahrungsergänzung werden Sie nicht herumkommen.

Machen Sie sich klar, welche Spätfolgen bei Diabetes auf Sie zukommen (Neuropathien, Blindheit, Nierenversagen etc.). Verstehen Sie die Erkrankung als Warnzeichen, und nehmen Sie eine Veränderung Ihres Lebensstils in Angriff!

EXKURS

Schwankungen des Blutzuckerspiegels

Bevor wir tiefer in die unterschiedlichen Formen der Nebennierenstörungen einsteigen, möchte ich Sie noch auf einen weiteren wichtigen Zusammenhang aufmerksam machen. Der Blutzucker ist ein wichtiger Parameter, an denen die Nebennieren messen, ob sie aktiv werden müssen. Sinkt dieser ab, aktivieren sich die Nebennieren und sorgen dafür, dass Energie mobilisiert wird. Sonst würden wir innerhalb kürzester Zeit in Ohnmacht fallen oder gar sterben. Damit kommt dem Blutzucker eine herausragend wichtige Bedeutung zu, weswegen sich eine Insulinresistenz auch so ungünstig auswirkt.

Wenn der Blutzucker nicht stabil ist, sind die Nebennieren im Dauerbetrieb. Sie erschöpfen sich so schneller oder erholen sich nicht mehr richtig, falls sie bereits erschöpft sind. Daher ist die Stabilität des Blutzuckers ein wesentliches Geheimnis der natürlichen Regulation der Nebennieren. Viele Menschen haben jedoch ein Blutzuckerproblem, ohne es zu wissen. Manchmal messen die Betroffenen sogar regelmäßig ihren Blutzucker, berücksichtigen dabei aber nicht, dass die Nebennieren sehr fix auf Blutzuckerschwankungen reagieren müssen. In den wenigen Minuten bis zur Messung haben die Nebennieren also in der Regel bereits reagiert. Außerdem fällt eine Unterzuckerung oft erst dann auf, wenn die Nebennieren die Schwankung nicht mehr kompensieren können. Aber auch wer keine Blutzuckerschwankungen wahrnimmt, sollte sich klarmachen, dass die Nebennieren dennoch sehr stark beansprucht werden, wenn mit der Bereitstellung von Blutzuckerdepots etwas nicht stimmt – was bei Stress eigentlich immer der Fall ist. Daher ist für eine Blutzuckerregulierung eine diesen Umstand berücksichtigende Ernährungsweise auch so wichtig, wie Sie in der Beschreibung der Nebennierenkur noch lesen werden.

Ich hatte Sie ja bereits darauf aufmerksam gemacht, dass die Zellen als Energieproduzenten die eigentlichen Taktgeber bei Verschiebungen in das Überlebensprinzip sind. Dieses Prinzip zieht sich aber durch alle Systeme des Körpers hindurch, also auch in Bezug auf das Blut. Immer wenn es um Energie geht, reagieren die Nebennieren.

Diese Ausführungen sollen Ihnen in erster Linie einen Eindruck davon vermitteln, dass Symptome nicht willkürlich entstehen und auch nicht immer an der Stelle auftauchen, an der das eigentliche Problem besteht. Eine ganzheitliche Behandlung berücksichtigt diese Zusammenhänge im Hormonsystem und unterstützt Sie darin, den Ursachen Ihrer Beschwerden auf die Spur zu kommen.

Störungen der Nebenniere

NEBENNIERENSCHWÄCHE UND NEBENNIERENERSCHÖPFUNG

Nicht alle Störungen der Nebenniere sind organischer Natur. Die meisten Menschen, die ein Problem mit ihren Nebennieren haben, leiden unter funktionellen Beschwerden der Nebenniere. Das bedeutet also, die Nebennieren könnten rein organisch betrachtet noch arbeiten, funktionieren aber aus anderen Gründen nicht mehr. Für diese funktionellen Störungen werden die Begriffe »Nebennierenerschöpfung« und »Nebennierenschwäche« synonym benutzt. Beide sind von der Schulmedizin nicht anerkannt. Wenn dort von einer Nebennierenschwäche gesprochen wird, ist im Grunde bereits ein völliges Versagen des Organs Nebenniere gemeint.

Ein organisches Nebennierenversagen ist in der Realität ein äußerst seltenes Phänomen. Es kommt entweder akut vor, zum Beispiel während einer Operation oder als Schockreaktion, oder es besteht chronisch aufgrund einer autoimmunen Zerstörung der Nebennieren (durch Komplikationen bei bestimmten Infektionskrankheiten wie zum Beispiel dem Waterhouse-Friderichsen-Syndrom).

Im Ergebnis läuft eine Nebennierenschwäche oder Nebennierenerschöpfung darauf hinaus, dass die Nebennieren nicht mehr ausreichend Kortisol produzieren können, wodurch es zu Beschwerden kommt, auf die wir später noch genau eingehen werden. Je weniger Kortisol produziert wird, umso mehr Adrenalin wird ausgeschüttet, um den Verlust des Kortisols auszugleichen. Sonst würden wir sterben.

Eine Störung der Nebennierenfunktion hat also immer mit einem Mangel oder Überschuss an Stresshormonen zu tun. Neben Kortisol und Adrenalin als Nebennierenhormone produziert die Nebennierenrinde auch noch das Hormon Aldosteron, das unter anderem für den Blutdruck und den Erhalt eines stabilen pH-Wertes im Blut zuständig ist. Das Nebennierenmark stellt außerdem Dopamin und Noradrenalin her. Diese weiteren Nebennierenhormone, eigentlich Neurotransmitter, spielen aus meiner Sicht aber eine untergeordnete Rolle, da Kortisol und Adrenalin im Stoffwechselgefüge in der Regel tonangebend sind.

Um die möglichen Beschwerden und Ursachen der Nebennierenschwäche besser zu verstehen, schauen wir uns im Folgenden erst einmal die Funktionen der Stresshormone Kortisol und Adrenalin genauer an und werfen im Anschluss außerdem einen genaueren Blick auf das Östrogen, das ich gern als »heimliches Stresshormon« bezeichne.

STRESSHORMONE

Es ist wichtig, die unterschiedlichen Stresshormone und deren Funktionen zu kennen, um zu verstehen, wie sich ein Übermaß oder ein Mangel dieser Hormone auswirkt.

Kortisol

Kortisol wirkt im Grunde wie ein Schutzschild gegen negative Folgen von starkem Stress, indem es uns insgesamt unempfindlicher macht. Es sorgt dafür, dass unser Körper über längere Zeit Hunger, Kälte und Kampfsituationen aushalten kann. Dafür wird die Fettverteilung neu organisiert: weg von den Extremitäten, hin zum Rumpf, wo das Fettpolster als Ring die inneren Organe vor Kälte und Stößen schützen soll.

Unter Kortisoleinfluss wird aufgenommene Nahrung nicht vollständig zur Wärme- und Energiegewinnung genutzt. Stattdessen legt der Körper Fettvorräte für noch schlechtere Zeiten an. Außerdem wirkt Kortisol auf den Stoffwechsel und regt ihn dazu an, zur Energiegewinnung Gewebe zu nutzen, die für die Funktion der inneren Organe nicht unbedingt notwendig sind: So kann zum Beispiel aus Muskeleiweiß oder Fetten Energie gewonnen werden, aber auch aus Haaren, Nägeln, Zähnen und sogar aus Knochen holt sich der Körper eingelagerte Mineralien und Spurenelemente. Toxine und Schwermetalle, die nicht unmittelbar ausgeschieden werden können, werden ins Bindegewebe verschoben, um sie nicht ins Blut abzugeben.

Kortisol ist also ein sehr wichtiges Hormon, das unser Überleben auch in Zeiten knapper Ressourcen sichert. Entsprechend ernst sind die Auswirkungen, wenn nicht genügend oder zu viel Kortisol vorhanden ist.

Kortisolmangel

- **Keine Stressresistenz mehr; alles wird zu viel**
- **Aufblühen von Infektionen (Bakterien, Viren, Pilze)**
- **Schwankende Körpertemperatur**
- **Blutzuckerschwankungen**
- **Nebelgefühl im Kopf (auch bei Kortisolüberschuss möglich)**

Kortisolüberschuss

- **Hält den Körper permanent im Glykolysestatus (Abbau von Zuckervorräten). Es werden also keine neuen Zuckervorräte angelegt, und der Körper muss Eiweiße und Fette für die Energieversorgung verwenden.**

- Hält den Körper in einem Entzündungsstatus, der nicht für die Abwehr von Keimen notwendig ist, sondern eine Nebenreaktion des Immunsystems beim Gewebeabbau darstellt – Kortisol wirkt zwar generell unterdrückend auf das Immunsystem, doch bei den sogenannten »stillen Entzündungen«, die man häufig durch Beobachtung allein nicht erkennen kann, wird das Immunsystem auch überstimuliert.
- Unterdrückt nur die Immunreaktion (die sichtbaren Symptome), nicht aber die Entzündung selbst
- Symptome: Vollmondgesicht, Hirsutismus (Damenbart, männliche Körperbehaarung bei Frauen), Stiernacken, Stammfettsucht (Bauchfett, dünne Arme und Beine), Dehnungsstreifen, Bluthochdruck
- Wirkt katabol (eiweißabbauend)
- Sorgt für Schlafstörungen (Rhythmusverschiebungen)
- Sorgt für ein benebeltes Gefühl
- Unterdrückt (gemeinsam mit Östrogen) das Gefühl für sich selbst, »dumpfe« Selbstwahrnehmung
- Erkrankungen: Morbus Cushing und Cushing-Syndrom, die mit den typischen Symptomen eines Kortisolüberschusses einhergehen

Eine chronisch hohe Ausschüttung von Kortisol kann die oben genannten Symptome und Erkrankungen hervorrufen, führt aber nicht automatisch zu einem sogenannten Morbus Cushing. Diese Erkrankung geht mit organischen tumorösen Veränderungen im Gehirn einher. Das Cushing-Syndrom hingegen ist eine Bezeichnung für zu hohes Kortisol im Blut, was in der Regel entweder durch die Nebennieren selbst (auch hier möglicherweise durch Tumoren bedingt) oder durch Medikamentenmissbrauch von Kortison zustande kommt. Die Bezeichnungen (Morbus/Syndrom) werden in der Medizin allerdings nicht einheitlich verwendet. Morbus Cushing und das Cushing-Syndrom sind beides offiziell schulmedizinisch anerkannte

Erkrankungen, wobei die Schulmedizin nicht jedem Patienten, bei dem einmal im Blut- oder Speichel erhöhte Kortisolwerte nachgewiesen werden, diese Diagnose ausstellen würde. Erst wenn der Kortisolüberschuss ein gewisses Ausmaß erreicht oder dauerhaft besteht, kann ein Cushing-Syndrom diagnostiziert werden.

Adrenalin

Adrenalin ist eigentlich ein Neurotransmitter und kein Hormon. Während Hormone auf den ganzen Körper wirken, übertragen Neurotransmitter als Botenstoffe lokale Reize an das Nervensystem. Da aber Adrenalin auf alle Gewebe des Körpers wirkt, wird es oft als Hormon behandelt, so auch in diesem Buch.

Adrenalin spornt uns in Gefahrensituationen zu Höchstleistungen an und verleiht uns kurzzeitig wahre Superkräfte. Es sorgt dafür, dass unsere Sinne eingeschränkt sind und wir uns auf das Wesentliche konzentrieren können – wir nehmen einen Tunnelblick ein oder hören nur noch bestimmte Geräusche. Der Fokus wird quasi hormonell auf das Wichtigste gelenkt. Außerdem sorgt Adrenalin dafür, dass wir Schmerz infolge von lebensbedrohlichen Verletzungen nicht wahrnehmen und dadurch noch Hilfe suchen können, ohne etwas zu fühlen oder an Organversagen zu sterben. Es macht uns für einige Reize hypersensibel (Geräusche), für andere Reize jedoch eher unempfindlich (Schmerz).

Genau wie Kortisol ist Adrenalin also ein für unser Überleben wichtiges Hormon. Auch hier führen sowohl Mangel als auch Überschuss zu einer Vielzahl von Problemen.

Adrenalinmangel

Generalisierter Adrenalinmangel kann auf natürliche Weise eigentlich nie entstehen, da Adrenalin nicht nur vom Nebennierenmark ausgeschüttet wird, sondern auch vom Nervensystem. Adrenalin ist das erste Hormon, das bei Stress ausgeschüttet wird und das letzte, was geht. Ein natürlicher systemischer Adrenalinmangel bedeutet faktisch den Tod. Denken Sie an Krankenhausserien, in denen bei brenzligen Operationen nach Adrenalin (auch Epinephrin oder Epi genannt) geschrien wird, um halbtote Patienten wiederzubeleben oder um schwere allergische Reaktionen in den Griff zu bekommen. Testungen im Urin, die manchmal einen Adrenalinmangel anzeigen, geben häufig nur den Adrenalingehalt im Darm an, was nicht repräsentativ für den ganzen Körper ist. Adrenalinmangel entsteht medikamentös induziert durch Narkosen sowie Schlaf- und Betäubungsmittel. Ansonsten aber gibt es bei Problemen mit den Nebennieren eigentlich immer einen Adrenalinüberschuss, anfänglich auch nur in Schüben (die sich z. B. in Hitzewallungen äußern). Diese Beobachtung hat sich in vielen Jahren der Behandlungspraxis immer wieder bestätigt.

Adrenalinüberschuss …

- kann Panik- und Angstgefühle auslösen
- verhindert körperliche und mentale Entspannung
- kann Schlafprobleme verursachen
- macht sich als Gefühl von Enge oder Einschnürung bemerkbar (Kloß im Hals, Druck auf der Brust)
- äußert sich in Form von Schweißausbrüchen, Gänsehaut und einem trockenen Mund
- sorgt für Herzrasen bzw. einen hohen Puls (auch nachts bzw. beim Einschlafen)

- kann für Kurzatmigkeit verantwortlich sein, führt zur Brustatmung (statt Bauchatmung), fördert Hyperventilation
- kann wechselnde Gesichtsfarben verursachen (von kreidebleich bis krebsrot)
- schränkt die Verdauungsleistung ein (kurzfristig oft Durchfall, langfristig chronische Verstopfung); unterdrückt das Hungergefühl
- unterdrückt Müdigkeit, da ein Überschuss an Adrenalin zur Wachheit führt
- sorgt für kalte Hände und Füße (im Extremfall bis zum Morbus Raynaud) und eine kalte Nase, kann aber auch Hitzewallungen auslösen
- Trotz Traurigkeit kann der Betroffene oft nicht weinen.
- führt zur erektilen Dysfunktion und verhindert sexuelle Lust
- sorgt für einen Tunnelblick (Verlust des peripheren Sehens) und selektives Hören
- löst Zittern aus
- äußert sich oft in Hinterkopfschmerzen
- führt dazu, dass man ständig Wasser lassen muss, auch nachts

Östrogen

Es mag Sie vielleicht überraschen, auch Östrogen in dieser Beschreibung von Stresshormonen zu begegnen. Tatsächlich spielt Östrogen aber meiner Erfahrung nach ebenfalls eine wichtige Rolle bei der Entstehung von hormonellem Stress. Östrogen ist ein Sexualhormon, das unter anderem in den Eierstöcken gebildet wird, wenn dort Eibläschen heranwachsen und sich auf den Eisprung vorbereiten. Es sorgt dafür, dass die Schleimhaut in der Gebärmutter neu aufgebaut wird, und löst über einen Rückkopplungsmechanismus ans Gehirn indirekt den Eisprung aus, wenn sich ein sprungreifes Eibläschen im Eierstock befindet.

Östrogen ist also erst mal ein für die Fruchtbarkeit der Frau zentrales

Hormon. Damit aber nach einer Befruchtung auch die Einnistung und die restliche Schwangerschaft erfolgreich verlaufen können, müssen auch ausreichend Progesteron und Schilddrüsenhormone vorhanden sein – was, wie wir gesehen haben, im Lebensprinzip in der Regel kein Problem ist, weil die Schilddrüse dafür sorgt, dass die vorhandene Energie optimal verteilt wird und alle Hormone ausreichend produziert werden können.

Hat der Körper aber in den Überlebensmodus gewechselt, ist Fruchtbarkeit nicht mehr vorgesehen. Es wird verstärkt Östrogen ausgeschüttet, was sich negativ auf die Fruchtbarkeit auswirkt: Da das Östrogen seinerseits an die anderen Sexualhormone gekoppelt ist, bedeutet ein Östrogenüberschuss automatisch zumindest einen relativen Mangel bei seinem Mitspieler, dem Progesteron. Auch bei Männern mindert zu viel Östrogen die Fruchtbarkeit, indem es das männliche Sexualhormon Testosteron unterdrückt.

Gleichzeitig sorgt Östrogen durch das beschriebene Wechselspiel innerhalb des Hormondreiecks dafür, dass die Nebennieren verstärkt Stresshormone ausschütten. Dadurch kann Östrogen meiner Auffassung nach ebenfalls als mittelbares Stresshormon bezeichnet werden, und eine Östrogendominanz kann eine erhaltende Ursache für Nebennierenstress sein. Das gilt ganz besonders dann, wenn der Östrogenhaushalt durch künstliche Präparate wie die Pille, aber auch durch östrogenhaltige Kräuter (z. B. Frauenkräuter, dazu später mehr) oder übermäßigen Verzehr von Soja angeheizt wird.

Östrogenüberschuss …

- **erhöht das Risiko einer Fehlgeburt**
- **wirkt kurzzeitig stimulierend, dann dämpfend auf die Wahrnehmung**
- **begünstigt Ödeme, also Schwellungen des Gewebes**
- **regt die Bildung des Stillhormons Prolaktin außerhalb der Schwangerschaft an. Prolaktin sorgt bei Männern unter anderem dafür, dass der**

Mann nicht mehrmals hintereinander eine Erektion bekommen kann, während es bei Frauen zu Gedächtnisverlust (wie bei der sogenannten Stilldemenz) führt.

- sorgt für eine starke Ausschüttung von Insulin, wodurch aufgenommene Glukose sehr schnell verbrannt wird, sodass es zur reaktiven Unterzuckerung kommt
- sorgt für eine Drosselung der Schilddrüsenfunktion, da Östrogen ein Gegenspieler des Speicherhormons T4 der Schilddrüse (Thyroxin, eines von vier Schilddrüsenhormonen) ist, bereits ausgeschüttetes T4 wird gebunden und steht dem Körper nicht mehr zur Verfügung
- erschöpft Nervenzellen im Gehirn, wodurch unter anderem die Fortpflanzungsorgane altern
- begünstigt Unfruchtbarkeit
- verzögert die Reifung des fetalen Gehirns im Mutterleib
- begünstigt eine verstärkte Histaminausschüttung, die allergische Reaktionen verstärkt
- verstärkt Entzündungsreaktionen
- wirkt durch Zwischenmetabolite (Substanzen, die der Körper aus dem Östrogen herstellt oder herstellen kann) möglicherweise krebserregend; führt zur Bildung von Fibromen (gutartige Tumoren)
- begünstigt Thrombosen und Embolien (Blutverklumpungen, die Gefäße verstopfen können und im schlimmsten Fall u. a. zu Herz- und Hirninfarkten führen)
- führt zusammen mit Adrenalin zu Gefäßverengungen, die beispielsweise in Form kalter Hände spürbar werden
- verändert/erhöht Blutfette und kann dadurch Gallenblasenentzündungen verursachen
- begünstigt eine Alterung von Kollagen, wodurch Haut erschlafft und Gelenke schneller abnutzen

- senkt die Schwelle für Krämpfe im Gehirn, was epileptische Episoden auslösen kann
- verändert die Gebärmutter, sodass sich die befruchtete Eizelle nicht einnisten kann
- verändert den Geruchsinn der Frau; aus diesem Grund kann eine Frau, die die Pille nimmt, ihrer Nase nicht mehr trauen. In manchen Fällen berichten Frauen davon, dass sie nach langjähriger Pilleneinnahme nach dem Absetzen ihren Partner nicht mehr riechen konnten und dieser für sie sexuell unattraktiv wurde.
- führt bei Männern zu Impotenz
- begünstigt Schockreaktionen im Organismus, indem aufgrund einer Unterversorgung mit Sauerstoff viel Adrenalin ausgeschüttet wird, Gefäße eng gestellt werden, das Herz schneller schlägt und es zu einer psychischen Dissoziation (Abspaltung) sowie dem Verlust des Persönlichkeitsgefühls kommt, in extremen Fällen auch zu Verlust des Bewusstseins

Östrogenmangel

Östrogen ist meiner Beobachtung nach eines der wenigen Hormone, die im Prinzip nie zu wenig vorhanden sind oder in der hormonellen Balance fehlen. Im Verhältnis zu anderen Hormonen, insbesondere seinen Gegenspielern Progesteron und Testosteron, genügen schon winzige Mengen an Östrogen, um das Gleichgewicht aufrechtzuerhalten. Einen echten Östrogenmangel gibt es daher meiner Ansicht nach nicht. Östrogene werden nämlich nicht nur in den Eierstöcken produziert, sondern können auch in vielen anderen Zellen des Körpers hergestellt werden, indem das Enzym Aromatase vorhandenes Testosteron in Östrogen umwandelt. Allerdings entsteht dieses Östrogen dann nicht immer dort, wo es hinsoll, um seine wichtigen Funktionen auszuführen: Wenn es beispielweise im Gewebe gebunden ist, ist es im Blut nicht sichtbar. Dies kann meiner Erfahrung nach auf einen scheinbaren Mangel schließen lassen, liegt aber in Wahrheit eher an der Verteilung, die wiederum maßgeblich durch Stress beeinflusst wird.

Dieses gebundene Östrogen wirkt sich auf das umliegende Gewebe aus, auch wenn es im Blut nicht zu erkennen ist. Wird nun als Reaktion auf den vermeintlichen Mangel mehr Östrogen zugeführt, löst sich dieses Dilemma nicht – im Gegenteil. Eine gute Verteilung des Östrogens sowie dessen ordnungsgemäßer Abbau, wenn es seine Aufgabe erfüllt hat, hängt unter anderem von einer guten Leberleistung ab, die wiederum an das Lebensprinzip gekoppelt ist.

PHASEN DER NEBENNIERENSCHWÄCHE

Beginnende Nebennierenschwäche

Probleme mit den Nebennieren machen sich in der Regel dann bemerkbar, wenn nicht mehr genügend Kortisol produziert wird. Ein Kortisolmangel entsteht aber nicht sofort. Er entwickelt sich quasi schleichend aus einer dauerhaften und permanenten Aktivität der Nebennieren heraus: In den ersten Stadien der Nebennierenschwäche kommt es zunächst entweder zu einer dauerhaften Überfunktion der Nebennieren, was zu einem Kortisolüberschuss führt oder zu einer unregelmäßigen beziehungsweise umgekehrten Kortisolproduktion. In diesem Fall produzieren die Nebennieren abends viel Kortisol, morgens jedoch wenig. Dadurch kommen Menschen morgens nicht aus dem Bett, sind aber bis spät nachts hellwach.

Ein Kortisolüberschuss kann bei einer chronischen Überstimulierung der Nebennieren nicht mehr durch einfache Gegenmaßnahmen wie Nahrung oder Schlaf ausgeglichen werden. Schon bei dieser anfänglichen Überproduktion von Kortisol handelt es sich, sofern sie chronisch besteht, um eine Form der Nebennierenstörung – wenn auch der Begriff »Nebennierenschwäche« in diesem Stadium eigentlich nicht zutreffend ist, da (noch) keine wirkliche »Schwäche«, sondern vielmehr eine Überfunktion vorliegt. Ich verwende daher für funktionelle Nebennierenstörungen lieber den Begriff der »Nebennierendominanz«. Der Begriff »Nebennierenschwäche« hat sich dennoch etabliert, um eine Funktionsstörung der Nebenniere auszudrücken.

In diesem Stadium kann der Körper verhältnismäßig lange verweilen. Die meisten Menschen bemerken zu diesem Zeitpunkt noch nichts von ihrer Nebennierenstörung – die Nebennieren kompensieren den vorhandenen Stressor ja, subjektiv betrachtet geht es uns also gut. Erst in den letzten Stadien fällt die Kortisolproduktion ab, die Nebenniere ist erschöpft, und es stellen sich in der Regel Beschwerden ein. In vielen Fällen tritt diese Dekompensierung aus Patientensicht ganz plötzlich oder ohne ersichtlichen Grund ein – dabei ist es aber sehr wahrscheinlich, dass sich der Betroffene bereits Jahre bis Jahrzehnte unbemerkt in den ersten Stadien der Nebennierenschwäche befand.

Die Beschwerden (→ Seiten 74 ff. und 79 ff.) in den ersten Phasen der Nebennierenschwäche lassen oft schwer zwischen einer Über- oder Unterfunktion der Nebennieren unterscheiden, da zu unterschiedlichen Zeiten mal das eine und mal das andere vorliegen kann. Mitunter kann Adrenalin überaktiv sein und Kortisol unteraktiv. Die genaue Unterscheidung ist im Grunde aber auch irrelevant – denn ein Alarmsignal des Körpers ist eine Störung der Nebennierenfunktion in jedem Fall. Nehmen Sie dieses Signal ernst!

Die vier Phasen der Nebennierenerschöpfung

Die folgende Grafik zeigt die Hormonausschüttung der Nebenniere in den verschiedenen Phasen der Erschöpfung. Das Prohormon Pregnenolon ist kein Nebennierenhormon, es wird aber gern im Zusammenhang mit den

Nebennieren erwähnt, weswegen ich es hier mit aufgenommen habe. Das Resistenzstadium wird mittlerweile von einigen Forschern in zwei Unterstadien unterteilt, nämlich das Resistenzstadium und das Adaptationsstadium, was ich hier aufgegriffen habe.

physiologisch (Phase 1) — funkionell (Phasen 2–4) — organisch (Phase 5)

Hormone	Phase 1	Phase 2	Phase 3	Phase 4	Phase 5
Adrenalin	+++	+	+(+)	+++	-
Kortisol	++	+++	-	-	-
Pregnenolon	+	-	-	-	-
	Adaptationssyndrom: Alarmstadium, idealerweise danach mit Erholungsstadium	Adaptationssyndrom: chron. Resistenzstadium (Nebennierenerschöpfung)	Adaptationssyndrom: Adaptionsstadium (Nebennierenerschöpfung)	Adaptationssyndrom: Erschöpfungsstadium (Nebennierenerschöpfung)	Nebennierenversagen

Beachten Sie bitte, dass die Zusammensetzung der Hormone in den verschiedenen Phasen der Nebennierendominanz unterschiedlich ist. Adrenalin ist immer das erste Stresshormon, das kommt, doch auch das letzte, das geht. Kortisol ist nur in den ersten Phasen der Erschöpfung dominant. In diesen ersten Phasen treten die Symptome des Adrenalins oft in den Hintergrund, da es einerseits insgesamt weniger Adrenalin gibt und das vorhandene Kortisol andererseits das Empfinden für das Adrenalin unterdrückt. Doch sobald sich Kortisol erschöpft, dominieren wieder die Symptome des Adrenalins, welches nun wieder verstärkt ausgeschüttet wird, um den Kortisolmangel zu kompensieren. Ganz grob gesagt führt eine Dominanz von Adrenalin zur Überempfindlichkeit aller Gewebe und Organe, auch der Psyche. Kortisol hingegen führt zur Unterempfindlichkeit und Abstumpfung.

Damit das Geschilderte für Sie greifbar wird, illustriere ich Ihnen den Verlauf der Nebennierenschwäche am Beispiel der fiktiven, aber repräsentativen Figur Bettina Müller.

Phase 1: Adrenalin hoch, Kortisol hoch

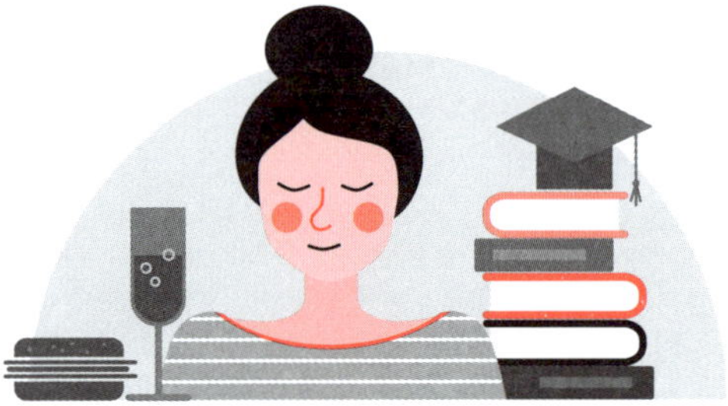

Bettina ist 20 Jahre alt und befindet sich in ihrer Ausbildung. Sie lebt ein »typisches« Studentenleben: Sie hat einen Nebenjob, abends geht sie oft feiern, sie trinkt oft Alkohol und ernährt sich nicht besonders gesund. Bereits zu dieser Zeit fällt ihr auf, dass sie morgens immer müde ist und kaum aus dem Bett kommt, während sie abends wach ist und erst spät schlafen gehen kann. Ihre Beobachtung wird als »Studentenkrankheit« abgetan, schließlich passt sie ja zu ihrem Lebensstil. Nach und nach stellen sich Menstruationsbeschwerden ein, die ihr Frauenarzt als »normal« bezeichnet und ihr zur Regulation die Pille verschreibt. An Nebennierenbeschwerden denkt Bettina noch nicht.

Phase 2: Adrenalin runter, Kortisol hoch

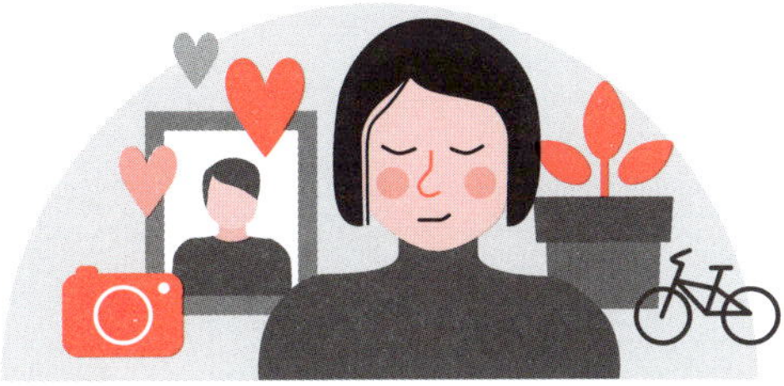

Bettina ist 26 Jahre alt. Sie hat einen Vollzeitjob und ein aktives Freizeitleben, außerdem einen festen Partner und einen großen Freundeskreis. In den letzten Jahren hat sie ein paar hartnäckige Pfunde angesetzt, außerdem werden ihre Haare immer dünner und fallen verstärkt aus. Sie leidet an Verdauungsbeschwerden, aber auch jetzt denkt noch niemand an Hormonstörungen. Sie denkt, dass sie vielleicht ein wenig häufiger zum Sport gehen sollte.

Phase 3: Kortisol runter

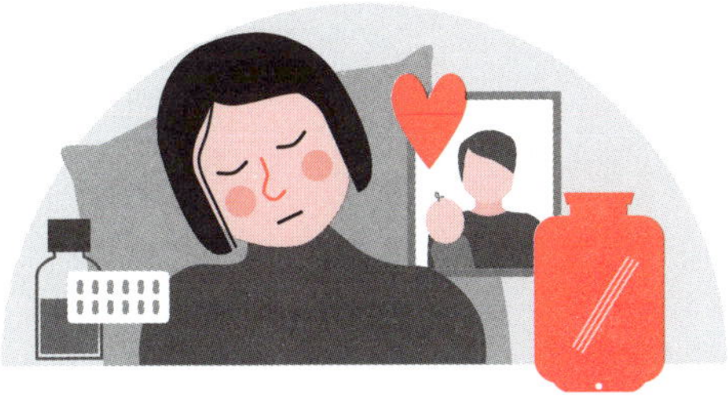

Bettina ist 32 Jahre alt und inzwischen Mutter eines Sohnes. Sie fühlt sich immer häufiger extrem müde und hat ein hohes Schlafbedürfnis. Sie hat mehrmals im Jahr Infektionen und fühlt sich dauerhaft angeschlagen. Ihre Menstruationsbeschwerden sind heftiger geworden, außerdem ist ihr Zyklus unregelmäßiger als früher und ihre Libido kaum noch vorhanden. Auch die Verdauungsbeschwerden haben sich schleichend verschärft, sie hat mittlerweile Intoleranzen gegen unterschiedliche Nahrungsmittel entwickelt. Sie leidet unter depressiven Verstimmungen. Bettina geht zum Arzt. Sie bekommt wieder die Pille gegen ihre Zyklusbeschwerden verschrieben und den Ratschlag, sich mal richtig zu erholen.

Phase 4: Adrenalin hoch, Kortisol runter

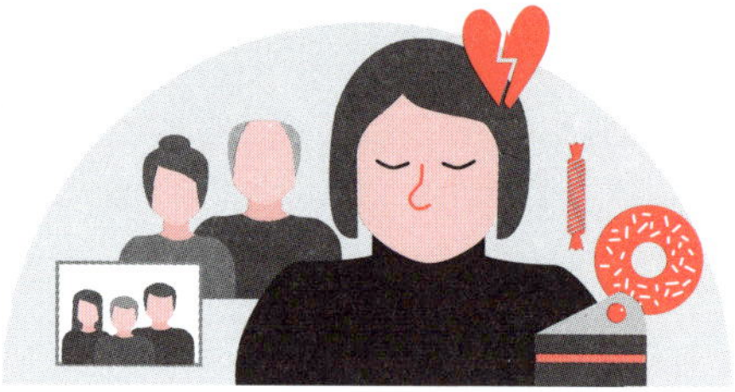

Bettina ist 45 Jahre alt. Sie hat noch zwei weitere Kinder bekommen und kümmert sich zusätzlich um ihre pflegebedürftigen Eltern. Sie lebt von ihrem Mann getrennt. Sie steht mittlerweile kurz vor dem Zusammenbruch. Sie ist arbeitsunfähig, ihre Menstruation hat ausgesetzt und ihr Blutzucker spielt verrückt, was sich durch Heißhungerattacken und unbändige Lust auf Süßes bemerkbar macht. Betina ist mittlerweile deutlich übergewichtig, ihre Gelenke schmerzen, sie hat immer massivere Schlafstörungen und empfindet keine Lebensfreude mehr. Bettina rennt vom Internisten zum Endokrinologen. Sie hat Schilddrüsenhormone verschrieben bekommen, die sie einnimmt. Auch Antidepressiva wurden ihr mittlerweile verschrieben. Es geht ihr dadurch aber nicht viel besser. Auch ihre Nebennieren werden schulmedizinisch überprüft. Aber ein Befund liegt nicht vor. Keiner erkennt, dass Bettina stressbedingte funktionelle Beschwerden der Nebenniere hat.

Phase 5 würde das organische Versagen der Nebenniere bedeuten. Dieses Stadium kommt nur sehr selten vor und bleibt Bettina zum Glück erspart – bis hierhin sind ihre Symptome allerdings so schwerwiegend, dass sie kaum noch Lebensqualität hat.

Phase 5: Nebennierenversagen/Morbus Addison

Wie Sie am Beispiel von Bettina erkennen können, zeigen sich die sichtbaren Folgen einer funktionellen Nebennierenerschöpfung erst mit der Zeit. Das ist meiner Meinung nach der Hauptgrund dafür, dass diese ersten Stadien oftmals nicht bemerkt und diagnostiziert werden. Erst wenn etwa 90 Prozent des Organs die Funktion eingestellt haben, werden die Konsequenzen so sichtbar, dass sie schulmedizinisch erkannt werden können – diese Phase entspricht dem letzten Stadium der Nebennierenschwäche, die mit einem Nebennierenversagen gleichzusetzen ist.

Nebennierenerschöpfung ist im Grunde nichts anderes als ein chronisches Verweilen im Resistenzstadium oder Erschöpfungsstadium des Adaptationsprinzips. Organversagen ist letztlich eine logische Konsequenz der funktionellen Nebennierenstörung ab dem Zeitpunkt, zu dem sich die Nebenniere zwecks Energiegewinnung selbst verdaut. Allerdings führen weder Nebennierenschwäche noch -erschöpfung regulär in ein Nebennierenversagen (Addison-Erkrankung). Sie ist eine sehr seltene Erkrankung und bedarf dringender Substitution durch Kortisol. Eine akute Addison-Krise kann im Zusammenhang mit Operationen auftreten oder chronisch als auto-immuner Prozess, was ebenfalls medikamentös und oft sogar intensivmedizinisch behandelt werden muss.

SYMPTOME EINER NEBENNIERENDOMINANZ BZW. NEBENNIERENSCHWÄCHE

Neben den direkten Symptomen von Stress, der häufig in einer chronischen Nebennierendominanz (→ Seite 40) beziehungsweise Nebennierenschwäche endet, können sich auch mittelbare, also sekundäre Symptome anschließen. Wie wir bereits gesehen haben, kommunizieren unsere Hormone miteinander, sodass sich weitere Symptome wie bei einem Dominoeffekt ergeben. Auch die Auswirkungen von Problemen der Schilddrüse und der Geschlechtshormone machen sich in dieser Symptomatik bemerkbar.

Die Symptome der Nebennierendominanz beziehungsweise der Nebennierenschwäche werden hier zunächst nach ihren Auswirkungen gruppiert, also nicht den einzelnen Phasen oder Hormonen zugeordnet, da die meisten Menschen gewohnt sind, ihre Symptome eher als lokales Phänomen zu betrachten. Vielen Betroffenen fällt es leichter, ihre Symptome direkt und übersichtlich mit einzelnen Funktionen des eigenen Körpers abzugleichen, ohne dabei darauf zu achten, welches Hormon und welche Phase der Nebennierenerschöpfung betroffen sein könnte.

Wie sich Nebennierenstörungen äussern können

Unter- oder Übertemperatur

- Ständige Untertemperatur
- Kalte Hände und Füße
- Temperaturregulierungsstörungen: nachts mit Wärmflasche ins Bett, morgens schweißgebadet, Wetterfühligkeit, Auftreten von Symptomen bei Wetter- oder Temperaturwechseln
- Keine Temperaturerhöhung zur Zeit des Eisprungs bei Frauen
- Langes Nachschwitzen nach Sport
- Hitzewallungen

Herz-Kreislauf-Beschwerden

- Hoher Blutdruck
- Hohe Pulsfrequenz
- Angina Pectoris (Brustenge)
- Arterienverkalkungen

- Durchblutungsstörungen
- Begünstigung von Krampfadern, Besenreisern etc.
- Schwindel

Hormonelle Störungen

- Schilddrüsenunter- oder überfunktion
- Nebennierenerschöpfung
- Östrogendominanz/Progesteronmangel bei Frauen
- PMS und Regelbeschwerden
- Unfruchtbarkeit
- Libidoverlust, mangelnde Befriedigung
- Blutzuckerschwankungen, Insulinresistenz
- Insulinresistenz, Hyperinsulinämie (reaktive Unterzuckerung)

Erschöpfung

- Ständige Erschöpfung
- Hält nach dem Sport lange an
- Langsame Regeneration nach Infekten
- Trotz Erschöpfung Schlaflosigkeit
- Bedürfnis nach Stimulanzien wie z. B. Kaffee

Gewichtsprobleme

- Übergewicht: Fettansammlungen besonders in der Bauchregion, sport- und diätenresistent
- Untergewicht trotz reichhaltiger Ernährung

Demineralisierung/Übersäuerung

- Brüchige Fingernägel, wellige oder verfärbte Fingernägel
- Frühzeitige Alterung (Falten, graue Haare)

- Haarverlust
- Schwellungen
- Zahnverfall
- Unverträglichkeit von Gerüchen, Alkohol, Toxinen (schlechte Leberentgiftung)

Tagesrhythmusverschiebungen

- Morgens unausgeschlafen
- Langes Mittagstief
- Tagesmüdigkeit
- Nur abends und nachts produktiv
- Ein- und Durchschlafstörungen

Stimmungen

- Gefühl der Überforderung
- Depression und Ängste
- Unstabile Launen
- Stimmungen verändern sich durch die Einnahme bestimmter Nahrungsmittel wie z. B. Schokolade
- Stimmungswechsel vor oder während der Periode

Immunabwehr

- Autoimmunkrankheiten
- Allergien
- Asthma, Neurodermitis u. a.
- Chronische Infekte
- Nahrungsmittelunverträglichkeiten

Verdauungsprobleme

- Schwache Verdauung
- Sodbrennen
- Leaky-Gut-Syndrom (Brüchiger Darm, indem die Schleimhaut den Darminhalt nicht mehr halten kann und dieser ins Blut gerät – was u. a. allergische Reaktionen auslösen kann)
- Durchfall
- Verstopfung
- Unverträglichkeit von Kohlenhydraten
- Blutzuckerschwankungen

Probleme des Bewegungsapparates

- Knochenbeschwerden
- Osteoporose
- Gelenkbeschwerden
- Steifigkeit
- Verspannungen, insbesondere des Rückens

Symptome der Phasen der Nebennierenschwäche

Bei der Betrachtung der nachfolgenden Auflistung der Phasen der Nebennierenschwäche behalten Sie bitte im Kopf, dass sich diese Symptome direkt aus der Wirkung von Adrenalin und Kortisol ergeben, die wiederum dazu führen, dass die Schilddrüse und manche Geschlechtshormone unteraktiv sind. Die Wirkung dieser Hormone können Sie noch einmal auf Seite 79 ff. nachvollziehen.

Beim Fortschritt der Nebennierenschwäche spielt noch ein weiterer Faktor eine wesentliche Rolle. Die Veränderung der Hormonverhältnisse im Körper ist ja nicht grundsätzlich krankhaft. Das Überlebensprinzip ist ursprünglich dazu gedacht, das Überleben kurzfristig zu sichern, bis der

Körper wieder zu neuen Energiereserven kommt, sodass das Überlebensprinzip wieder abgestellt werden kann. Kann der Körper von allein (also mit Ruhe und Erholung) aus dem Überlebensprinzip herauskommen, liegt keine Nebennierenschwäche vor. Die Schwäche tritt erst auf, wenn der Körper sich nicht mehr von selbst erholen kann.

Damit sind fortschreitende Phasen der Nebennierenschwäche auch dadurch gekennzeichnet, dass die Erholung immer länger dauert und dass sich die Symptome der fehlenden oder überschüssigen Hormone immer deutlicher zeigen. Das bedeutet natürlich auch, dass sich die Zeichen von Stress im Körper immer deutlicher zeigen werden (→ Seite 40 f.). Denn der Körper vernachlässigt für das Überleben unwichtige Gewebe und Organe immer mehr, um die Energie nur den für das unmittelbare Überleben wichtigen Organen zur Verfügung zu stellen. Gerade die Oberfläche des Körpers, also alles, was wir optisch wahrnehmen, leidet damit stärker. Denn der Körper verwendet die in diesen Geweben vorhandenen Nährstoffe für die Energiegewinnung, indem Gewebe teilweise auch zerstört wird (Katabolismus). Diese Selbstzerstörung »frisst« sich im Laufe der Zeit immer weiter nach innen, bis irgendwann auch Organschäden in den für das Überleben wichtigen Organen auftreten.

Wir haben es hier also einerseits mit einer Steigerung der Intensität von einigen Symptomen zu tun – sodass die Phasen nur durch graduelle Unterschiede voneinander unterschieden werden können, andererseits wechselt die Symptomatik teilweise auch, weil die Zusammensetzung der Hormone untereinander sich ändert.

Bitte beachten Sie, dass sich die einzelnen Symptome einer Nebennierendominanz beziehungsweise Nebennierenschwäche nicht immer eindeutig den geschilderten Phasen zuordnen lassen, da die hormonelle Situation bei jedem Menschen unterschiedlich aussieht und die einzelnen Phasen unter Umständen ineinander übergehen können. Dennoch lassen sich aber bestimmte Zuordnungen treffen, die mit den Phasen der Nebennierenerschöpfung übereinstimmen und die Ihnen dabei helfen, ihre Beschwerden einzuordnen.

Neben-nieren-dominanz	Phase 1 Adrenalin hoch, Kortisol hoch	Phase 2 Adrenalin runter, Kortisol hoch	Phase 3 Kortisol runter	Phase 4 Adrenalin hoch, Kortisol runter
Figur	Nimmt leicht zu	Nimmt nicht ab, Fettpolster um Bauch/Hüfte, die Schilddrüsen-unterfunktion macht sich bemerkbar	Nimmt nicht ab, möglicherweise generelle Gewichts-zunahme, da Schilddrüsen-unterfunktion sich stark bemerkbar macht	Evtl. Untergewicht durch hohes Adrenalin
Gesicht	Verlust an Frische	Mondgesicht, aufgequollen, wächserne Haut, Augenringe	Teigiges Gesicht, Augenringe	Verhärmt, eingefallene Wangen, Augenringe, Blässe um den Mund (nach Essen)
Haut	Verlust an Frische, Hautunreinheiten	Flacher Fingerabdruck, schlechte Wundheilung, Falten, trockene Haut, Pigmentstörungen, braune Flecken oder weiße Flecken	Flacher Fingerabdruck, schlechte Wundheilung, Falten, trockene Haut, Pigmentstörungen, braune Flecken oder weiße Flecken, verstärkte Alterung	Flacher Fingerabdruck (nicht gut erkennbares Profil), schlechte Wundheilung, Falten, trockene Haut, verstärkte Alterung, Pigmentstörungen, braune Flecken oder weiße Flecken, fehlende Behaarung Unterschenkel

Neben-nieren-dominanz	Phase 1 Adrenalin hoch, Kortisol hoch	Phase 2 Adrenalin runter, Kortisol hoch	Phase 3 Kortisol runter	Phase 4 Adrenalin hoch, Kortisol runter
Bindegewebe	Leichte Cellulite	Schwach, Dehnungsstreifen, Narbenbildung, Lipödem, Cellulite, schlaffe Sehnen, Schwellungen	Schwach, Dehnungsstreifen, Narbenbildung, Lipödem, Cellulite, schlaffe Sehnen, Schwellungen, Gelenkschmerzen	Schwach, Dehnungsstreifen, Narbenbildung, Lipödem, Cellulite, schlaffe Sehnen, Schwellungen oder ausgetrocknet
Empfindlichkeit	Licht, Geräusche, Berührung, dünnhäutig, kann sich nicht gegenüber anderen abgrenzen	Eventuell Unterempfindlichkeit	Über- oder Unterempfindlichkeit, kann sich nicht gegenüber anderen abgrenzen	Licht, Geräusche, Berührung, kann sich nicht gegenüber anderen abgrenzen
Hitze/Kälte	Hitzewallungen, schnelles Schwitzen	Eventuell Wärme, vermehrter Schweiß, Nachschwitzen	Probleme bei Wetterwechsel, Hitze, Kälte, evtl. weniger Schweiß	Starke Probleme bei Wetterwechsel, Hitze, Kälte, evtl. weniger Schweiß, Hitzewallungen

Nebennierendominanz	Phase 1 Adrenalin hoch, Kortisol hoch	Phase 2 Adrenalin runter, Kortisol hoch	Phase 3 Kortisol runter	Phase 4 Adrenalin hoch, Kortisol runter
Stimmung	Ungeduld, Tunnelblick	Schlechter Bezug zu sich selbst, schlechte Stresstoleranz, macht Fehler	Depression, Gleichgültigkeit, Rückzug, ist Stimmungen ausgeliefert, sehr schlechte Stresstoleranz, ängstlich	Gereiztheit, Depression, Gleichgültigkeit, Rückzug, ist Stimmungen ausgeliefert, sehr schlechte Stresstoleranz, ängstlich, Panikattacken
Infekte	Wird nicht mehr akut krank, eventuell am Wochenende	Wird nicht mehr akut krank, eventuell im Urlaub	Ständige Infekte, Infekte vor Menstruation	Ständige Infekte, Chronische Infekte wie Borreliose, Infekte vor Menstruation
Allergien/ Intoleranzen			Verstärkung von Allergien, Intoleranzen, Histaminproblematik	Allergien, Intoleranzen, Histaminproblematik
Schlaf	Kommt mit wenig Schlaf klar, braucht lange zum Einschlafen	Morgens müde, abends wach, evtl. Tiefpunkt 15 Uhr	Ein- oder Durchschlafstörungen, evtl. Erwachen um 3 Uhr morgens, Tiefpunkt 15 Uhr	Ein- oder Durchschlafstörungen, braucht lange zum Einschlafen (Herzklopfen im Bett), evtl. Erwachen um 3 Uhr morgens, Tiefpunkt 15 Uhr

Neben-nieren-dominanz	Phase 1 Adrenalin hoch, Kortisol hoch	Phase 2 Adrenalin runter, Kortisol hoch	Phase 3 Kortisol runter	Phase 4 Adrenalin hoch, Kortisol runter
Konzentration	Eventuell verstärkt	Gehirnnebel, schlechte Konzentration	Gehirnnebel, schlechte Konzentration	Gehirnnebel, schlechte Konzentration, Fahrigkeit
Kraft	Könnte Bäume ausreißen	Krafteinbrüche, evtl. nach Mahlzeiten, nach Sport empfinden von mehr Kraft	Zunehmende Schlappheit, nach Sport schlapp	Schwere Erschöpfung, nach Sport tagelang schlapp
Ernährung/ Medikamente	Koffein wird verlangt und scheinbar vertragen, braucht Zucker	Morgens muss Koffein her, um den Kopf klar zu bekommen, Fleisch wird nicht mehr vertragen, braucht Zucker	Braucht Koffein, um über den Tag zu kommen, Fleisch wird nicht mehr vertragen, braucht Zucker, wird eventuell nicht mehr vertragen, Salzhunger	Verträgt keinen Kaffee, Alkohol, Medikamente, Fleisch wird nicht mehr vertragen, braucht Fett, verträgt es eventuell nicht mehr, braucht Zucker, wird eventuell nicht mehr vertragen, Salzhunger

VIELE GESICHTER, EINE STÖRUNG

Bei welchen Symptomen oder Krankheitsbildern sollten Sie sich nun mit Ihren Nebennieren auseinandersetzen? Im Prinzip bei allen! Wie bereits erläutert, wirken sich Stressfaktoren und Energiestörungen immer auf die Nebennieren aus, was wiederum zu funktionellen und organischen Störungen an allen Orten im Körper führen kann. Insbesondere bei der funktionellen Gruppierung von Symptomen, die ich Ihnen ab Seite 74 vorgestellt habe, sowie bei unspezifischen Beschwerden, lohnt es sich meiner Erfahrung nach, die Nebennieren in den Blick zu nehmen.

Im Folgenden möchte ich Ihre Aufmerksamkeit auf ein paar Syndrome und Erkrankungen lenken, die auf den ersten Blick häufig nicht mit den Nebennieren in Verbindung gebracht werden, aber in einem sehr engen Zusammenhang mit den Nebennieren stehen und besonders häufig vorkommen. Die Symptome eines gestörten Hormonsystems sind oft diffus und werden beim Erfassen »normaler« Krankheitsbilder nicht berücksichtigt. Dadurch gelten diese Erkrankungen oft als mysteriös oder schwer behandelbar, oder die Symptome werden als normal abgetan, weil sie vorgeblich zum Beispiel zum Älterwerden oder zum Frausein dazu gehören. Ein genauerer Blick macht jedoch deutlich, dass diese Symptome in engem Zusammenhang mit einer Dominanz der Nebennieren stehen und als solche sehr wohl behandelbar sein können, wenn man sich die Zusammenhänge der Hormone untereinander klarmacht, so jedenfalls meine langjährige Erfahrung als Therapeutin. Die Auflösung von bislang mysteriösen Erkrankungen hat allerdings nichts mit Wunderheilung zu tun, sondern mit einer systematischen und für den Betroffenen sehr intensiven Sanierung des Energiesystems.

Aus diesem Grund möchte ich Sie dazu ermutigen, sich nicht mit der Diagnose »unbehandelbar« zufriedenzugeben. Wenn Sie bereit sind, ernsthaft an einer Veränderung Ihrer Lebensumstände zu arbeiten, ist meiner Erfahrung nach viel mehr möglich, als Sie zunächst glauben mögen.

Ängste und Depressionen

Depressionen und Ängste haben ihre Ursachen in der Regel auf psychischer Ebene. Unabhängig davon wirken sich Depressionen und Ängste aber immer auch ganz unmittelbar auf unseren Stoffwechsel aus – und damit auch auf unseren Hormonhaushalt. Befindet er sich im Ungleichgewicht, kann es zu einer langanhaltenden Stressreaktion des Körpers kommen, was natürlich wiederum zu weiteren Symptomen und Beschwerden führt. Dadurch kann es für Betroffene schwierig sein, Kraft für die Bearbeitung von emotionalen oder mentalen Themen zu finden sowie eine Änderung ihrer Lebensumstände in Angriff zu nehmen.

Eine wichtige Rolle spielen in dieser Hinsicht die Hormone Adrenalin, Kortisol und Östrogen – also unsere Stresshormone, die wir nun ja bereits kennengelernt haben. Ihre Auswirkungen führen nicht selten dazu, dass ein Symptom oder eine Erkrankung aufrechterhalten bleibt, auch wenn keine ganz akute Stress- oder Schockreaktion mehr vorliegt. Des Weiteren haben Stresshormone eine negative Wirkung auf Neurotransmitter wie Dopamin und Serotonin, die wiederum unsere Stimmungen und Emotionen beeinflussen.

Ein **Adrenalinüberschuss** kann zu folgenden psychischen Symptomen oder typischen Begleitsymptomen einer psychischen Belastung führen (diese Symptome habe ich Ihnen teilweise bereits im Kapitel Stresshormone unter dem Stichwort Adrenalinüberschuss aufgelistet, doch der Vollständigkeit halber werden sie hier noch einmal aufgeführt):

- Kann zu Panik- und Angstgefühlen führen
- Verhindert körperliche, emotionale und mentale Entspannung
- Kann Schlaflosigkeit hervorrufen oder Erwachen in der Nacht
- Macht sich als Enge- und Einschnürungsgefühl bemerkbar (Kloß im Hals, Druck auf der Brust)
- Äußert sich in Schweißausbrüchen und Gänsehaut, und man bekommt einen trockenen Mund

- Sorgt für Herzrasen bzw. einen hohen Puls (auch nachts, bzw. beim Einschlafen)
- Kann für Gefühle von Kurzatmigkeit verantwortlich sein
- Kann dafür sorgen, dass wir nicht weinen können, auch wenn wir traurig sind
- Kann dafür sorgen, dass Erektionen und sexueller Genuss verhindert werden
- Führt im wahrsten Sinne des Wortes zum Tunnelblick (Verlust des peripheren Sehens) und dazu, dass wir nur selektiv hören können
- Kann uns zum Zittern bringen

Kortisolmangel oder -überschuss kann zu folgenden psychischen Symptomen führen:

- Schwindel
- Kopfschmerzen
- Schlaflosigkeit
- Euphorie
- Depressionen
- Psychosen

Auch eine **Östrogendominanz,** die in der Regel bei Störungen der Nebennieren vorliegt, kann Stimmungen beeinflussen. Schon bei einem nur geringen Übermaß im Stoffwechsel führt Östrogen mitunter zu schockartigen Symptomen von Körper und Geist, darunter zum Beispiel:

- Gefühle von emotionaler und mentaler Betäubung, das Gefühl, alles wie durch einen Filter oder eine Kamera zu erleben
- Fehlende Wahrnehmung wichtiger Aspekte einer Situation
- Unangebrachte oder sinnlos erscheinende Handlungen

- In schweren Fällen Bewusstseinseinengung, Wahrnehmungs- und Reizverarbeitungsstörung, Desorientiertheit
- Das Gefühl, nicht man selbst zu sein
- Emotionale Schwankungen, wie z. B. Abwechseln von ausgeprägter Trauer und Wut oder Aggression sowie scheinbarer Teilnahmslosigkeit

Die Behandlung von Ängsten und Depressionen sollte daher idealerweise sowohl die Regeneration des Hormonsystems als auch die Bearbeitung psychischer Themen umfassen. Durch eine Entspannung und Beruhigung der Stresssituation kommen häufig die dahinterliegenden Faktoren, die die Stressreaktion ursprünglich verursacht haben, allmählich wieder zum Vorschein. Wenn Sie aktiv die Regulation der Stresshormone unterstützen, fällt es Ihnen leichter, sich ursächlich mit Ihren Emotionen auseinanderzusetzen und sie zu bewältigen.

Burn-out

Ein Burn-out ist eine rasante Erschöpfung der Nebennieren, die oft als »plötzlicher« Zusammenbruch wahrgenommen wird. Ein Burn-out tritt häufig beim Übergang von Phase 2 zu Phase 3 oder von Phase 3 zu Phase 4 einer Nebennierenschwäche auf: Die Nebennieren haben zu diesem Zeitpunkt schon längere Zeit schleichend ihre Funktion heruntergefahren, und die Konsequenzen machen sich nun bemerkbar. Ein Burn-out trifft daher Menschen, die über einen längeren Zeitraum hinweg zu wenig auf ihre Energiereserven geachtet und die eigenen Grenzen nicht respektiert haben.

Insbesondere Menschen mit starkem Willen und/oder hohem Leistungsanspruch neigen dazu, ihre Grenzen zu überschreiten, indem sie alle Erschöpfungssignale ausblenden. Meistens ignorieren die Betroffenen ihre eigenen Bedürfnisse komplett. Oft handelt es sich dabei um Wiederholungstäter. Die Betroffenen haben nicht gelernt, achtsam mit ihren Kräften und Bedürfnissen umzugehen, und überschreiten daher wieder und wieder ihre Grenzen. Typischerweise stellen diese Menschen ihren Willen über ihre körperlichen Ressourcen beziehungsweise bemerken einfach nicht, wenn ihre Kräfte aufgezehrt sind. Nicht immer wird ein Burn-out übrigens vom Arzt diagnostiziert – schon allein deswegen, weil Betroffene nicht unbedingt eine Praxis aufsuchen (sie denken lange, ihnen ginge es gut).

Zum Heilungsprozess gehört daher nicht nur, die körperlichen Bedürfnisse (wieder) wahrzunehmen, sondern vor allem, sich mit den Gründen für dieses selbstzerstörerische Verhalten zu beschäftigen und den eigenen Lebensstil von Grund auf umzustellen. Für die Aufarbeitung der inneren Auslöser des Burn-outs kann es sinnvoll sein, psychologische Begleitung zu suchen. Auch eine Traumatherapie kann helfen, da eingeprägte Traumamuster dazu führen können, dass Stress sich im Nervensystem manifestiert. Das macht anfällig für einen Burn-out.

Depressive Verstimmungen sind häufig eine Begleiterscheinung im Burnout. Wenn die Nebennieren erschöpft sind, können sie keine bisher verdrängten Gefühle mehr kompensieren. Außerdem fehlt Betroffenen im fortgeschrittenen Stadium die Kraft, sich durch ihren Aktionismus abzulenken. So schmerzhaft diese Prozesse sind, so wichtig sind sie auch für eine Heilung. Die Betroffenen müssen lernen, vollkommen anders mit sich und ihrem Körper umzugehen und die eigenen Grenzen zu erkennen und zu respektieren.

Je nachdem, in welchem Stadium der Nebennierenerschöpfung sich der Patient befindet, ist auch der körperliche Erholungsprozess unterschiedlich lang. Er sollte unbedingt durch Entgiftungsmaßnahmen unterstützt werden. Außerdem sollten Betroffene ihre Nährstoffversorgung optimieren und so viel Ruhe wie möglich halten. Burn-out bedeutet ja nichts anderes als Ausbrennen, und das findet im wahrsten Sinne des Wortes statt. Wer einmal im Burn-out war und nicht dafür sorgt, dass die Zellenergie regeneriert wird, bleibt im Grunde im Burn-out, selbst wenn er sich durch Erholung allmählich wieder besser fühlt – das ist in diesem Fall ein Zeichen für Entlastung, nicht jedoch für Heilung.

Die Heilung eines Burn-outs braucht Zeit, Ruhe, Reflexion der eigenen Persönlichkeit und Regeneration der Nebennieren.

Chronische Erschöpfung

Wenn Sie sich dauerhaft erschöpft fühlen, bedeutet das eine langsam fortschreitende Nebennierenerschöpfung, durch die auch andere Hormonsysteme aus dem Gleichgewicht geraten. Eine Über- oder Unterproduktion der Nebennierenhormone führt nach und nach zu einer Entgleisung der Hormonproduktion von Schilddrüse und Geschlechtsorganen, was wiederum körperliche Symptome mit sich bringt. Im Unterschied zum Burn-out handelt es sich bei einer chronischen Erschöpfung eher um einen schleichenden Prozess – allerdings kann ein Burn-out in eine chronische Erschöpfung übergehen, wenn der Betroffene keine Maßnahmen ergreift, um die Nebennieren zu regenerieren.

Dabei gerät oft auch das Immunsystem in Mitleidenschaft. Erreger von außen – beispielsweise scheinbar unsichtbare Entzündungen oder Virus-Infektionen – können das Immunsystem stark belasten. Nicht selten erholen sich Betroffene auch von den Nachwirkungen einer akuten Infektionskrankheit nur langsam oder gar nicht mehr. Aber auch innere Auslöser wie unterdrückte Emotionen (z. B. Wut, mangelnde Abgrenzung) können zu autoimmunen Reaktionen des Immunsystems führen, die dann Schwächezustände auslösen (siehe chronische Infektionen).

Chronisch Erschöpfte brauchen viel Ruhe. Am besten, sie liegen so oft es geht einfach in einer ruhigen, dunklen Umgebung, bis sie sich langsam besser fühlen. Das Letzte, was sie machen sollten, ist Ausdauersport! Die Behandlung einer chronischen Erschöpfung gleicht in vielerlei Hinsicht der des Burn-outs: Die Betroffenen sollten sich viel Ruhe gönnen, daneben aber auch auf die Regeneration ihrer Nebennieren sowie die Auflösung möglicher zugrunde liegender Traumata achten. Körper- und Traumatherapie sind für eine langfristig anhaltende Genesung oft unerlässlich, da innere Stressfaktoren erkannt und dauerhaft ausgeglichen werden müssen.

Chronische Infektionen

Besonders dann, wenn die Nebennieren durch zu viel Stress bereits begonnen haben, die Kortisolproduktion herunterzufahren, können chronische Infektionen auftreten. Infolge der Stressreaktion kann das Immunsystem sowohl unterdrückt als auch überaktiv werden. Ein unterdrücktes Immunsystem macht anfällig für Infektionen, ein überaktives führt häufig zu Allergien und autoimmunen Störungen.

Eine besondere Rolle bei chronischen Infektionen spielen oft die folgenden krank machenden Keime:

- Viren, häufig aus der Herpes-Familie (Epstein Barr, Zytomegalie, Herpes Virus 6, Herpes Simplex Typ 1 und 2 sowie Herpes Zoster)
- Bakterien (im Zellinneren und -äußeren, besonders häufig Staphylokokken, Streptokokken, Borrelien und Chlamydien)
- Pilze
- Parasiten

Vielen Menschen ist gar nicht bewusst, dass sie eine oder mehrere chronische Infektionen haben. Hohe Kortisolmengen und/oder ein schwach reaktives Immunsystem können dafür sorgen, dass die typischen Symptome ausbleiben. Insbesondere Menschen, die unter ständig wiederkehrenden Infekten leiden oder von einer bekannten autoimmunen Störung betroffen sind, könnten unter einer chronischen Infektion leiden. Aber auch alle, die jemals eine heftigere Infektion hatten, die mehr als ein grippaler Infekt war, besonders dann, wenn eine oder mehrere der oben genannten Viren oder Bakterien involviert waren, sollten in Betracht ziehen, ihr Immunsystem testen zu lassen.

Folgende Indikationen weisen auf die Notwendigkeit einer Testung des Immunsystems hin:

- Häufige Infekte
- Chronische Erschöpfung
- Fybromyalgie
- Schlechte Pap-Werte
- Vielfache Chemikalienunverträglichkeit (MCS)
- Bekannte Autoimmunprozesse, die sich auf verschiedene Organe auswirken (z. B. Hashimoto Thyreoiditis der Schilddrüse)
- Lebensmittelintoleranzen, Allergien, Heuschnupfen
- Zurückliegende Infektionen der Herpes-Familie (Herpes Simplex 1 und 2, Herpes Zoster, Zytomegalie, Herpes Virus 6, Epstein Barr Virus)
- Krebs

Bitte beachten Sie, dass die symptomatische Bekämpfung von Viren und Bakterien meiner Erfahrung nach selten von Erfolg gekrönt ist, solange nicht gleichzeitig auch das Hormonsystem und vor allem die Nebennieren saniert werden. Das Immunsystem ist der Herrschaft des Hormonsystems unterworfen. Insofern zäumen Sie das Pferd von hinten auf, wenn Sie mit dem Immunsystem anfangen.

Die Diagnose des Immunsystems erfolgt am besten über einen Bluttest nach den Regeln der Mikroimmuntherapie, welche ein Spezialgebiet der funktionellen Medizin ist, das nicht nur untersucht, ob das Immunsystem überhaupt funktioniert (was die Schulmedizin vorwiegend herausfinden möchte), sondern wie. Denn ausschlaggebend für die Bewältigung einer Infektion ist nicht nur die Anzahl an Keimen, sondern auch die Fähigkeit des Immunsystems, mit dieser Belastung umgehen zu können.

Chronische Infektionen können zu chronischer Erschöpfung führen, sollten aber immer im Zusammenhang mit den Nebennieren behandelt werden!

Unerfüllter Kinderwunsch

Wie wir im Kapitel über die Wechselwirkungen im Hormonsystem bereits gesehen haben, liegt die Ursache für Zyklusunregelmäßigkeiten oft nicht in den Geschlechtsorganen selbst. Vorausgesetzt, die Fortpflanzungsorgane sind gesund, ist ein unerfüllter Kinderwunsch häufig Folge einer Nebennierenerschöpfung, meist kombiniert mit einer Schilddrüsenunterfunktion, die dann wiederum zu einer Östrogendominanz führt: Die Geschlechtshormone reagieren auf den ausgerufenen Energiemangel, und das Verhältnis zwischen Östrogen und Progesteron gerät aus dem Gleichgewicht, woraus Zyklusstörungen resultieren.

Da Östrogen dafür verantwortlich ist, den Eisprung zu stimulieren, wird es (in künstlicher Form) gern bei klassischen Fruchtbarkeitsbehandlungen eingesetzt. Dadurch entsteht bei vielen Frauen eine Östrogendominanz – sofern nicht ohnehin schon vorher eine vorhanden war, die durch die verabreichten künstlichen Östrogene noch verstärkt wird. Zu den möglichen Symptomen zählen unter anderem Fehlgeburten, aber auch Migräne, Zwischenblutungen oder schmerzhafte, starke Menstruationsblutungen. Auf Dauer kann sich eine von außen herbeigeführte Östrogendominanz außerdem selbst wieder als Stressor negativ auf Ihre Nebennieren auswirken.

Das primäre Ziel einer Fruchtbarkeitsbehandlung ist in der Regel die Auslösung des Eisprungs. Dem Erhalt der Schwangerschaft wird leider meist erst in zweiter Linie Aufmerksamkeit geschenkt – sowohl in hormoneller Hinsicht als auch, was die Versorgung der werdenden Mutter mit ausreichend Nährstoffen betrifft. Mehr als Folsäure und vielleicht noch etwas Jod wird in der Regel nicht empfohlen. Die in diesem Buch vorgestellte Unterstützung der natürlichen hormonellen Balance, also des richtigen Gleichgewichts zwischen Östrogen und Progesteron, steht leider im deutlichen Gegensatz zu konventionellen Fruchtbarkeitsbehandlungen und ist mit diesen unvereinbar.

Eine Östrogendominanz der Mutter wirkt sich auf das gesamte Leben ihres Kindes aus: von der Entwicklung der Geschlechtshormone bis hin zum erhöhten Risiko, an Krebs zu erkranken. Die beste Voraussetzung dafür, ein gesundes Kind zu empfangen, ist deshalb meiner Meinung nach eine gesunde Mutter. Spätestens dann, wenn eine Schwangerschaft eintritt, benötigt der Körper alle verfügbaren Kräfte: Das HCG-Hormon sorgt während der Schwangerschaft dafür, dass die meisten Vorräte an Vitaminen und Spurenelementen an den Fötus gehen. Ist der Körper der Mutter schon vor der Empfängnis nicht optimal versorgt, entsteht während der Schwangerschaft schnell ein Nährstoffmangel, der negative Folgen für Mutter und Kind haben kann.

Zu den Vorbereitungen auf eine Schwangerschaft sollte daher unbedingt eine gute Versorgung mit Nährstoffen gehören. Auch ein Check der Schilddrüse ist sinnvoll: Sie muss optimal funktionieren, um den Stress für Mutter und Kind kompensieren zu können, den Schwangerschaft und Stillzeit mit sich bringen. Außerdem sollte der Blutzucker stabil sein. Ein instabiler Blutzuckerspiegel äußert sich oft in Form von Schwangerschaftsübelkeit, in der Regel vor allem in den ersten drei Monaten der Schwangerschaft. Er sorgt außerdem für einen Mangel an Progesteron, weil er verhindert, dass Progesteron aus dem Blut in die Zellen gelangt, wo es gebraucht wird. Da Progesteron für den Erhalt der Schwangerschaft elementar wichtig ist, kann ein instabiler Blutzuckerspiegel entsprechend die Schwangerschaft gefährden.

Menstruationsbeschwerden

Menstruelle Beschwerden sind häufig auf eine Östrogendominanz zurückzuführen, die ihre Ursache in anderen hormonellen Systemen haben kann.

Daher tritt sehr wahrscheinlich eine Besserung der Symptome ein, wenn Sie anfangen, Ihre Hormonbalance zu unterstützen. Die Art Ihrer Symptome kann Ihnen eine erste Richtung weisen, wo genau das Problem bestehen könnte:

Schilddrüsenunterfunktion/Östrogendominanz

- Abgeschlagenheit
- Das Gefühl, sich zurückziehen zu wollen
- Traurigkeit

Immunschwäche/Entzündung durch Östrogendominanz

- Das Gefühl, krank oder wund zu sein
- Glieder- oder Rückenschmerzen
- Krämpfe

Unterzuckerung durch Stressstoffwechsel

- Süßhunger

Kupferüberschuss

- Migräne
- Krämpfe

Nehmen Sie Ihre Beschwerden ernst! Entgegen der landläufigen Meinung ist es keineswegs normal, während der Menstruation extrem starke Schmerzen zu haben oder arbeitsunfähig zu sein. Solche Beschwerden sind ein Symptom für ein hormonelles Ungleichgewicht und verdienen daher in jedem Fall sorgfältige Abklärung. Eine gesunde Menstruation äußert sich neben der Blutung lediglich durch ein leichtes Ziehen in der Gebärmutter, wobei die vollkommene Schmerzlosigkeit der Menstruation der Idealfall ist. Auch ein verstärktes Ruhebedürfnis ist normal – schließlich versorgt der Körper der Frau bei der Menstruation eine innere Wunde! Jedenfalls sollten Menstruationsbeschwerden nie als alleiniges Problem der Geschlechtshormone betrachtet werden. Da sich diese bei Stress der Nebenniere unterordnen müssen, kann auch ein ansonsten gut funktionierender Stoffwechsel bei Überlastung kurzzeitig menstruelle Beschwerden entwickeln. Spätestens dann sollten Sie etwas kürzertreten und Stress reduzieren.

Auch Nährstoffmängel können Menstruationsbeschwerden begünstigen. Besonders das Verhältnis von Kupfer zu Zink ist bei Menstruationsschmerzen relevant. Ein Kupferüberschuss wird einerseits durch eine Östrogendominanz begünstigt, da Östrogen die Ausscheidung von Kupfer verhindert. Andererseits kann auch eine verstärkte Aufnahme von Kupfer zu einem Kupferüberschuss führen und eine Östrogendominanz verstärken. Eine übermäßige Aufnahme von Kupfer kann durch Nahrungsmittel (vor allem Schokolade, Avocados und eine vorwiegend pflanzliche Ernährung), eingenommene Nahrungsergänzung sowie durch Wasser aus Kupferleitungen erfolgen. Auch kupferhaltige Verhütungsmethoden wie die Kupferspirale (von der ich nicht nur deswegen grundsätzlich abrate) können einen Kupferüberschuss begünstigen.

Überprüfen Sie daher, ob ein Kupferüberschuss beziehungsweise ein relativer Zinkmangel im Gewebe vorliegen könnte. Auch Kalium- und Magnesiummangel sowie ein Mangel an Vitamin A und den B-Vitaminen können für Ihre Beschwerden verantwortlich sein. Sie treten besonders häufig bei menstruellen Beschwerden auf, allerdings verursacht grundsätzlich jeder Mangel Stress und kann somit auch Menstruationsbeschwerden auslösen.

Menstruationsschmerzen halten oft bei Frauen mit langsamem Stoffwechsel (weniger Zellenergie) hartnäckiger an, während sie im schnellen Stoffwechsel (mehr Zellenergie) schneller vorbei sind. In den ersten drei Monaten einer Stoffwechselbalance können sich Menstruationsschmerzen verschlimmern, bevor eine Besserung eintritt, weil der Körper entgiftet.

Um möglichen Ursachen auf die Spur zu kommen, lohnt es sich, einen genauen Blick auf die Lebensumstände und die eigene Einstellung zu Ihrer Menstruation zu werfen. Denken Sie neben den oben genannten hormonellen Faktoren auch an Haltungsschäden, eine schwache Beckenmuskulatur oder psychische Themen rund um Sexualität und Weiblichkeit als mögliche Gründe für Ihre Beschwerden.

PCOS

Das PCO-Syndrom ist eine komplexe Hormonstörung, die in der Regel mit Östrogendominanz, Schilddrüsenunterfunktion und meist erhöhter Ausschüttung von Stresshormonen einhergeht, in einigen Fällen auch mit Störungen im Blutzuckerhaushalt. Dadurch kommt es zu einer Zystenbildung an den Eierstöcken, die deren Funktion beeinträchtigt. Meiner Erfahrung nach begünstigt die Einnahme der Pille durch die damit verbundene Östrogendominanz die Entstehung von PCOS. Das sogenannte post pill PCOS kann nach dem Absetzen mit der Zeit wieder verschwinden, wenn Sie Ihr hormonelles Gleichgewicht unterstützen, indem zum Beispiel die Nebennieren reguliert und die Leber entlastet werden.

In der Schulmedizin gilt PCO als Syndrom unbekannter Herkunft. Als Therapie wird meist die Pille verschrieben, aber auch Metformin (für hohen Blutzucker) und Antiandrogene (unterdrücken Testosteron) kommen zum Einsatz.

Häufig treten bei PCO gemeinsam als Syndrom auf:

- Schilddrüsenunterfunktion
- Östrogendominanz mit Testosteronüberschuss, dadurch oft kein Eisprung
- Stressstoffwechsel: Insulinresistenz, Erhöhung der Blutfette (Triglyceride)
- Übergewicht: erhöhte Aromataseaktivität durch Umwandlung von Testosteron in Östrogen
- Unerfüllter Kinderwunsch
- Männliche Behaarung (Damenbart, Verlust des Kopfhaars) durch Kortisol, Testosteron

- Akne (Testosteron, Schilddrüse)
- Erhöhte Blutfettwerte, erhöhtes Cholesterin
- Gestörter Zuckerstoffwechsel bis hin zu Diabetes Typ 2
- Hypertonie (Adrenalin, Kortisol)
- Zahlreiche Zysten an den Eierstöcken (Östrogendominanz)

PCOS ist meiner Erfahrung nach nicht unheilbar. Es braucht Geduld und den Willen, an sich arbeiten zu wollen: Wie bei allen hormonellen Störungen spielt die Zellgesundheit eine wichtige Rolle. Zum einen müssen die Nebennieren entlastet und der Östrogendominanz entgegengewirkt werden, zum anderen hat PCOS häufig auch eine psychische Komponente. Meiner Erfahrung nach stehen Zysten oft im Zusammenhang mit verdrängten Traumata, deren Aufarbeitung (gegebenenfalls mit psychologischer Begleitung) wesentlich zur Heilung beitragen kann.

PMS

Auch prämenstruelle Beschwerden lassen sich häufig auf eine Östrogendominanz zurückführen, die ihre Ursache in anderen hormonellen Systemen haben kann. Der Begriff PMS umfasst viele unterschiedliche Symptome auf körperlicher und mentaler Ebene. Ganz ähnlich wie bei der Behandlung von Menstruationsschmerzen kann auch hier die Art der Beschwerden erste Ansätze liefern, um den Ursachen der Östrogendominanz auf die Spur zu kommen.

Adrenalinüberschuss

- Reizbarkeit

Schilddrüsenunterfunktion

- Traurigkeit
- Abgeschlagenheit
- Pickel

Östrogendominanz

- Schwellung der Brust
- Aufgeblähtes Gefühl

Progesteronmangel

- Brustspannen
- Traurigkeit

Unterzuckerung durch Stressstoffwechsel

- Süßhunger

Nebennierenschwäche

- Salzhunger

Immunschwäche/Entzündung durch Östrogendominanz

- Das Gefühl, krank zu sein

Besonders das Verhältnis von Kupfer zu Zink ist bei prämenstruellen Beschwerden relevant, da ein Kupferüberschuss zur Östrogendominanz führt. Auch Kalium- und Magnesiummangel sowie ein Mangel an Vitamin A und den B-Vitaminen sind besonders häufig ein Thema bei PMS.

Betrachten Sie prämenstruelle Beschwerden nicht als alleiniges Problem Ihrer Geschlechtshormone. Da sich diese bei Stress der Nebenniere unterordnen müssen, kann auch ein ansonsten gut funktionierender Stoffwechsel bei Überlastung kurzzeitig ein PMS entwickeln. Sie dürfen diese Symptome daher als Alarmzeichen Ihres Körpers verstehen, der Ihnen mitteilt, dass Sie sich mehr Erholung und Auszeiten gönnen sollten.

Wechseljahresbeschwerden

In den Wechseljahren nimmt das Progesteron natürlicherweise ab. Der Anstieg von FSH und LH lässt die Eierstöcke altern, was zusammen mit nachlassenden Eisprüngen sowohl Progesteron- als auch Testosteronmangel bedingt und damit letztlich zur Östrogendominanz führt. Die Eierstöcke produzieren in dieser Zeit zwar irgendwann auch weniger Östrogen. Doch die bereits beschriebene Aromatase-Tätigkeit kann diesen Mangel meiner Beobachtung nach mehr als ausgleichen, indem aus Testosteron, was ja auch Frauen bilden, Östrogen hergestellt wird. Tatsächlich steigt die Aromatase-Tätigkeit im Alter sogar noch, sodass es im Ergebnis dennoch sehr oft zur Östrogendominanz kommt und nicht zu einem Mangel. Problematisch ist meiner Ansicht nach allerdings, dass sich dieses Östrogen im Gewebe befindet und nicht richtig im Körper verteilt wird – was zu typischen Wechseljahresbeschwerden wie Scheidentrockenheit führen kann. Der stetige Anstieg der Stresshormone bei einer bereits existierenden Nebennierenproblematik verursacht außerdem eine zunehmende Schilddrüsenunterfunktion.

Die nachlassende Hormonproduktion in den Wechseljahren ist grundsätzlich ein normaler Prozess, der eigentlich keine stärkeren Beschwerden verursachen sollte. Die typischen Symptome wie Hitzewallungen, Scheidentrockenheit oder Haarausfall sind in der Regel vielmehr auf Probleme der Nebennieren und des Stoffwechsels zurückzuführen, die auch schon vorher existierten, aber nicht beachtet wurden. Sie treten in den Wechseljahren besonders hervor, da Progesteron sich sehr günstig auf die Nebennieren und die Schilddrüse auswirkt, während der Abfall des Progesterons den Nebennieren noch einen letzten Stoß versetzt. Diese Symptome sind demnach eine Herausforderung des gesamten Stoffwechsels und nicht nur eine Folge der (fehlenden) Geschlechtshormone.

Männer kommen in die Andropause. Auch hier stellen sich häufig Östrogendominanz und Testosteronmangel ein, meist ausgelöst durch Nebennierenstörungen.

Mögliche Symptome während der Wechseljahre, die auf eine Nebennierenschwäche hindeuten können, sind:

- Hitzewallungen: können Folgen eines überlasteten Lymphsystems und eines Adrenalinschubs durch Unterzuckerung sein (besonders nachts, wenn »gefastet« wird)
- Scheidentrockenheit: Zusammenhang mit Progesteron- und/oder DHEA-Mangel (einem Steroidhormon, was als das verträglichere Östrogen gilt, sein Vorläufer ist, jedoch auch eigene Wirkung hat, siehe auch Steroidkette, Seite 47), Östrogen sitzt im Gewebe fest
- Ruhelosigkeit: verweist auf Adrenalinüberschuss
- Falten, Haarausfall: verstärkt durch die Verfestigung des Stressstoffwechsels, können Folgen eines Pregnenolon-, DHEA- und Progesteronmangels sein
- Erschlaffen des Busens: Zusammenhang mit Progesteronmangel
- Fettumverteilung gen Bauch und Hüfte: Folge einer Östrogendominanz und eines Kotisolüberschusses sowie DHEA-Mangels

Auch wenn das Abfallen der Hormonpegel in den Wechseljahren normal ist, ist es meiner Erfahrung nach durchaus möglich, den Hormonhaushalt in dieser Zeit zu unterstützen und Symptome zu lindern, wenn der Körper ganzheitlich behandelt wird. Ich kenne einige Frauen, die ihre Wechseljahre im Grunde nur dadurch bemerkt haben, dass ihre Menstruation irgendwann ausgesetzt hat. Machen Sie sich auch klar, dass in einigen Ländern Wechseljahresbeschwerden praktisch unbekannt sind. Setzen Sie sich unbedingt bewusst mit der Sinnhaftigkeit Ihres (weiteren) Lebens auseinander. Mit dem Nachlassen der Fruchtbarkeit beginnt eine neue Lebensphase, in der Sie Ihre Energie wieder stärker in andere Bereiche investieren können – sehen Sie das als Chance! Eine emotionale Abwehrhaltung gegenüber dieser Zeit kann Ihre Beschwerden noch verstärken.

Wie geht es Ihren Nebennieren?

SCHULMEDIZINISCHE NEBENNIEREN-DIAGNOSTIK

Wenn Sie vermuten, Hormonprobleme zu haben, gehen Sie in der Regel zunächst zum Hausarzt und dann zum Endokrinologen. Dieses Vorgehen ist wichtig, um ernste Erkrankungen und Organschäden auszuschließen. Bitte lassen Sie also Ihre hormonellen Organe einmal grundsätzlich vom Arzt durch bildgebende Verfahren und Blutuntersuchungen abklären, bevor Sie davon ausgehen, dass Sie unter funktionellen hormonellen Beschwerden leiden.

Bitte behalten Sie im Auge, dass die Schulmedizin Erkrankungen oft erst diagnostiziert oder behandelt, wenn diese über den funktionellen Bereich hinausgehen, wenn also Organschäden eingetreten sind. Dadurch bleiben in vielen Fällen Arztbesuche ohne Befund oder Patienten auf ihren Beschwerden sitzen, da die Schulmedizin funktionelle Beschwerden der Hormondrüsen nicht ursächlich behandelt, sondern allenfalls durch Hormonsubstitution therapiert.

Neben Bluttests existieren zahlreiche andere Möglichkeiten, mit denen Hormone untersucht werden können. Haarmineralanalysen geben Hinweise auf ein mögliches hormonelles Ungleichgewicht, Speichel- und Urintests auf akute hormonelle Störungen. Allerdings sind diese Testmethoden nicht alle auch wissenschaftlich oder schulmedizinisch anerkannt. Dennoch haben sie sich in der Praxis und nach meiner Auffassung wiederholt als aussagekräftig erwiesen, weshalb ich sie Ihnen hier vorstellen möchte.

Vorher möchte ich Ihnen nun erst einmal die gängigste Form der schulmedizinischen Überprüfung der Nebennieren umreißen. Gehen Sie zum Arzt, wird dies wahrscheinlich die Einstiegsuntersuchung sein, der sich dann gegebenenfalls noch weitere speziellere Untersuchungen anschließen, die ich Ihnen später noch vorstellen werde. Speziellere Untersuchungen des Hormonsystems werden in der Regel vom Endokrinologen ausgeführt und nicht vom Hausarzt oder Internisten.

Um die Funktion der Nebennieren zu überprüfen, wird meist Kortisol gemessen, seltener Adrenalin und noch seltener Aldosteron.

Kortisol

Kortisol wird von der Schulmedizin in der Regel im Blut gemessen. Der Referenzwert für Kortisol im Blut liegt am Morgen zwischen 4 µg/dl und 22 µg/dl und sinkt im Tagesverlauf kontinuierlich ab. Am Abend hat er sich idealerweise halbiert und beträgt gegen Mitternacht zwischen 0 und 5 µg/dl. Der gemessene Wert muss also immer in Beziehung zum Zeitpunkt der Blutabnahme gesehen und in die tageszeitabhängige Kortisolkurve eingeordnet werden, um aussagekräftig zu sein.

ADRENALIN

Adrenalin wird oft nicht im Blut, sondern im Urin gemessen. Der Referenzwert beträgt ≤ 20,0 µg/Tag. Adrenalin hat eine kurze Halbwertszeit. Dadurch ist der Nachweis von Adrenalin ebenso wie der von Kortisol eine Momentaufnahme, die nur bedingt aussagekräftig ist.

Bluttest

In der medizinischen Praxis werden Hormone meistens im Blut untersucht. Um ein mögliches Ungleichgewicht zuverlässig festzustellen, sind Bluttests allerdings meiner Ansicht nach nur bedingt geeignet: Wie wir im letzten Kapitel gesehen haben, reicht es nicht aus, wenn ein bestimmtes Hormon im Blut vorhanden ist – es muss auch in der jeweiligen Zelle ankommen. Blutanalysen sagen also noch nichts über die tatsächliche Verwertung der Hormone in den Zellen aus.

Außerdem unterliegen viele Hormone Schwankungen im Tagesverlauf, sodass zum Beispiel die Tageszeit der Blutentnahme Auswirkungen auf das Ergebnis hat. Der exakte Zeitpunkt der Entnahme muss also unbedingt bei der Auswertung der Ergebnisse berücksichtigt werden! Auch ob Sie vorher gefrühstückt oder Kaffee getrunken haben, kann das Ergebnis beeinflussen, worauf oftmals im Aufklärungsgespräch vor der Blutentnahme nicht ausdrücklich hingewiesen wird.

Im Blut werden meistens nicht die freien – also verfügbaren – Hormone gemessen, sondern ihre absolute Menge. Dadurch erscheinen die Werte höher, als sie tatsächlich sind, da die gebundenen Hormone mit gemessen werden, aber von den Zellen nicht genutzt werden können. Daher sollte man die Testung bei Laboren durchführen lassen, die den Gehalt an freien Hormonen ausdrücklich auszeichnen und nicht nur den Gehalt an Bindungsproteinen angeben. Auch bei der Bestimmung von Kortisol ist zu beachten, dass der Körper nur freies Kortisol verwenden kann. Daher sollte beim Bluttest unbedingt zusätzlich das Bindungsprotein Transcortin gemessen und im Ergebnis so ausgewiesen werden, dass unmissverständlich feststeht, wie viel Kortisol tatsächlich frei verfügbar ist.

Werden all diese Faktoren berücksichtigt, kann die Bestimmung des Kortisolwertes im Blut durchaus sinnvoll und aussagekräftig sein, allerdings wird das Ergebnis immer lediglich eine Momentaufnahme darstellen.

Speicheltest

Speicheltests werden von den meisten Ärzten nur als privatärztliche Leistung angeboten. Gegenüber Bluttests haben sie aber den großen Vorteil, dass sie gezielt die freien und damit für den Körper verfügbaren Hormone bestimmen können. Da die Membranen der speichelproduzierenden Zellen gebundene Hormone zurückhalten, gelangen überhaupt nur freie Hormone in den Speichel und werden beim Test analysiert.

Die Speichelentnahme können Sie selbst durchführen. Dadurch sind flexiblere sowie mehrfache Probenentnahmen möglich, was die Erstellung von Tagesprofilen vereinfacht und die Aussagekraft der Ergebnisse erhöht. Darüber hinaus sind Speichelproben weniger empfindlich als Blutproben, sodass es seltener zu falschen Ergebnissen kommt.

Achten Sie dennoch bei Speicheltests grundsätzlich auf Qualität (z. B. ISO-Zertifizierung), denn Test ist hier nicht gleich Test. Sicher gehen Sie meiner Erfahrung nach mit Speicheltests von Medivere oder Verisana, wobei es natürlich auch andere gute Labore gibt. Bestellen müssen Sie oft direkt bei den Laboren. Ein gutes Labor zeichnet sich auch dadurch aus, dass sehr genaue Hinweise auf die Präklinik gegeben werden, also Faktoren, welche die Probe verfälschen können (z. B. die vorherige Einnahme mancher Nahrungsmittel).

Urintest

Verschiedene Neurotransmitter, zu denen auch Adrenalin zählt, können im Urin getestet werden. Urintests werden von Ärzten sehr selten vorgenommen, können aber Teil einer privatärztlichen Versorgung sein. Typischerweise wird dabei eine Kombination aus Adrenalin und anderen Neurotransmittern (Dopamin, Serotonin, Noradrenalin, Glutamat, GABA) gemessen. Diese Testung halte ich für unzuverlässig, da hierbei lediglich die Menge dieser Stoffe im Darm bestimmt wird, nicht aber die im restlichen Körper.

ACTH-Stimulationstest

Die Idee hinter diesem Test ist vielversprechend: Das Gehirn steuert die Nebennieren über Hormondrüsen im Gehirn. Daraus lässt sich folgern, dass über die Funktion des Gehirns auch die der Nebennieren bestimmt werden kann. Diese Regulation erfolgt auf drei Ebenen, nämlich ausgehend vom Hypothalamus über die Hypophyse zu den Nebennieren.

Der Hypothalamus regt durch Ausschüttung eines bestimmten Hormons (CRH, Corticotropin-releasing Hormon) die Hypophyse an. Die sendet wiederum ACTH (Adrenocorticotropes Hormon) zur Nebennierenrinde, und die schüttet letztlich Kortisol aus. Beim ACTH-Stimulationstest wird die Nebennierenrinde durch künstlich eingebrachtes ACTH überstimuliert, um zu testen, inwieweit die Nebennierenrinde noch reagieren kann.

Dazu wird der Kortisolwert im Blut vor und nach der ACTH-Gabe bestimmt. Der Test wird nüchtern und im Ruhezustand durchgeführt und dient der Diagnostik einer Nebennierenrindeninsuffizienz. Kann bei der anschließenden Messung kein Anstieg des Kortisols im Blut festgestellt werden, ist eine Nebennierenrindeninsuffizienz zu vermuten.

Laut Hersteller ist der ACTH-Stimulationstest allerdings nur dann aussagekräftig, wenn die Nebennierenrinde bereits verkleinert ist und Organschäden vorliegen. Bei einer kurzzeitig bestehenden Nebenniereninsuffizienz kann es noch zu normalen Kortisol-Anstiegen kommen. Für die Ermittlung von funktionellen Nebennierenrindenproblemen ist der ACTH-Stimulationstest entsprechend nicht geeignet.

Dexamethason-Hemmtest: Kurztest oder Langtest

Der Dexamethason-Kurztest ist eine endokrinologische Laboruntersuchung, die bei Verdacht auf das Cushing-Syndrom durchgeführt wird. Diese schulmedizinisch anerkannte Erkrankung entsteht durch eine chronisch hohe Ausschüttung von Kortisol, lässt also auf eine bestehende Nebennierenerkrankung schließen.

Die körpereigene Ausschüttung von Kortisol in der Nebenniere wird normalerweise gedrosselt, wenn starke synthetische Glukokortikoide (künstliche Formen des Kortisols, z.B. Dexamethason) von außen zugeführt werden. Die Gabe von künstlichem Kortisol führt also im gesunden Körper dazu, dass die Nebenniere weniger natürliches Kortisol produziert, damit der Kortisolwert nicht übermäßig ansteigt. Der Test basiert nun darauf, genau diesen erwarteten Abfall des Kortisolspiegels nach Aufnahme des Dexamethason zu messen. Auch bei diesem Test wird dafür der Kortisolwert im Blut vor und nach der Dexamethasongabe bestimmt. Fällt er nicht ab, ist die Kortisolausschüttung vom Regelkreis entkoppelt, und es liegt mit hoher Wahrscheinlichkeit ein Cushing-Syndrom vor.

Der Dexamethason-Langtest unterscheidet sich vom Kurztest nur dadurch, dass der Test an verschiedenen aufeinanderfolgenden Tagen wiederholt wird. Er wird zum Beispiel dann angewendet, wenn der Kurztest ein auffälliges Ergebnis ermittelt hat, das näher abgeklärt werden muss.

In der Regel wird dieser Test allerdings nicht durchgeführt, um funktionelle Beschwerden auszuschließen, sondern um die Erkrankung Morbus Cushing zu diagnostizieren. Fällt der Test negativ aus, können durchaus trotzdem funktionelle Beschwerden vorliegen und die Nebennieren sich im Sinne der Selbstregulation drosseln lassen. Er ist außerdem allenfalls in den ersten Stadien der Nebennierendominanz sinnvoll.

Fazit

Insgesamt lässt sich feststellen, dass durch schulmedizinische Tests zwar ernsthafte Erkrankungen ausgeschlossen werden können, viele funktionelle Störungen allerdings nicht diagnostiziert oder nicht behandelt werden, weil die Werte aus der Sicht der Schulmedizin noch »zu gut« sind, obwohl die hormonelle Situation sich gravierend auf die Lebensqualität der Betroffenen auswirken kann.

Seien Sie also nicht entmutigt, wenn Ihr Arzt keine Ursache für Ihre Beschwerden findet oder nicht weiß, wie behandelt werden kann. Es gibt viele Möglichkeiten, Nebennierenproblemen auf die Schliche zu kommen, auch wenn diese Methoden schulmedizinisch meist nicht anerkannt werden.

Durch die Zusammenhänge im Hormonsystem lassen sich auch indirekt Hinweise auf eine Nebennierenschwäche ermitteln – zu den auffälligsten Symptomen gehören Probleme mit den Geschlechtshormonen, Schilddrüsenstörungen und Probleme mit dem Blutzucker.

Symptome und klinische Erscheinungen, die Sie beobachten oder testen können, um indirekt auf eine Nebennierenschwäche schließen zu können:

Geschlechtshormone

- *Frauen:* Östrogendominanz, Progesteronmangel, scheinbarer Östrogenmangel (weil Östrogen im Gewebe festsitzt und nicht im Blut verfügbar ist), gebundene Geschlechtshormone, Testosteronmangel, DHEA-Mangel
- *Männer:* Östrogendominanz, Progesteronmangel, Testosteronmangel, DHEA-Mangel

Schilddrüse

- Schilddrüsenüberfunktion
- Morbus Basedow (Überfunktion der Schilddrüse, teilweise mit TPO und TRAK, auto-immunen Antikörpern, welche in den meisten Fällen in einer Unterfunktion der Schilddrüse endet)
- Thyreoiditis de Quervain (nicht auto-immune Entzündung der Schilddrüse, welche die Schilddrüsenfunktion heftig beeinträchtigen kann, meist aber von alleine in ein paar Wochen wieder ausheilt)
- Schilddrüsenunterfunktion
- Hashimoto Thyreoiditis (auto-immune Entzündung der Schilddrüse, welche die Funktion der Schilddrüse herabsetzen kann und oft einher geht mit der Bildung von TG und TPO Antikörpern)
- Trijodthyronin (T3)-Umwandlungsstörung (bei gesunden Nebennieren wandelt der Körper das inaktivere Thyroxin (T4) in das aktivere T3 um, was Stresshormone aber behindern)

Blutzucker

- Schwankungen
- Heißhungerattacken
- Unterzuckerung, Lust auf Süßes
- Leistungseinbrüche ca. 1,5 Stunden, nachdem normale bis größere Portionen an Kohlenhydraten oder Süßigkeiten verzehrt worden sind
- Reizbarkeit, verstärkt, wenn zu lange nichts gegessen wurde
- Schwindel, Konzentrationsmangel
- Im Extremfall: Zittern und Kaltschweißigkeit
- Stimmungseinbrüche
- Ungleichmäßige Leistungsfähigkeit, Leistungseinbrüche über den Tag verteilt
- Insulinresistenz

FUNKTIONELLE NEBENNIERENDIAGNOSTIK

Ich stelle Ihnen im Folgenden einige Möglichkeiten vor, funktionellen Nebennierenbeschwerden auf die Spur zu kommen.

Fragebogen Nebennieren Check-up

Die folgenden Fragen helfen Ihnen dabei, Ihre Nebennierenfunktion einzuschätzen. Bitte beachten Sie, dass dieser Fragebogen natürlich keine sorgfältige Diagnose durch einen Therapeuten ersetzen kann und nur für eine erste Einschätzung gedacht ist. Dieser Fragebogen orientiert sich an den Phasen der Nebennierenschwäche, siehe Seite 69. Bitte nehmen Sie die dortige Tabelle als Referenz, um zu verstehen, welches Hormon in welchem Stadium dominiert. Denn die Zusammensetzung der Hormone wirkt sich auch auf die Symptomatik aus, die ich den Antworten des Fragebogens zugrunde gelegt habe.

Bitte beantworten Sie die Fragen so sorgfältig wie möglich. Die Antworten ähneln sich teilweise, weil sich Symptome bei zunehmender Nebennierenschwäche graduell verschlechtern können. Häufig unterscheiden sich die Antwortmöglichkeiten nur durch die Dauer der Erholung oder dem Grad der Verschlechterung des Erscheinungsbildes. Lesen Sie daher bitte die Frage genau, um die feinen Unterschiede zu erfassen.

Machen Sie sich bitte bewusst, dass solche Fragebögen nie alle individuellen Problemstellungen genau abdecken können. Kreuzen Sie also bitte das an, was am ehesten auf Sie zutrifft. Wenn ein Aspekt eines Punktes sehr stark auf Sie zutrifft, entscheiden Sie sich bitte für diese Antwort, auch wenn andere Aspekte der Antwort bei Ihnen nicht vorliegen sollten.

Hinter Ihren Antworten finden Sie eine Punktzahl. Rechnen Sie am Ende alle Punkte zusammen, das Ergebnis finden Sie ab Seite 120.

Wenn Sie den Test nach einiger Zeit wiederholen wollen oder eine andere Person den Test machen möchte, können Sie den Fragebogen unter http://presse.der-wissens-verlag.de/fragebogen-nebennieren-check-up/ downloaden.

Meine Figur zeichnet sich dadurch aus, dass …

- ❐ ich keine Probleme damit habe. (0)
- ❐ ich leicht zunehme. (1)
- ❐ sich Fettpolster um Bauch und Hüfte zeigen. (2)
- ❐ ich einfach nicht abnehmen kann und generell zu Fettansammlungen neige. (3)
- ❐ ich einfach nicht zunehmen kann, egal, wie viel ich esse. (4)

In meinem Gesicht sieht man Folgendes:

- ❐ Ich bin frisch und vollständig mit meinem Gesicht zufrieden. (0)
- ❐ Verlust an Frische, fahler Teint (1)
- ❐ Mondgesicht, aufgequollen, wächserne Haut, Augenringe (2)
- ❐ Teigiges Gesicht, Augenringe, Tränensäcke (anfänglich nur morgens) (3)
- ❐ Verhärmung, eingefallene Wangenknochen, Augenringe, Blässe um den Mund (nach dem Essen) (4)

Meine Haut ...

- ❒ ist straff, elastisch und frisch. (0)
- ❒ hat an Frische verloren, neigt zu Hautunreinheiten. (1)
- ❒ Ich habe einen flachen Fingerabdruck (kein Profil sichtbar) und/oder schlechte Wundheilung und/oder Falten, trockene Haut, Pigmentstörungen (braune oder weiße Flecken) und/oder sehe älter aus als ich bin. (2)
- ❒ Neben den Problemen im vorherigen Punkt fehlen mir Haare auf den Unterschenkeln. (3)
- ❒ Neben den Problemen im vorherigen Punkt sehe ich viel älter aus, als ich bin. (4)

Mein Bindegewebe ...

- ❒ ist straff, elastisch und dellenfrei. (0)
- ❒ neigt zu Cellulite. (1)
- ❒ neigt neben Cellulite zu Schwäche. Ich habe Dehnungsstreifen, Narbenbildung, schlaffe Sehnen und neige zu Schwellungen (eventuell zyklusabhängig). (2)
- ❒ Neben den Problemen im vorherigen Punkt habe ich zusätzlich schlaffe Sehnen und neige zu Schwellungen, meine Gelenke knacken ständig oder tun weh. (3)
- ❒ Neben den Problemen im vorherigen Punkt bin ich völlig ausgetrocknet. (4)

Genereller Grad der Empfindlichkeit

- ❒ Ich bin **dünnhäutiger** und gereizter als früher, Licht, Berührung und Geräusche nehme ich verstärkt wahr, ich kann mich schlecht von anderen abgrenzen. (1)
- ❒ Ich bin **unempfindlicher** auf meine Umwelt geworden, weil ich mir ein

dickes Fell zugelegt habe, ich habe mich mehr in meine Welt zurückgezogen. (2)

- ❒ Ich bin **sehr** empfindlich auf meine Umwelt geworden, Licht, Berührung, Geräusche machen mir einfach **sehr** zu schaffen. (3)
- ❒ Ich habe mich weitestgehend vom Leben zurückgezogen, weil alles mir zu schaffen macht. (4)
- ❒ Davon trifft nichts auf mich zu. (0)

Hitze/Kälte

- ❒ Mir ist in der Regel nur kalt, wenn es um mich herum objektiv kalt ist, und warm, wenn es um mich herum warm ist. Ich schwitze nur bei äußerer Hitze und sportlicher Betätigung. (0)
- ❒ Ich schwitze leicht, habe manchmal auch Hitzewallungen, besonders um die Menstruation herum (bei Frauen). (1)
- ❒ Mir ist **generell** oft eher warm, ich schwitze vermehrt (auch wenn es nicht warm ist) und habe Nachtschweiß. (2)
- ❒ Wetterwechsel machen mir Probleme, ich schwitze kaum (außer bei extremer Anstrengung), unter Umständen machen mir Hitze und/oder Kälte zu schaffen, es fällt mir einfach schwer, mich an wechselnde Umweltbedingungen anzupassen, ohne dass mein Körper anfängt, verrückt zu spielen. (3)
- ❒ Ich bin durch Wetterwechsel völlig fertig, kann mit Hitze und Kälte nicht umgehen, schwitze kaum (außer bei extremer Anstrengung), ich neige paradoxerweise aber eventuell zu Hitzewallungen (besonders nachts). (4)

Stimmung

- ❒ Ich bin grundsätzlich gut gelaunt und froh. (0)
- ❒ Ich bin ungeduldig, alles muss schnell gehen. Wenn ich mich konzent-

riere, habe ich einen Tunnelblick: Ich möchte einfach schnell an mein Ziel kommen. (1)

- ❒ Ich spüre mich selbst oft nicht, kann Stress weniger gut ab als früher, mir entgeht so einiges, und ich mache Fehler. (2)
- ❒ Ich bin eher gleichgültig und depressiv, bin meinen wechselnden Stimmungen ausgeliefert, habe eine schlechte Stresstoleranz, bin ängstlich. (3)
- ❒ Ich bin eher gleichgültig und depressiv, bin meinen wechselnden Stimmungen ausgeliefert, habe eine schlechte Stresstoleranz, gleichzeitig bin ich paradoxerweise aber oft ängstlich, doch wenn ich gefordert werde, bin ich reizbar, manchmal habe ich Panikattacken. (4)

Infekte

- ❒ Ich habe ab und an einen Infekt, der mich jedoch selten ins Bett zwingt und auch schnell wieder vergeht. (0)
- ❒ Ich werde sehr selten krank, allenfalls am Wochenende mal ein Anflug, wenn ich **kurz** zur Ruhe komme. (1)
- ❒ Ich werde sehr selten krank, allenfalls im Urlaub und wenn ich mich **einmal richtig ausruhe** und dann wirklich zur Ruhe komme. (2)
- ❒ Ich bin ständig erkältet, vor/während der Menstruation habe ich oft einen wunden Hals oder Schnupfen (bei Frauen) oder auch nach sportlicher Betätigung am nächsten Tag. (3)
- ❒ Ich bin ständig erkältet oder leide unter chronischen Infektionen wie Borreliose, Mononukleose, Chlamydien, mein Pap-Abstrich ist schlecht. (4)

Allergien

- ❒ Ich leide weder unter Allergien noch Nahrungsmittelintoleranzen. (0)
- ❒ Ich neige generell nicht zu Allergien oder Intoleranzen, es gibt viel-

leicht eine spezifische Sache, die mir Ärger macht, ansonsten bin ich eher unempfindlich. (1)

- ❐ Ich hatte früher mal Allergien oder Intoleranzen, doch damit habe ich merkwürdigerweise gar keine Probleme mehr. (2)
- ❐ Ich habe verschiedene Allergien und/oder Intoleranzen und/oder Histamin macht mir Probleme. (3)
- ❐ Ich habe verschiedene Allergien und/oder Intoleranzen und/oder Histamin macht mir Probleme. Jedenfalls bin ich in meiner Essensauswahl oder auch durch Umweltallergene sehr eingeschränkt. (4)

Schlaf

- ❐ Ich schlafe gut ein und durch und fühle mich morgens nach 6 bis 7 Stunden Schlaf gut erholt. (0)
- ❐ Ich komme mit wenig Schlaf aus, brauche aber manchmal länger bis ich einschlafen kann. (1)
- ❐ Ich komme morgens schlecht aus dem Bett, aber abends bin ich wach. (2)
- ❐ Ich kann schlecht einschlafen, habe Durchschlafstörungen, erwache vielleicht um 3 Uhr morgens, habe eventuell um 15 Uhr einen Tiefpunkt. (3)
- ❐ Ich kann schlecht einschlafen, habe Durchschlafstörungen, erwache vielleicht um 3 Uhr morgens, bin morgens unausgeschlafen. Tagsüber bin ich dann müde, habe eventuell um 15 Uhr einen Tiefpunkt, nur um dann vor dem Einschlafen innerlich aufgebracht und mit Herzklopfen im Bett zu liegen. (4)

Konzentration

- ❐ Ich kann mich über viele Stunden konzentrieren und behalte das, womit ich mich beschäftigt habe, ohne Probleme im Kopf, dabei gönne ich mir regelmäßige Pausen, um mich zu erholen. (0)

- ❒ Ich kann mich gut auf **einzelne** Projekte fokussieren, manchmal leiden dadurch aber andere Dinge, manchmal vergesse ich dann z. B. zu essen oder zur Toilette zu gehen. (1)
- ❒ Ich kann mich **insgesamt** schlechter als früher konzentrieren, ich spüre eine Art Nebel im Gehirn. (2)
- ❒ Ich kann mich schlecht **über lange Zeiträume** konzentrieren, meine Aufnahmefähigkeit ist beschränkt, ich muss Dinge mehrmals hören/lesen, um sie zu verstehen. (3)
- ❒ Ich kann mich schlecht über lange Zeiträume konzentrieren, meine Aufnahmefähigkeit ist beschränkt, ich muss Dinge mehrmals hören/lesen, um sie zu verstehen, dazu bin ich auch bei alltäglichen und mir wohl bekannten Aufgaben fahrig und mein Tageswerk ist uneffektiv. (4)

Kraft

- ❒ Ich fühle mich krafterfüllt, weiß aber, wenn ich mal eine Pause brauche, die ich mir dann auch gönne. (0)
- ❒ Ich könnte manchmal Bäume ausreißen, ich liebe es, mir den Tag vollzupacken ... morgens Job, abends Sport, nachts feiern ... und morgen gleich noch einmal. (1)
- ❒ Ich habe über den Tag immer einmal Einbrüche, besonders nach Mahlzeiten, nach dem Sport geht es mir aber gut, danach könnte ich Bäume ausreißen. (2)
- ❒ Ich bin generell schlapp, habe keine gute Ausdauer mehr. (3)
- ❒ Ich bin sehr erschöpft, komme manchmal kaum aus dem Bett, dabei bin ich aber nicht ruhig und entspannt; treibe ich moderaten Sport, macht mir das noch Tage zu schaffen. (4)

Kaffee

- ❒ Mir geht es auch ohne Kaffee oder andere koffeinhaltige Getränke gut. Ich erlebe dadurch keinen subjektiven Gewinn an Kraft oder Wachheit. (0)
- ❒ Es gibt nichts, was ein Kaffee nicht wieder richten würde. (1)
- ❒ Ohne Kaffee bekomme ich morgens meinen Kopf nicht klar, auch nach dem Mittagessen tut mir Kaffee gut! (2)
- ❒ Ohne Kaffee geht nichts mehr. Ich vertrage ihn allerdings nicht mehr besonders gut. (3)
- ❒ Kaffee macht mir Ärger. (4)

Fleisch

- ❒ Ich vertrage Fleisch ohne Probleme. (0)
- ❒ Ich vertrage Fleisch ohne Probleme, habe manchmal sogar einen richtigen Heißhunger drauf. (1)
- ❒ Fleisch esse ich immer seltener, weil es mir nicht gut bekommt. (2)
- ❒ Fleisch mag ich nicht mehr wirklich gern. (3)
- ❒ Fleisch esse ich wirklich ungern, ich vertrage es wirklich schlecht (4).

Süssigkeiten/Salz

- ❒ Süßigkeiten beeinflussen meine Stimmung oder mein Verhalten nicht. (0)
- ❒ Etwas Süßes gibt mir einen Kick, wenn ich ihn brauche. (1)
- ❒ Zucker hilft mir über den Tag. (2)
- ❒ Ich habe Verlangen nach Salz und/oder Zucker (den ich nicht mehr so gut vertrage). (3)
- ❒ Ich vertrage Zucker überhaupt nicht mehr, auch wenn ich vielleicht darauf Lust habe, und/oder ich habe Verlangen nach Salz, was mich aber austrocknet. (4)

Alkohol

- ❐ Ich vertrage auch größere Alkoholmengen ohne Beschwerden, ein Kater ist mir so gut wie unbekannt. (0)
- ❐ Ich vertrage meiner Ansicht nach Alkohol gut, habe aber früher weniger Nachwirkungen davon gehabt. (1)
- ❐ Ich habe Alkohol früher eindeutig besser vertragen. (2)
- ❐ Ich vertrage Alkohol nur in kleinen Mengen. (3)
- ❐ Ich vertrage Alkohol überhaupt nicht, auch nicht in kleinen Mengen. (4)

Libido

- ❐ Meine Libido ist normal, meine sexuelle Funktion auch. (0)
- ❐ Meine Libido ist normal, ich nutze Orgasmen gern, um Druck abzubauen. (1)
- ❐ Ich vergesse oft, dass es Sex gibt. Nur am Wochenende, wenn ich zur Ruhe komme, habe ich mal Lust. Oder im Urlaub. (2)
- ❐ Ich leide unter Libidoverlust. Als Mann kommt es auch gelegentlich zu Erektionsstörungen, und Sex interessiert mich nicht mehr so wie früher – ich reagiere weniger auf optische Reize. Als Frau fällt es mir schwer, einen Orgasmus zu bekommen. Meine genitalen Schleimhäute sind eher trocken. (3)
- ❐ Sex ist momentan kein Thema. Dafür bin ich zu schwach. Als Mann habe ich Potenzprobleme und kaum mehr sexuelle Fantasien, als Frau empfinde ich meine Vagina als ausgetrocknet und dicht. (4)

Als Frau ist meine Menstruation ...

- ❐ regelmäßig (alle 23 bis 35 Tage), ohne Schmerzen oder Beschwerden vor, während oder nach der Menstruation. (0)
- ❐ regelmäßig, aber manchmal schmerzhaft. Ich neige zu PMS. Meine Brüste spannen **etwas** vor der Regel. (1)

- ❒ unregelmäßig. Meine Brüste sind vor der Regel oft **knallhart und gespannt.** Ich neige unter Umständen zu Krämpfen während der Regel. Die Periode ist sehr schleimig und stückig. Mein unterer Rücken ist dann oft auch verspannt. Ich fühle mich steif. (2)
- ❒ Zusätzlich zu den Beschwerden im obigen Punkt habe ich nicht immer einen Eisprung. Eventuell habe ich heftige Menstruationsstörungen, die auch von Beschwerden wie Migräne begleitet sein können, die auch nach Schmerzmitteln verlangen, damit ich den Tag überstehen kann. Gelenkschmerzen, Wundheit können auch auftreten. (3)
- ❒ unregelmäßig. Während meiner Menstruation geht eigentlich nichts mehr. Vielleicht war ich vor Schmerz auch schon einmal im Krankenhaus. Vielleicht kommt auch eher wenig Blut. (4)

Als Mann ist es folgendermassen um meine nächtlichen/morgendlichen Erektionen bestellt:

- ❒ Ich habe **regelmäßig** nachts oder morgens Erektionen, die nicht von einem sexuellen Reiz abhängen. (0)
- ❒ Ich habe **fast täglich** nachts oder morgens Erektionen, die nicht von einem sexuellen Reiz abhängen. (1)
- ❒ **Früher** hatte ich regelmäßiger morgendliche oder nächtliche Erektionen. (2)
- ❒ Meine nächtlichen oder morgendlichen Erektionen finden nur noch statt, wenn ich mich **wirklich gut erholt** fühle. (3)
- ❒ Ich habe **keine** nächtlichen oder morgendlichen Erektionen mehr. (4)

Blutzuckerprobleme

- ❒ Habe ich nicht. (0)
- ❒ Nehme ich nicht wahr, doch ein Zufallsbefund zeigt, dass mein Blutzucker nicht ganz im Normalbereich ist. (1)

- ❒ Mein Blutzucker kann schon einmal hoch sein, es dauert lange, bis sich die Blutzuckerkurve senkt. (2)
- ❒ Ich neige zu messbaren Blutzuckerschwankungen, mein Langzeitzucker (HbA1c) ist grenzwertig. (3)
- ❒ Bei mir wurde eine Insulinresistenz gemessen. (4)

Entgiftungsorgane

- ❒ Leber, Niere, Darm – bei diesen Organen wurde bei mir weder etwas festgestellt, noch habe ich subjektiv damit Probleme. (0)
- ❒ Ohne es jetzt benennen zu können, habe ich das Gefühl, dass meine Entgiftungs- (Leber, Niere) und Ausscheidungsorgane (Darm) nicht mehr so schnell und gut wie früher funktionieren. Alkohol wird z. B. langsamer abgebaut, schwere Speisen verdaue ich irgendwie langsamer als früher. (1)
- ❒ Ich hatte **schon einmal** erhöhte Leber- oder Nierenwerte. Mein Darm funktioniert manchmal nicht mehr so, wie er soll. Manchmal habe ich Blähungen. (2)
- ❒ Ich habe **dauerhaft** hohe Leber- oder Nierenwerte. Ich habe Veränderungen der Darmschleimhaut oder bakterielle Dysbiose oder Candida. (3)
- ❒ Ich bin sehr oft aufgebläht, meine ganze Verdauung funktioniert nicht mehr gut. Vielleicht liegen auch organische Veränderungen an Leber, Niere oder Darm vor (z. B. Tumoren oder Divertikel). (4)

Diagnostizierte Hormonstörungen

- ❒ Ich habe keine diagnostizierten Hormonstörungen und nehme auch keine hormonelle Verhütung. (0)
- ❒ Habe ich nicht, aber als Frau nehme ich die Pille, um meinen Zyklus zu regulieren. (1)

- ❒ Habe ich nicht, aber als Frau nehme ich die Pille. um meinen Zyklus zu regulieren – was nicht wirklich funktioniert. Ich habe immer noch PMS und Regelbeschwerden. (2)
- ❒ Ich habe eine diagnostizierte Schilddrüsenunterfunktion, die auch behandelt wird. Ein Besuch beim Gynäkologen hat bei mir als Frau ergeben, dass ein Progesteronmangel und eine Störung im Östrogenstoffwechsel vorliegt (zu viel/zu wenig). Als Mann sinkt mein Testosteronwert langsam. (3)
- ❒ Ich nehme hohe Dosierungen an Schilddrüsenhormonen, was allerdings nicht viel zu bringen scheint. Meine Stoffwechsellage als Frau ist menopausal (auch in jungen Jahren), als Mann bin ich in der Andropause (auch in jungen Jahren). (4)

Motivation/Lebensziele

- ❒ Ich möchte noch viel im Leben erleben, ich kremple die Ärmel hoch und erarbeite mir systematisch meine Ziele. (0)
- ❒ Ich habe viele Pläne im Leben, doch habe ich das Gefühl, dass ich immer viel zu beschäftigt bin, um mich meinen Zielen zu widmen. (1)
- ❒ Ich bin zielstrebig, doch die Lebensfreude kommt manchmal etwas zu kurz. (2)
- ❒ Ich bin froh, wenn ich meinen Alltag bewältigt bekomme. Ich bin viel ruhiger geworden als früher. Statt feiern zu gehen, sitze ich abends lieber auf der Couch und mache es mir gemütlich. Ich habe einige meiner früheren Pläne aufgegeben, weil es mir zu viel Mühe macht, diese zu erreichen. (3)
- ❒ Ich habe ständig Angst davor, meinen Alltag nicht mehr bewältigen zu können. Mein Lebensziel ist in erster Linie, den nächsten Tag und die Woche gut zu überstehen. (4)

Auswertung

1 bis 20 Punkte: entspricht Phase 1 der Nebennierendominanz

In diesem Stadium haben Sie wahrscheinlich noch keinen Grund, über Ihren Körper nachzudenken, oder haben das bisher nicht getan. Ihnen geht es eigentlich gut. Wenn Sie dieses Buch gelesen haben, fallen Ihnen jetzt vielleicht ein paar Dinge auf, die Sie niemals mit hormonellen Störungen in Verbindung gebracht hätten.

Empfehlung:

In diesem Stadium ist es wichtig, dafür zu sorgen, dass Sie wieder in den Normalzustand des Lebensmodus zurückkehren. Gönnen Sie sich Ruhepausen, gute Ernährung und ausreichend Schlaf, um Ihren Körper darin zu unterstützen. Wollen Sie mehr für sich tun, können Sie zweimal im Jahr die Nebennierenkur (→ Seite 192 ff.) durchführen. Das kann Ihnen dabei helfen, noch lange leistungsfähig zu bleiben! Achten Sie besonders gut auf die Zeichen, die eine verstärkte Nebennierendominanz ankündigen. Dazu zählt zum Beispiel, dass Sie morgens nicht mehr aus dem Bett kommen und mehr Kaffee brauchen, um in den Tag starten zu können.

21 bis 40 Punkte: entspricht Phase 2 der Nebennierendominanz

Wenn Sie überwiegend hohe Kortisolwerte haben, können Sie sich zunächst einmal subjektiv gar nicht schlecht fühlen, höchstens vielleicht etwas abgestumpft. Ein paar Zipperlein zeigen aber bereits an, dass der Körper nicht mehr in der Balance ist. Der Stoffwechsel verlangsamt sich, Sie nehmen nicht mehr so leicht ab und sind nicht mehr so fit wie früher. Viele Menschen führen diese Symptome auf das Alter zurück, doch im Grunde stehen Ihre Nebennieren unter Hochdruck.

Empfehlung:

Sie sollten dringend den Fuß vom Gas nehmen, indem Sie Ihre Work-Life-Balance überprüfen, Freizeitstress reduzieren und sich wirklich zwischendurch Auszeiten nehmen, in denen Sie nichts tun (Medienfasten gehört z. B. dazu). Setzen Sie die Maßnahmen in diesem Buch um, indem Sie Ihre Ernährung umstellen und auch die empfohlenen Nährstoffe einnehmen. Entwickeln Sie eine Langzeitstrategie, um Stressoren zu minimieren. Überprüfen Sie aber auch Ihre eigene Einstellung zum Thema »Leistung«. Achten Sie darauf, wichtige Botschaften aus Ihrem Inneren nicht zu verpassen. In diesem Stadium zieht das Leben manchmal schon eine Weile lang an einem vorbei, ohne dass man es aktiv gestaltet. Dadurch verharren Sie unter Umständen zu lange in einer Beziehung oder in einem Job, obwohl Sie damit nicht mehr zufrieden sind. Die Komfortzone ist zwar bequem, doch in ihr wächst nichts Neues!

41 bis 60 Punkte: entspricht Phase 3 der Nebennierendominanz

Sie sind deutlich weniger leistungsfähig als früher. Vielleicht wissen Sie gar nicht mehr so recht, wie das gekommen ist, aber Sie sind heute deutlich schlapper, abgestumpfter und fühlen sich (unabhängig von Ihrem tatsächlichen Alter) irgendwie alt. Lebensfreude ist kein Teil Ihres Alltages mehr. Vielleicht sind Sie während eines schönen Urlaubs manchmal noch der oder die »Alte«. Im Alltag funktionieren Sie allerdings nur noch. Wenn Sie ehrlich mit sich sind, besteht Ihr Leben innerlich aus einer Abwehrstrategie gegen Anstrengungen. Vielleicht schieben Sie auch Ihre körperlichen Beschwerden vor, indem Sie sich sagen »wenn XY nicht wäre, würde ich dies und das machen«. Wenn Sie in den Spiegel schauen, gefallen Sie sich nicht mehr wirklich.

Empfehlung:

Setzen Sie sich ernsthaft mit den Empfehlungen in diesem Buch auseinander, indem Sie eine ehrliche Bilanz Ihres Lebens ziehen. Fangen Sie sobald wie möglich mit der Nebennierenkur (→ Seite 192 ff.) an, und nehmen Sie auch die Nahrungsergänzungen ein. Möglicherweise fühlen Sie sich dadurch bereits etwas entlastet. Doch zu einem wirklichen Durchbruch kommt es vielleicht noch nicht.

Sie brauchen im Grunde eine umfassende und ganzheitliche therapeutische Begleitung. Denn Ihr Energiesystem ist bereits in Mitleidenschaft geraten: Es ist davon auszugehen, dass Sie spezifische Nährstoffmängel haben, die unter Umständen auch zu diagnostizierten Hormonstörungen geführt haben, da Sie viele Jahre lang Raubbau an Ihrem Körper betrieben haben – vielleicht auch ganz unbewusst und ohne es zu merken. Sie werden wahrscheinlich nicht drumherum kommen, sich mit Ihren psychischen Mustern mithilfe eines Therapeuten auseinanderzusetzen. Woher kommt der innere Antreiber, der ohne Rücksicht auf innere Grenzen und die Energiereserven immer weitermöchte? Eine gute Regulation des Nervensystems und eine Aufarbeitung frühkindlicher Traumatisierungen könnten sich als nötig und sinnvoll erweisen, um diese Muster auf einer tiefen Ebene aufzulösen, denn das reine Wissen darüber wird Ihre Nebennieren nicht entlasten.

61 bis 80 Punkte: entspricht Phase 4 der Nebennierendominanz

Ihre Erschöpfung und Ihre körperlichen Beschwerden dominieren Ihren Alltag. Sie versuchen, Ihr Leben immer noch mit eisernem Willen um Ihre Erschöpfung herum zu organisieren, oder Sie sind zumindest zeitweise arbeitsunfähig. Dennoch sind normale Haushaltsangelegenheiten, Behördengänge, Treffen mit Freunden usw. anstrengend. Das Wetter, Gerüche, Geräusche, enge Kleidung usw. – alles kann Stress verursachen. Essen, Schlafen oder Sport bereiten Ihnen vielleicht keine Freude mehr – wenn Sie es überhaupt noch richtig können.

Sie haben das Gefühl, dass Ihr Körper Sie völlig im Griff hat. Sie wissen nie, was er als Nächstes machen wird: Herzrasen, Blutzuckerzusammenbrüche, Übelkeit, Schwindel? Lebensziele, Partnerschaften, berufliche Erfüllung sind nichts, womit Sie sich aktuell auseinandersetzen wollen oder können. Überforderung ist das Gefühl, das Ihren Zustand am besten trifft.

Vielleicht gehören Sie zu den hoch funktionalen Menschen mit eiserner Disziplin und wollen sich nicht eingestehen, dass Sie eigentlich am Ende sind. Vielleicht erlauben Sie sich auch, zunehmend in Abhängigkeiten zu geraten: von Ihrem Partner, dem Staat, Freunden, der Familie.

Ihr Körper baut ab, manchmal auch erschreckend schnell – unabhängig davon, wie alt Sie sind. Sie können sich weder konzentrieren, noch können Sie zur Ruhe kommen. Ihr wahres Ich haben Sie schon lange nicht mehr gesehen, gefühlt und erlebt. Sie bleiben weit hinter Ihren Möglichkeiten zurück oder opfern vieles, um auf einem Gebiet Ihres Lebens ansatzweise leistungsfähig zu bleiben.

Empfehlung:
Sie sollten sich dringend mit Ihren Nebennieren beschäftigen. Fangen Sie sobald wie möglich mit der Nebennierenkur (→ Seite 192ff.) an und nehmen Sie auch die Nahrungsergänzungen ein. Es kann sein, dass Sie sich dadurch kaum entlastet fühlen oder Nebenwirkungen auftreten, die Sie nicht einordnen können. Jedenfalls erholen Sie sich nur sehr schleppend, wenn überhaupt. Paradoxe Symptome sind in dieser Phase typisch. Auch Überempfindlichkeiten können vorkommen.

Sie sollten sich klarmachen, dass Ihre Beschwerden zu einem großen Teil auch mit Ihren Lebensumständen zu tun haben. Setzen Sie sich bitte sehr ehrlich mit Ihrem Leben auseinander, um herauszufinden, wo Ihre größten Stressoren liegen.

Bitte wenden Sie sich sobald wie möglich an einen erfahrenen Therapeuten, der Sie umfassend und ganzheitlich begleitet. Ihr Energiesystem ist bereits stark in Mitleidenschaft gezogen. Es ist davon auszugehen, dass Sie spezifische Nährstoffmängel haben, die wahrscheinlich auch bereits zu diagnostizierten Hormonstörungen geführt haben, da Sie viele Jahre lang Raubbau an Ihrem Körper betrieben haben. Auch hier ist es notwendig, sich mit Ihren psychischen Mustern auseinanderzusetzen. Meiner Erfahrung nach haben Menschen, die in einer fortgeschrittenen Nebennierenerschöpfung stecken, einen inneren Antreiber, der immer weitermöchte und keinerlei Achtung vor inneren Grenzen und Energiereserven hat.

Sie sollten sich ebenfalls mit der Regulationsfähigkeit Ihres Nervensystems beschäftigen. Es ist außerdem sehr wahrscheinlich, dass Sie frühkindliche Traumatisierungen haben, die Ihr System stressen. Auch reflektierte Menschen werden von den Folgen unbewusster Traumata betroffen. Nur davon wissen oder darüber reden löst diese nicht auf.

Die gute Nachricht ist: Wenn Sie Ihrem Körper wieder das geben, was er braucht, tut er wieder das, was er soll. Sie haben es also in der Hand, dass Sie sich bald wieder besser fühlen – auch wenn der Weg noch etwas länger sein könnte, bis Sie wieder Ihr altes Selbst begrüßen können. Aus Erfahrung kann ich sagen, dass der Körper zwar ab einem gewissen Grad der Nebennierenerschöpfung bei jedem kleinen Stressor Alarm schlägt, doch er belohnt oft auch schon kleine Schritte in die richtige Richtung mit mehr Lebensqualität. Gehen Sie diese Veränderungen an!

Heimtests

Heimtests können eine gute Möglichkeit sein, um erste Hinweise auf eine Nebennierenstörung zu erkennen. Ein Ersatz für eine gute Labortestung und klinische Bewertung sind sie natürlich nicht. Bei den folgenden Heimtests handelt es sich also um die Auswertung von Körperzeichen, die das Ergebnis von mehreren Vorgängen sein können und zunächst oft nicht eindeutig einem Hormon zugeordnet werden können.

Der Kontext ist bei der Anwendung dieser Heimtests überaus wichtig. Wie die einzelnen Hormone wirken, und welche Symptome sich aus einem Überschuss oder Mangel ergeben, habe ich bereits beschrieben (→ Seite 59 ff.). Welche Hormone sich in welcher Phase der Nebennierenschwäche wie auswirken, finden Sie ab Seite 79. Sie sollten die dort gemachten Aussagen unbedingt parat halten, damit sich die folgenden Heimtests für Sie erschließen. An einigen Stellen wird Ihnen der Test nur aussagekräftige Hinweise liefern, wenn Sie weitere Informationen in die Auswertung mit einbeziehen. Denn es sind allesamt klinische Testungen und keine Labortestungen. Wir müssen also durch Beobachtung auf innere Vorgänge des Körpers schließen.

Hierzu gebe ich Ihnen ein Beispiel: Sowohl Schilddrüsenhormone als auch Adrenalin erhöhen den Herzschlag. Dementsprechend ist das Symptom »hoher Puls« noch nicht ausreichend, um eine Diagnose zu stellen. Sie brauchen also weitere Symptome, die entweder auf eine Schilddrüsenüberfunktion oder einen Adrenalinüberschuss hinweisen, um eine Aussage treffen zu können.

Wenn Sie das Zusammenführen mehrerer Informationen gerade überfordert, halten Sie sich gern an die klassische Testung, oder wenden Sie sich an einen Therapeuten. Wenn Sie aber Ihren Körper besser kennenlernen wollen, dann trauen Sie sich ruhig mit spontaner Neugierde an die folgenden Testungen heran, und sehen Sie diese Heimtests lediglich als einen Teil des Puzzles, wenn Sie dabei sind herauszufinden, ob Sie von einer Nebennierenschwäche betroffen sind. Im Folgenden stelle ich Ihnen die gängigsten Testverfahren vor.

Pupillentest

Die Regulation der Pupillenweite unterliegt dem Hormon Aldosteron. Da Aldosteron eng mit Kortisol zusammenarbeitet, kann über die Pupillenweite indirekt eine Aussage über die Kortisolkonzentration im Körper getroffen werden.

Für diesen Test begeben Sie sich mit einer Taschenlampe oder Kerze vor einen Spiegel in einem dunklen Raum. Nun leuchten Sie von der Seite, etwa im 90-Grad-Winkel, Ihre Augen an. Wenn Ihre Nebennieren normal arbeiten, sehen Sie im Spiegel, dass Ihre Pupillen sich durch den plötzlichen Lichteinfall verengen und enggestellt bleiben. Bei schwachen Nebennieren hingegen ziehen sich Ihre Pupillen kurz zusammen, weiten sich anschließend und verengen sich wieder. In manchen Fällen weiten sich die Pupillen nach dem anfänglichen Verengen und bleiben trotz Lichteinstrahlung geweitet.

Da der Pupillentest auch bei Menschen mit hohen Kortisolwerten positiv ausfallen kann, sollte ein solches Ergebnis generell als Zeichen gestresster Nebennieren betrachtet werden.

Körpertemperatur

Da die Körpertemperatur ein Parameter für die Leistungsstärke des gesamten Stoffwechsels ist, ist sie gut dafür geeignet, um erste Hinweise auf mögliche Störungen zu bemerken. Vor allem für die Funktionalität der Schilddrüse, aber auch für die Fruchtbarkeit des Menstruationszyklus ist die Körpertemperatur ein wichtiges Diagnosemerkmal.

Idealerweise sollte die Temperatur bei Männern, Frauen und Kindern nach dem Frühstück bis zum frühen Abend bei 37 Grad liegen. Unter 36,5 Grad Betriebstemperatur tagsüber fühlen sich die meisten Menschen ziemlich schlecht und chronisch erschöpft. Ab etwa 36,7 Grad ist das Allgemeinbefinden oft recht gut, allerdings fühlen sich die meisten Menschen deutlich besser, wenn ihre Körpertemperatur bei 37 Grad liegt. Die Schlaftemperatur am späteren Abend sollte dann wieder unter 37 Grad liegen, da ansonsten Müdigkeit nur schwer eintritt.

Da der Körper an unterschiedlichen Stellen unterschiedlich warm ist, liegt die rektal oder vaginal gemessene Kerntemperatur bis zu einem Grad höher als die oral ermittelten Temperaturwerte. Letztere bilden jedoch traditionell den Referenzwert zur Bestimmung der Schilddrüsenfunktion.

Es ist in einigen Fällen möglich, dass die Körpertemperatur recht hoch oder »ideal« ist, obwohl die Schilddrüse nicht richtig funktioniert. In diesem Fall rühren die hohen Temperaturen von Entzündungen im Körper, die durch hohe Kortisolwerte (ebenfalls unter Umständen wärmeerzeugend) und Eiweißabbau erzeugt werden. In diesem Fall passt die »gute« Körpertemperatur meist aber eindeutig nicht zu den Symptomen und dem Befinden des Betroffenen. Machen Sie sich klar, dass solche Heimtests eine erste Einschätzung geben können, jedoch auch fehleranfällig sind, nämlich wenn zwei körperliche Vorgänge miteinander konkurrieren. In diesem Fall kann ein Kortisolspeicheltest die Aussagekraft der Körpertemperatur erhöhen. Haben Sie eine erhöhte Temperatur plus erhöhte Kortisolwerte, sollten Sie dieser Messung wenig Beachtung schenken.

Bei Frauen gibt die Aufwachtemperatur (Basaltemperatur) außerdem

Auskunft darüber, ob und wann ein Eisprung stattfindet. Auch diese Information ist ein wichtiges Puzzlestück, das Sie in das Gesamtbild einordnen können. Dafür messen Sie mindestens einen Zyklus lang jeden Tag direkt nach dem Aufwachen Ihre Temperatur, und zwar bevor Sie aufstehen, essen oder trinken oder zur Toilette gehen. Bei Frauen mit natürlichem Zyklus steigt die Temperatur kurz nach dem Eisprung leicht an und bleibt die gesamte zweite Zyklusphase über erhöht. Falls die Temperatur nicht steigt, hat wahrscheinlich kein Eisprung stattgefunden.

Noch genauer beschäftigen sich sogenannte symptothermale Methoden der Empfängnisverhütung (NFP) mit Veränderungen der Temperatur während des weiblichen Zyklus. Das Erlernen einer solchen Methode kann daher sogar noch genauere Hinweise auf den Zustand der Geschlechtshormone geben (und damit indirekt auch über die Versorgung des Körpers mit Energie) als die hier vorgeschlagene einfache Messung. Nähere Informationen zu dieser Methode finden Sie unter hormonfrei-verhüten.de

Sehr niedrige Aufwachtemperaturen unter 36 Grad können ein Hinweis auf eine Unterfunktion der Schilddrüse sein. Kommen weitere Symptome dazu, sollten Sie bereits bei einer Aufwachtemperatur unter 36,3 Grad hellhörig werden. Zur Kontrolle können Sie noch einmal eine Stunde nach dem Frühstück sowie nachmittags um 15 Uhr messen. Vor den beiden letzten Messungen sollten Sie mindestens eine Stunde keinen Sport gemacht und 1/2 Stunde zuvor nicht mehr gegessen, getrunken oder Zähne geputzt haben. Fällt die Temperatur nach dem Frühstück unter die Aufwachtemperatur, ist das ein Indiz für schwache Nebennieren. Die sind nämlich für die Wärmeverteilung zuständig. Schwankt die Temperatur im Verlauf des Zyklus sehr stark, ist das ebenfalls ein Hinweis auf erschöpfte Nebennieren und/oder eine gestörte Schilddrüse.

Allerdings kann die Schilddrüse auch trotz niedriger Körpertemperaturen funktionstüchtig sein. Denn die Temperatur wird nicht nur von der Schilddrüse, sondern auch von anderen Hormonen und Umständen beeinflusst. Beachten Sie also immer auch Ihr Gesamtbefinden, bevor Sie bestimmte Schlüsse ziehen.

Des Weiteren können kalte Hände, Füße oder eine kalte Nasenspitze auf einen Überschuss an Adrenalin hinweisen. Adrenalin sorgt dafür, dass Blut vermehrt in die Körpermitte geleitet wird, wodurch die Extremitäten weniger stark durchblutet werden.

Puls

Auch der Puls lässt Rückschlüsse auf das Stoffwechselgeschehen zu. Seine Hauptbeschleuniger sind Schilddrüse und Adrenalin. Ein gesunder Ruhepuls liegt nach meiner Auffassung bei etwa 80 bis 85 Schlägen pro Minute. Bei einer gesunden Schilddrüse und einer Körpertemperatur von 37 Grad liegt er fast automatisch im genannten Bereich. Auf der anderen Seite können auch hierbei bestimmte Störungen im Hormonhaushalt das Ergebnis verfälschen: So haben viele Menschen, die 80 bis 85 Pulsschläge pro Minute bei sich feststellen, keinen gesunden Puls, sondern einfach eine hohe Adrenalinausschüttung. Deshalb fühlen sie sich häufig trotzdem nicht wohl – wohingegen Menschen, deren Puls sich aufgrund eines gesunden Stoffwechsels und einer gesunden Schilddrüse im idealen Niveau befindet, sich in der Regel pudelwohl, kräftig und entspannt fühlen. Sie interpretieren ihren Herzschlag als Kraft. Sportler, die einen eher niedrigen Ruhepuls haben, sind entsprechend den hier vorgestellten Überlegungen oft gar nicht besonders fit, sondern beziehen ihre Energie auf Pump von den Nebennieren. Ihre Schilddrüse und ihr Stoffwechsel sind in der Regel alles andere als gesund.

Morgens direkt nach dem Aufwachen kann der Ruhepuls niedriger sein, da auch die Temperatur niedriger sein darf. Mit einem Plus von 80 wird schließlich kaum jemand müde. Ein hoher Puls am Morgen ist hingegen ein Anzeichen dafür, dass viele Stresshormone im Körper unterwegs sind – meist Adrenalin, was auf eine unterzuckerte Nacht schließen lässt. Fällt der Puls nach dem (kohlenhydratreichen) Frühstück, bestätigt das die Stressdiagnose.

Wird ein Puls nach dem Essen auffällig schneller, kann das auf bestehende Allergien oder Intoleranzen von Lebensmitteln hindeuten, insbesondere dann, wenn entsprechende Darmbeschwerden oder Unwohlsein hinzukommen. Ansonsten ist das einfach ein Hinweis darauf, dass die Schilddrüse endlich für eine Weile arbeitet, vor allem wenn Sie sich nach dem Essen wohlig und warm fühlen.

Sinkt die Pulsfrequenz zwischen den Mahlzeiten, sind entweder Nebennieren oder Schilddrüse erschöpft – im schlechtesten Fall beide.

Funktionelle Labortestung

Wie wir nun bereits mehrfach angesprochen haben, wirkt sich eine Dominanz der Nebennieren immer auf den gesamten Körper und das Energiesystem aus. Deshalb ist es häufig sehr sinnvoll, nicht die Nebennieren direkt zu überprüfen, sondern das Energiesystem. Mit dieser Herangehensweise finden wir, anders als durch die direkte Testung von Hormonen im Blut oder Speichel, nicht nur heraus, dass eine Störung vorliegt, sondern unter Umständen auch warum. Diese Betrachtungsweise wird in der Schulmedizin selten angewendet. Dort testet man den Stand der Hormone und selten das, was zu einer Störung führt.

Aus der ganzheitlichen Perspektive heraus nehmen wir den gesamten Stoffwechsel in den Blick, um so Rückschlüsse auf das Hormonsystem ziehen zu können. Liegen gehörige Mängel an Nährstoffen vor, lässt sich davon ausgehen, dass sich das Hormonsystem in eine bestimmte Richtung verschiebt und Stresshormone verstärkt ausgeschüttet werden. Durch das Wissen um die Funktion des Körpers können wir also bestimmte Störungen ermitteln, ohne diese direkt zu testen.

Haarmineralanalyse

Eine Haarmineralanalyse (HMA) können Sie wie eine Biopsie des Gewebes verstehen: Einer speziellen naturheilkundlichen Auffassung zufolge findet sich in den Haaren die gleiche Ansammlung von Schwermetallen, Mineralstoffen und Spurenelementen wie in anderen Geweben des Körpers. Daraus können Rückschlüsse auf Stoffwechselaktivitäten und die Hormonsituation gezogen werden. Von der Schulmedizin wird die HMA bisher als Diagnosetool für Störungen des Energiestoffwechsels nicht anerkannt, und nur wenige Naturheilkundler kennen sich mit diesem Thema aus. Ich setze diesen Test allerdings seit vielen Jahren in meiner Praxis ein und erlebe immer wieder, dass die Ergebnisse nicht nur mit der Symptomatik der Patienten übereinstimmen. Vielmehr lassen sich damit gleich zwei Fliegen mit einer Klappe schlagen, da ich über den Status der Mineralstoffe im Gewebe indirekt Hinweise über das Energiesystem und die Hormondrüsen erhalte – damit gewinne ich als Therapeutin nicht nur Hinweise auf das Problem, sondern auch gleich auf seine Lösung, weil ich erfahre, wie ich den Energiestoffwechsel am besten unterstützen kann.

Folgende Hinweise lassen sich einer Haarmineralanalyse entnehmen (weitere Tests können dann näheren Aufschluss liefern):

- Die Funktion folgender Hormonsysteme im Durchschnitt der vergangenen drei Monate: Schilddrüse, Nebenschilddrüse, Nebennieren, Bauchspeicheldrüse (Insulin), Geschlechtsorgane (Östrogendominanz)
- Durchschnittliche Konzentration von Spurenelementen, Mineralien und Schwermetallen im Gewebe in den vergangenen drei Monaten
- Die Funktion des Nervensystems (Sympathikus/Parasympathikus) sowie Traumamuster
- Die Funktion von Leber und Nieren
- Das Vorhandensein von Mitochondriopathien und die Fähigkeit des Körpers, Kohlenhydrate zu verarbeiten

- Den Grad an Vitalität und Energie des Patienten
- Die Neigung zu Kalzifizierungen im Gewebe (Gallensteine, Arterienverkalkungen, Hallux Valgus, Nierensteine, Verkalkung der Haarwurzeln etc.)
- Aussagen über die Produktion von Magensäure

Meine Aussagen beziehen sich ausschließlich auf die Haarmineralanalyse der Firma Trace Elements, die in Deutschland von dem Labor Verisana vertreten wird. Sie sind nicht auf Haarmineralanalysen anderer Anbieter übertragbar. Zur individualisierten Auswertung der Haarmineralanalyse von Trace Elements wenden Sie sich bitte an einen qualifizierten Therapeuten. Mein Bezug zum Labor Verisana ergibt sich aus der Tatsache, dass ich mit meiner Begeisterung für die Haarmineralanalyse von Trace Elements die Gründerin des Labors überzeugt habe, diese im deutschsprachigen Raum anzubieten. Ich erhalte für meine Empfehlung keinerlei Beteiligung an den Gewinnen des Verkaufs dieses Produktes oder sonstige Vorteile.

Urin

Eine sogenannte HPU-Störung kann ein Hinweis auf Stress der Nebennieren sein. Daher kann ein spezieller HPU-Urintest sinnvoll sein, um funktionelle Beschwerden zu erkennen. Sie müssen für diesen Test eine Urinprobe abgeben. In Europa halte ich für die Testung momentan ausschließlich das Labor Keac für zuverlässig.

Blut

Da Nährstoffe die Basis unserer Energieproduktion sind, können auch Nährstoffdefizite einen Hinweis auf Nebennierenprobleme liefern. Sowohl eine Belastung mit Schwermetallen als auch eine Über- oder Unterversorgung mit gewissen Nährstoffen können ein Hinweis darauf sein, dass Ihre Nebennieren ein Problem haben.

Fazit

Bitte beachten Sie, dass funktionelle Testungen nie für sich allein stehen, sondern immer in einer Gesamtschau mit Ihren Symptomen und Ihrem Befinden bewertet werden sollten. Denn behandelt werden sollen ja Sie als Mensch und nicht Ihre Testergebnisse. Ein Normwert ist eben immer nur ein statistischer Wert – Sie sind nicht automatisch krank oder haben ein Problem, wenn Ihre Werte davon abweichen. Gleichzeitig können natürlich Werte, die außerhalb der Norm liegen, einen Hinweis auf Probleme liefern, sofern die Ergebnisse mit einer Symptomatik in Übereinstimmung gebracht werden können. In einigen Fällen zeigen sich in Frühstadien natürlich keine Symptome. Dann kann man abwarten, beobachten oder weitere Nachforschungen anstellen.

Ausschlaggebend für konkrete Handlungsschritte sollte immer Ihr persönliches Wohlbefinden sein. Eine Nebennierenschwäche macht sich in fortgeschrittenen Stadien eigentlich immer bemerkbar, wenn Sie wissen, auf welche Symptome Sie achten sollten.

Während Sie unabhängig von dem Grad Ihrer Nebennierendominanz von den Hinweisen in diesem Buch profitieren können, um Ihr Wohlbefinden zu steigern, rate ich Ihnen dringend dazu, sich ab Stadium III der Nebennierendominanz zusätzlich in therapeutische Behandlung zu begeben. In diesem Stadium ist Ihr Energiesystem bereits in Mitleidenschaft gezogen worden. In solchen Fällen ist meiner Erfahrung nach unter anderem eine sehr gezielte Nährstofftherapie erforderlich. Die genaue Ermittlung und Durchführung einer solchen Therapie sollte immer therapeutisch begleitet werden, weil in der Regel Nährstoffdosierungen notwendig sind, die den Rahmen der reinen Nahrungsergänzung verlassen.

Was Sie ändern können, um Ihre Nebennieren zu unterstützen

WARUM KEINE HORMONERSATZTHERAPIE?

Wenn Sie nach Behandlungsmöglichkeiten Ihrer Nebennierenschwäche suchen, werden Sie unweigerlich auch auf Hormonersatztherapien treffen. Oftmals werden diese Therapien als »Wundermittel« angepriesen, um das hormonelle Gleichgewicht schnell und mühelos wiederherzustellen. Daher möchte ich Ihnen kurz erklären, warum ich dieses Konzept aus ganzheitlicher Sicht nicht für Erfolg versprechend halte.

Bei Hormonersatztherapien können künstliche oder naturidentische Hormone zum Einsatz kommen. Naturidentische Hormone gleichen auf biochemischer Ebene den körpereigenen Hormonen, während künstliche Hormone verändert worden sind, damit sie länger im Körper verweilen als naturidentische und körpereigene Hormone. Die Schulmedizin setzt in der Regel künstliche Hormone ein, während Naturheilkundler naturidentische Hormone oder Phytohormone verwenden, die aus Pflanzen gewonnen werden. Im Folgenden sehen Sie die Unterschiede zwischen den einzelnen Stoffen, die bei einer Hormonersatztherapie verwendet werden können.

Östrogene

Natürliche Östrogene	Naturidentische Östrogene	Phyto-östrogene	Künstliche Östrogene
Östrogen aus Pferdeurin, Tierplazenta-Präparate, Propolis	Östrogencreme aus Soja oder Yams	z. B. Soja, Leinsamen	Pille

Progesteron

Natürliches Progesteron	Natur-identisches Progesteron	Phytoroge-steron	Künstliches Progeste-ron
Tierplazenta-Präparate, Milch	Aus Yams oder Soja hergestellt	Mönchs-pfeffer, Yams	Pille

Kortisol

Natürliches Kortisol	Natur-identisches Kortisol	Phytokortisol	Künstliches Kortisol
Nebennieren-Präparate vom Rind, Schaf, Schwein	Chemisch hergestellt	Süßholzwurzel, Blätter der schwarzen Johannisbeere	Steroidale Entzündungs-hemmer

Schilddrüse

Natürliche Schilddrüsen-hormone	Natur-identische Schild-drüsen-hormone	Pflanzliche Schild-drüsen-stimulanzien	Künstliche Schild-drüsen-hormone
z. B. Thyroxin	z. B. Levothy-roxin als T4		Nicht in Gebrauch
Aus Schilddrüsen vom Rind oder Schwein	Chemisch hergestellt	Ashwaghanda	

Meiner Auffassung nach ist eine Substitution mit künstlichen Hormonen problematischer als mit naturidentischen Hormonen. Langjährige Beobachtungen von Patienten lassen den Schluss zu, dass künstliche Hormone für den Körper oft zu Problemen führen, vermutlich, weil sie nicht mehr der ursprünglichen Struktur des Körpers entsprechen. Daher halte ich den Einsatz von künstlichen Hormonen nur im Notfall für angebracht, beispielsweise um eine lebensbedrohliche allergische Krise abzuwehren.

Hormonersatztherapie bei Nebennierenschwäche

Zur Behandlung einer Nebennierenschwäche wird hauptsächlich Kortisol ersetzt. Seltener werden auch DHEA, die Geschlechtshormone und Pregnenolon (Letzteres meist als naturidentische Version von Naturheilkundlern) eingesetzt, um die Funktion der Nebenniere mittelbar zu beeinflussen.

Kortison

Um einen Kortisolmangel zu behandeln, wird meist Hydrokortison verwendet. Hydrokortison ist ein künstlich hergestelltes, aber naturidentisches Kortisonpräparat. Als Referenz für die Verschreibungsmenge gilt die körpereigene Kortisolproduktion von bis zu 25 Milligramm täglich. Hydrokortison bleibt nach der Einnahme etwa 4 bis 5 Stunden im Körper, bevor es abgebaut wird, und sollte insgesamt nicht länger als 3 bis 4 Monate eingenommen werden.

Die Einnahme von Hydrokortison bedeutet für den gesamten Körper eine Verschiebung der Hormonsituation. Die ursprünglichen Stressoren der Nebennieren werden dabei aber nicht beseitigt. Die Nebennieren reagieren auf die Hydrokortisongabe und stellen ihre eigene Kortisolproduktion ein. Gleichzeitig entsteht die Gefahr einer Überdosierung, wodurch sich Symptome eines Kortisolüberschusses einstellen können. Auch Schilddrüse und Geschlechtsorgane reagieren auf diese Überdosierung und entwickeln Unterfunktion und Östrogendominanz.

Neben Hydrokortison können auch natürliche kortisolhaltige Drüsenpräparate aus tierischen Nebennieren verwendet werden. Auch diese Präparate sind wegen der enthaltenen Hormone verschreibungspflichtig. Sie werden nur selten eingesetzt, da sie schwer zu dosieren sind und die gleichen Risiken wie das Hydrokortison mitbringen.

DHEA

Wird naturidentisches DHEA eingesetzt, orientiert sich die Verschreibungsmenge meist an der Tagesproduktion junger Erwachsener, die bei 12 bis 15 Milligramm liegt. Problematisch ist die Einnahme vor allem deswegen, weil sich DHEA in Östrogen umwandeln kann.

Wenn ein Patient einen DHEA-Mangel aufweist, ist meistens der Stressstoffwechsel aktiv. Daraus entsteht in der Regel eine Östrogendominanz – die durch die Einnahme von DHEA meist nicht unterbrochen, sondern verstärkt wird (denn DHEA funktioniert nur dann als Gegenspieler zu Östrogen, wenn der Stressstoffwechsel deaktiviert ist, andernfalls wird DHEA in Östrogen umgewandelt). Die Einnahme von DHEA wäre erst dann sinnvoll, wenn der Stoffwechsel reguliert und die Östrogendominanz ausgeglichen ist – und dann ist sie in der Regel nicht mehr nötig.

Pregnenolon

Die Dosierung von Pregnenolon orientiert sich an der Tagesproduktion eines gesunden jungen Erwachsenen von 30 bis 50 Milligramm. Pregnenolon muss nicht täglich eingenommen werden, weil es vom Dünndarm wieder in den Körper gelangt und sich so quasi selbst recycelt.

Bei Pregnenolon ist die Gefahr einer Überdosierung gering, da es nach einem positiven Feedbackmechanismus produziert wird und auch in höheren Dosierungen nicht direkt schädlich ist. Allerdings kann Pregnenolon in einem gestressten Stoffwechsel zur vermehrten Produktion von Kortisol führen.

Nachteile der Hormonersatztherapie

Das Versprechen der Hormonersatztherapie ist natürlich, eine schnelle Linderung von Symptomen zu erreichen. Behandler, die naturidentische

Hormone einsetzen, versprechen oft sogar eine Regulierung des Hormongleichgewichts, sodass diese Präparate nur kurzfristig eingenommen werden müssen und dann abgesetzt werden können.

Sowohl aus persönlicher Erfahrung als auch aus meiner langjährigen Erfahrung als Therapeutin heraus kann ich sagen, dass die Hormonersatztherapie diese Versprechen nicht halten kann. Naturidentische Hormone können zwar in einigen Fällen Symptome lindern. Häufig kommt es aber zu keiner Veränderung oder sogar einer Verschlimmerung der Symptome, weswegen ich in meiner Praxis keine Substitutionstherapien mehr anbiete.

Grundsätzlicher Nachteil der Substitution ist, dass sie die Ursachen des hormonellen Ungleichgewichts nicht beseitigt. Schließlich wird das fehlende Hormon ja nur ersetzt, ohne nach dem Grund für den Mangel zu fragen und diesen zu beheben. Wer nur substituiert, berücksichtigt nicht, dass der Körper nicht wie eine Maschine funktioniert, bei der fehlerhafte Teile einfach ersetzt werden können. Der Körper interagiert viel komplexer: Er ist zum Beispiel dazu in der Lage, Hormone in andere Hormone umzuwandeln oder sie nicht zu verwerten. Bei der Regulation hingegen werden die Ursachen des Mangels beseitigt, damit der Körper die nötigen Hormone wieder selbst in gesunden Mengen und Verhältnissen produzieren und verwerten kann. Diesem Ansatz folgt auch meine Therapie.

Selbst dann, wenn Hormonersatztherapien wirken und Symptome gelindert werden, kommen sie meiner Erfahrung nach meistens dauerhaft zur Anwendung. Es entsteht für den Patienten also eine langfristige Abhängigkeit. Interessanterweise zeigt die Erfahrung auch, dass selbst anfänglich erfolgreiche Substitutionen mit der Zeit häufig an Wirksamkeit verlieren. Dadurch nehmen substituierende Patienten immer höhere Dosierungen ihres Hormones ein, ohne zu verstehen, dass die Verschlechterung nicht durch eine falsche Dosierung zustande kommt, sondern daraus entsteht, dass die eigentliche Ursache ihrer Beschwerden nicht beseitigt wurde.

Dennoch gibt es Situationen, in denen eine Hormonersatztherapie sinnvoll und lebenswichtig ist, selbst dann, wenn Nebenwirkungen auftreten sollten. Wenn die Nebennieren versagen, wie zum Beispiel bei einer Addison-Krise, ist die Substitution mit Nebennierenhormonen die einzige Möglichkeit, dem Patienten das Leben zu retten. Auch bei dauerhaftem Organversagen oder wenn Organe entfernt wurden, gibt es oft keine Alternative zu einer Hormonersatztherapie.

Ein Vorteil der Hormonersatztherapie ist sicherlich, dass sie im Vergleich zur Regulationstherapie schneller Ergebnisse im Sinne einer Symptomverbesserung erzielt. Dies funktioniert allerdings nur, wenn der Körper einigermaßen dazu in der Lage ist, auf Zellebene Energie zu produzieren, was oft nicht der Fall ist.

GRUNDPRINZIPIEN DER HEILUNG

Die gute Nachricht gleich vorweg: Unser Körper ist grundsätzlich hervorragend dazu in der Lage, sich selbst zu heilen. Dieses Phänomen kennen Sie aus ganz alltäglichen Situationen: Wenn Sie sich beispielsweise in den Finger geschnitten haben, ist die Wunde ein paar Tage später bereits wieder zugeheilt. Wenn Sie Kinder haben, haben Sie bestimmt schon des Öfteren darüber gestaunt, wie schnell aufgeschlagene Knie und blaue Flecken wieder verschwinden. Doch warum klappt die Selbstheilung an Ihrem Finger, während Erschöpfung, hormonelle Beschwerden und andere chronische Erkrankungen manchmal nicht einfach von selbst weggehen?

Damit die Selbstheilung funktioniert, ist es in allererster Linie notwendig, dass dem Körper die notwendigen Ressourcen zur Verfügung stehen. Dafür müssen wir unseren Körper verstehen – wir müssen also wissen, wie er funktioniert, um ihm das geben zu können, was er braucht, um gesund zu werden und zu bleiben. Dieses Phänomen wird Selbstregulation genannt. Sie hat viele Facetten und muss auf körperlicher, geistiger und seelischer Ebene gleichermaßen stattfinden. Selbstregulation ist eine Voraussetzung für die Selbstheilung.

Ich habe festgestellt, dass sowohl Schulmedizin als auch Naturheilkunde zwar mitunter durchaus zum Beispiel Stress als Ursache für Erkrankungen anerkennen, die Konsequenzen dieser Erkenntnis aber nicht zu Ende denken. Das Verständnis dafür, worum es bei der Selbstheilung geht, ist aber nur die eine Seite – die andere, oft viel schwierigere Sache ist es, dieses Wissen auf die eigene Situation anzuwenden und tatsächlich auch etwas zu tun, um die Selbstheilungskräfte des Körpers zu aktivieren.

In der medizinischen Ausbildung wird Selbstregulation als abstraktes Prinzip gelehrt, dem wenig Bedeutung zugemessen wird, während Selbstheilung als gegeben angesehen wird – oder eben nicht. Dadurch vergibt man sich als Therapeut aber in meinen Augen die Chance, aus der natürlichen Funktion des Körpers Therapiemaßnahmen abzuleiten und die Probleme an der Wurzel zu packen. Es geht in der Medizin meistens um die Behandlung von Krankheiten, statt um die Wiederherstellung von Gesundheit. Es wird also selten darüber gesprochen, was der Körper eigentlich braucht, um so zu funktionieren, wie sich die Natur das vorstellt.

Die Heilung Ihrer Nebennieren kann dann stattfinden, wenn Sie mit Ihrem Körper anstatt gegen ihn arbeiten.

Selbstheilung

Die Fähigkeit unseres Körpers, durch Selbstregulation sein Gleichgewicht zu halten oder wiederzuerlangen, wird Homöostase genannt. Damit er diese Fähigkeit anwenden kann, müssen vier Grundvoraussetzungen erfüllt sein. In seinem Buch »Die Weisheit des Körpers« beschreibt der Urvater der Homöostase-Forschung, Mediziner Walter Cannon, diese Voraussetzungen wie folgt:[6]

- Die Konstanz in einem offenen System, wie es unser Körper darstellt, erfordert Mechanismen, die zur Aufrechterhaltung dieser Konstanz wirken – vereinfacht gesagt, einen guten **Bauplan,** der in unseren Genen niedergelegt ist.
- Stabile Bedingungen erfordern, dass jede Tendenz zur Veränderung automatisch auf Faktoren trifft, die der Veränderung widerstehen – vereinfacht gesagt, **Ressourcen,** die dem Körper erlauben, den Organismus aufrechtzuerhalten.
- Das regulierende System, das den homöostatischen Zustand bestimmt, besteht aus einer Reihe von kooperierenden Mechanismen, die gleichzeitig oder nacheinander wirken – vereinfacht gesagt, einer **hierarchischen Ordnung.**
- Die Homöostase tritt nicht zufällig auf, sondern ist das Ergebnis einer organisierten Selbstverwaltung – vereinfacht gesagt, eines **vereinigenden Prinzips.**

Ich erkläre Ihnen kurz diese Vorrausetzungen, damit Sie diese Erkenntnisse auf Ihre eigene Situation anwenden können. Noch einmal möchte ich dafür auf das Handy-Modell zurückgreifen, das Sie nun ja schon ausführlich kennengelernt haben (→ Seite 29).

Der Bauplan entspricht dem guten und durchdachten Design eines Handys. Sie erinnern sich bestimmt noch an die Tastaturen der ersten Handys, die teilweise so konstruiert waren, dass man auf ihnen schlecht tippen konnte – und die damit ein Beispiel für einen nicht durchdachten, fehlerhaften Bauplan seitens der Hersteller darstellen. Auch in unserem Körper kann es zu Fehlern kommen, die auf Probleme mit den Genen oder deren Umsetzung (Epigenetik) zurückzuführen sind.

Ein Handy braucht vor allem Strom. Doch auch die Installation bestimmter Apps ist wichtig, damit das Handy einwandfrei funktioniert. Das sind die nötigen Ressourcen, die in unserem Körper der zellulären Energie als Basisressource entsprechen. Doch auch Liebe, Erholung usw. sind wichtige Ressourcen, damit wir nicht nur überleben, sondern leben können.

Die hierarchische Ordnung lässt sich mit der inneren Ordnung in der Programmierung Ihres Handys vergleichen. Den Ton gibt das Betriebssystem an. Dieses Betriebssystem bestimmt auch, in welcher Reihenfolge und zu welchen Bedingungen Apps ausgeführt werden. Wenn Sie zum Beispiel eine App haben, die Ihre Passwörter verwaltet, wird das Betriebssystem diese App jeder anderen App vorschalten, bei der Sie eine Passworteingabe vornehmen müssen. Das Betriebssystem wird Sie dazu auffordern, sich zu identifizieren (per Passwort, Fingerabdruck oder Gesichtserkennung), bevor Sie beispielsweise die App Ihrer Bank öffnen können. Diese Koordinierung läuft ständig im Hintergrund ab. Wahrnehmen dürften Sie diese nur selten: Solange alles reibungslos funktioniert, bemerken Sie diese Koordinierung nicht. Erst bei Problemen müssen Sie sich mit Ihrem Betriebssystem beschäftigen. Meist braucht es dann ein Update. In unserem Körper entspricht das Nervensystem in seiner körperlichen Funktion (also die Verbindung aller körperlichen Organe miteinander durch die Nerven) und in seiner psychischen Funktion (Gedanken und Gefühle) dem Betriebssystem. Daraus entsteht das vereinigende Prinzip.

Dem Nervensystem kommt also eine immens wichtige Aufgabe zu. Die meisten Menschen beschäftigen sich mit ihrem körpereigenen Betriebssystem allerdings noch seltener als mit dem ihres Handys. Besonders die rein organische Komponente ist fast gänzlich unbekannt. Dabei kommen meiner Erfahrung nach sehr viele körperliche und psychische Probleme durch ein nicht gut funktionierendes Nervensystem zustande, worauf ich später noch näher eingehen werde.

In diesem Zusammenhang stellt sich auch die Frage, wer ganz oben in der Befehlskette das Sagen hat, oder anders ausgedrückt, ob Sie ein gut funktionierendes Betriebssystem haben oder eben nicht. Und somit kommen wir wieder auf Sie zurück: Denn im besten Fall sind Sie das! Kontrollieren Sie Ihren Körper oder Ihr Körper Sie?

Aus der Sicht der Homöostase lässt sich diese Frage sehr leicht beantworten. Sobald auch nur eines der vier genannten Kriterien – also Bauplan, Ressourcen, Kommunikation/Organhierarchie oder vereinigendes Prinzip – seinen Beitrag nicht oder nicht mehr leisten kann, bricht das Gleichgewicht des Körpers zusammen.

Funktionseinbußen und letztendlich auch gesundheitliche Beschwerden treten also auf, sobald ...

- ... Ihr Bauplan wegbricht, z. B. durch genetische oder epigenetische Störungen.
- ... Sie keine Ressourcen mehr haben, um auf das Leben zu reagieren, z. B. weil Ihnen Energie fehlt.
- ... die Befehlshierarchie nicht (mehr) dazu in der Lage ist, Ordnung im Körper herzustellen, z. B. wenn das Immunsystem sich nicht gegen Eindringlinge wehrt, sondern den Körper angreift.
- ... die Einheit der drei anderen genannten Prinzipien nicht (mehr) gegeben ist.

Als Konsequenz einer solchen Störung macht Ihr Körper nicht mehr das, was er soll, sondern das, was er will. Einfach ausgedrückt könnten wir sagen, dass gesundheitliche Störungen dann auftreten, wenn Sie nicht Chef im eigenen Körper sind.

Wenn Sie das Prinzip der Homöostase verstehen lernen, können Sie auch konkret etwas gegen Ihre Beschwerden tun!

Was also können Sie tun? Am Bauplan (Ihrer Genetik) können Sie ursächlich nicht allein arbeiten. Am vereinigenden Prinzip auch nicht. Aber am Thema Ressourcen schon: Sie können direkt an der Steigerung Ihrer Energie arbeiten und Stressoren reduzieren. Indem Sie Ihre Ressourcen steigern, ermöglichen Sie es Ihrem Körper, Energie für die Selbstheilung einzusetzen. Ich vermittle Ihnen in diesem Buch vor allem Wissen, wie Sie an Ihrem Energiemanagement arbeiten können. Dieses Energiemanagement setzt sich sowohl aus Dingen zusammen, die Sie tun können, als auch aus Dingen, die Sie der Gesundheit Ihrer Nebennieren zuliebe möglicherweise nicht tun sollten. Es ist dabei prinzipiell egal, in welcher Phase der Nebennierenschwäche Sie sich befinden. Denn im Grunde behandeln wir bei diesem Ansatz nicht die Nebennierenschwäche selbst, sondern unterstützen Ihre körpereigene Selbstregulation, was sich wiederum positiv auf die Selbstheilung der Nebenniere auswirken kann.

In Phase 3 und erst recht Phase 4 der Nebennierenschwäche werden die vorgestellten Maßnahmen allerdings möglicherweise auch für eine Linderung nicht oder nicht wesentlich reichen. In diesen Stadien zeigen sich nämlich oft Probleme des »Betriebssystems« und sogar »Störungen im Bauplan« (epigenetische Störungen), bei deren Bewältigung Ihnen ein qualifizierter Therapeut helfen kann. Auf diese Faktoren werde ich im Kapitel weiterführende Hilfen näher eingehen (→ Seite 258 ff.). Sie können in diesem Fall trotzdem die vorgeschlagenen Maßnahmen anwenden, um für eine nachfolgende Behandlung eine gute Grundlage zu schaffen.

Energiemanagement

Jetzt können wir uns endlich daranmachen, Ihre Nebennieren zu unterstützen. Sie wissen nun schon einiges über die Grundprinzipien der Selbstheilung und die Mechanismen Ihres Körpers, sodass wir uns im Folgenden damit beschäftigen können, wie Sie diese Prinzipien praktisch umsetzen können.

Mehr Energie

Wir wollen einerseits dafür sorgen, dass Ihr Körper mehr Energie herstellen kann. Das entlastet die Nebennieren unmittelbar und langfristig, sodass mit etwas Glück allein durch diesen Schritt auch ein Stück echte Heilung eintreten kann. Was also muss passieren, damit mehr Energie vorhanden ist?

Die Produktion von Energie findet in den Zellen statt, genauer gesagt in den Mitochondrien (vgl. Exkurs »Energie als Grundprinzip« → Seite 31 ff.). Diese befinden sich in jeder Struktur des Körpers, also in allen Organen, Geweben und Körperflüssigkeiten. Zusammen bilden all diese Körperstrukturen mit ihren Funktionen den Stoffwechsel: Er ist die Basis des Hormonsystems und zugleich ein hochkompliziertes Zusammenspiel aus biochemischen, biologischen und elektrischen Vorgängen, die für Auf- und Abbauprozesse sorgen.

Sind diese Prozesse im Gleichgewicht und wird ausreichend Energie hergestellt und verteilt, sprechen wir von Homöostase (→ Seite 140 ff.) – also dem Idealzustand, den wir wieder erreichen und aufrechterhalten wollen. Daraus lässt sich ableiten, dass wir vor allem dafür sorgen müssen, dass Ihr Stoffwechsel ausreichend Energie herstellen kann. Dafür braucht er neben Luft vor allem Nahrung, aus der der Stoffwechsel Energie und Wärme herstellt.

Die aufgenommene Nahrung wird hauptsächlich im Magen und Dünndarm in ihre Bestandteile zerlegt: Eiweiße, Kohlenhydrate und Fette sowie Vitamine und Mineralien. Der Darm sorgt schließlich dafür, dass die Nährstoffe ins Blut gelangen. Von dort kommen sie in die Zellen. Diese verwenden vor allem die Glukose (aufgespaltene Kohlenhydrate, die zu Zucker umgewandelt werden) zur Wärme- und Energieproduktion.

Eine erste Säule zur Regeneration Ihrer Nebennieren wird also die passende Versorgung mit Nährstoffen sein. Durch die Ernährung und Nahrungsergänzung versorgen Sie Ihren Stoffwechsel optimal mit Eiweiß, Kohlenhydraten, Fetten, Vitaminen, Mineralien und Spurenelementen, die für die Produktion von Energie unerlässlich sind.

Weniger Stressoren

Zweitens wollen wir daran arbeiten, Ihre Stressoren zu reduzieren. Stress ist der größte Gegenspieler der Homöostase. Haben wir Stress, ruft der Körper den Überlebensmodus aus, um die eingeschränkte Versorgungslage zu kommunizieren und jede Zelle in Alarmbereitschaft zu versetzen.

Aus Sicht des Körpers bedroht Stress die Energieversorgung. Wechselt Ihr Organismus in den Überlebensmodus, wird zunächst einmal Energie konserviert, damit die Reserven des Körpers (Zuckerspeicher, Fett, irgendwann auch Eiweiße) so lange wie möglich ausreichen. Ein Teil dieser Energiereserven wird für eine mögliche Flucht zur Verfügung gestellt. Dies geschieht nicht nur, wenn tatsächlich wichtige Ressourcen wie Nahrung oder Luft fehlen, sondern auch, wenn Ihr Körper nur denkt, es drohe ein Mangel. Kurzfristig ist dieser Zustand unproblematisch, auf Dauer aber führen zu viele Stressoren dazu, dass die Energieherstellung blockiert wird und auch der Stoffwechsel leidet. Daher ist eine gleichzeitige Reduktion von Stressoren als Entlastung sehr wichtig, damit sie Ihrem Körper nicht unnötig Energie wegfressen.

Wie Sie vielleicht ahnen, ist die Regulierung der Nebennieren unter Umständen mit einigem Aufwand verbunden, wenn Sie wirklich ganzheitlich arbeiten wollen. Sie werden einiges tun, anderes lassen müssen. Denken Sie daran, dass Sie nicht alles auf einmal machen müssen. Wenn Sie sich überfordert fühlen, fangen Sie mit der Entlastung an, und arbeiten Sie sich dann weiter zur Ernährung. Aus langjähriger Erfahrung kann ich sagen, dass viele Patienten von mir bereits nach sechs Wochen Lebensveränderungen für »normal« befanden, von denen Sie sich am Anfang der Therapie erschlagen fühlten. Fangen Sie also erst einmal an, und behalten Sie im Sinn, dass Sie diese Maßnahmen für sich tun. Die Umsetzung wird Ihnen wahrscheinlich sehr viel leichter fallen, wenn Sie erste Verbesserungen sehen. Dann können Sie immer noch weiterschauen, ob Sie mit den erreichten Verbesserungen alleine zufrieden sind oder ob Sie mehr wollen.

Die Reihenfolge der Behandlungsschritte

Aus den vorgestellten Überlegungen zur Optimierung der Energieproduktion ergibt sich bei der Behandlung von Problemen eine schlüssige Abfolge der einzelnen Schritte.

Wir kümmern uns im Folgenden um:
Entlastung – Ernährung – Mikronährstoffe – Nervensystem – Psyche – Lebensziele.

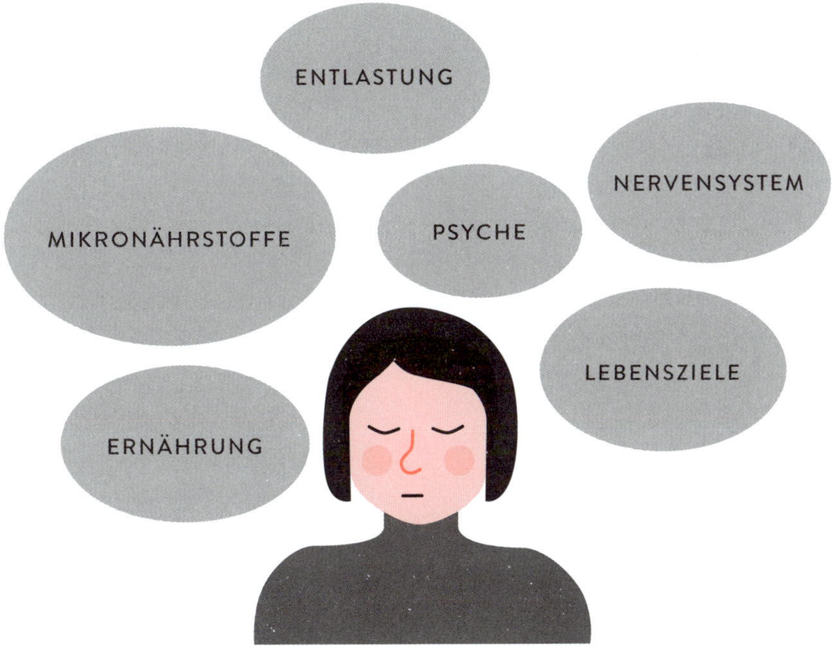

ENTLASTUNG VON UNNÖTIGEN STRESSOREN

Wir fangen die Behandlung mit der Entlastung von unnötigen Stressoren an.

Was Sie bei Mangel an Zellenergie vermeiden sollten

Hier komme ich auf die Tatsache zurück, dass Sie im Alleingang vor allem Dinge lassen können, die Ihr Energiesystem übermäßig belasten, und dass die Unterlassungstherapie unter Umständen einen größeren Anteil an Ihrem Programm zur Balance der Nebennieren haben wird als aktive Behandlungsmaßnahmen.

Denn meiner Erfahrung nach ist die Verhinderung von Schäden (Nebenwirkungen!) in der Medizin, aber auch in unserem Leben allgemein, leider keine Selbstverständlichkeit. Mitunter schaden sich Menschen auch aus Unwissenheit selbst, indem sie die Zusammenhänge im Körper nicht beachten. In anderen Fällen befolgen Menschen Ratschläge, die als allgemeingültig gelten, jedoch in vielen Fällen tatsächlich für sie persönlich eher schädlich sind. Gerade im Internet geht häufig der ursprüngliche Sinn einer Aussage verloren oder ihr Inhalt wird verfälscht, weil ihr Kontext nicht mitgeteilt wird oder nicht bekannt ist.

Im Folgenden möchte ich Ihnen diesen Kontext nachliefern und Ihnen einige Dinge vorstellen, die Sie lassen sollten, wenn Sie Ihre Nebennieren unterstützen möchten. Diese Informationen werden Sie möglicherweise als Widerspruch zu dem erleben, was Sie im Internet gelesen haben, aber auch zu dem, was von so manchem Arzt und heilpraktischem Kollegen empfohlen wird. Ich gehe daher etwas ausführlicher auf Themen ein, die in der Therapie mit Patienten immer wieder zu Problemen geführt haben. Ich rate Ihnen, meine Aussagen in den Kontext dieses Buches zu setzen, damit Sie besser beurteilen können, ob meine Ratschläge für Sie sinnvoll sind und ob Sie diese befolgen möchten.

Weitere Fallstricke in Bezug auf Ihr Energiemanagement

Bevor wir in meine Empfehlungen für Ihre Nebennieren einsteigen, möchte ich Sie noch auf ein paar Fallstricke aufmerksam machen, an denen ursächliche Behandlungen häufig scheitern. Behalten Sie diese Faktoren im Hinterkopf, wenn Sie mit den Maßnahmen beginnen!

Wer bislang eher weniger mit ganzheitlichen naturheilkundlichen Behandlungen zu tun hatte, wird sich vielleicht wundern, dass etwas für seine Gesundheit zu tun sehr häufig bedeutet, etwas zu lassen, anstatt etwas zu tun. Wie ich bereits in der Einführung bemerkt habe, beruht die ganzheitliche naturheilkundliche Behandlung vor allem darauf, dass Sie erkennen, was Ihnen nicht guttut und was Ihrer Gesundheit schadet, und diese Dinge dann unterlassen, wenn Sie gesund werden möchten. Zwar bekommen Sie von einem ganzheitlich naturheilkundlichen Therapeuten durchaus auch Empfehlungen zur Umstellung Ihrer Ernährung und in Bezug auf die Einnahme von Präparaten. Doch gerade bei der natürlichen Regulierung der Nebennieren, was im Grunde genommen ein Kurs im Management von Zellenergie ist, geht es größtenteils darum, dass Sie lernen, vorhandene Zellenergie nicht zu verschwenden und nur für Ziele einzusetzen, die Ihr Leben bereichern.

Entlastung nicht mit Heilung verwechseln

Ich werde im Folgenden etwas genauer auf den Unterschied zwischen Entlastung und Heilung eingehen, da diese Unterscheidung in der Schulmedizin und selbst in der Naturheilkunde selten gemacht wird. Das Wichtigste vorab: Entlastung verbessert die Funktion, weil mehr Energie für Heilung zur Verfügung steht. Entlastungsmaßnahmen sind also ein gutes Beispiel dafür, was man lassen sollte, wenn man die Energieanforderungen seines Körpers verringern möchte. Doch Entlastung ist noch keine Heilung. Denken Sie an das Handy-Modell: Je mehr Apps im Hintergrund laufen, desto schneller ist der Akku leer. Schließen Sie möglichst viele Apps, können Sie das Handy zwar auch mit schwachem Akku noch nutzen, allerdings geht es dem Akku davon noch nicht besser. Eine wirkliche Lösung ist nur das Aufladen des Akkus, in einigen Fällen auch die Reparatur des Geräts.

Das Schließen der Apps stellt in diesem Beispiel eine Entlastungsmaßnahme dar, aber keine Heilung. Entlastungsmaßnahmen reduzieren Reize und versetzen auf diese Weise den energiereduzierten und schwachen Körper in die Lage, besser zu funktionieren. Entlastungsmaßnahmen sind keine therapeutischen Maßnahmen im eigentlichen Sinne. Sie ermöglichen dem Körper lediglich, die vorhandene Energie gezielter einzusetzen, können aber nicht die Gesamtmenge an Energie, also die Energieproduktion des Körpers, steigern.

Therapeutische Maßnahmen hingegen sind darauf ausgerichtet, den Zellstoffwechsel wieder anzukurbeln. Ihr Hauptzweck ist es, die Energie der Zellen des Körpers zu steigern. Bei wenig Energie ist es wichtig und sinnvoll, durch Entlastungsmaßnahmen zunächst einmal dafür zu sorgen, dass wieder mehr Energie zur Verfügung steht, indem diese nicht unnötig verschwendet wird. Sie sollten aber nicht mit echter Regulation verwechselt werden. Entlastungsmaßnahmen sind somit wichtige Stützen zu Beginn der Regulationstherapie, die dann durch therapeutische Maßnahmen weitergeführt werden sollte, um Heilung zu erreichen. Die Regulationstherapie hängt nicht nur, aber auch, davon ab, dass Energie nicht nur durch Entlastung eingespart wird, sondern dass davon auch insgesamt mehr hergestellt wird. In diesem Buch stelle ich Ihnen ein paar grundsätzliche Maßnahmen vor, die Ihnen dabei helfen können, mehr Energie zu produzieren. In vielen Fällen werden Sie für eine richtige Optimierung Ihrer Energieproduktion aber die Unterstützung eines Therapeuten brauchen. Insofern überwiegen in diesem Buch auch die Empfehlungen für Entlastungsmaßnahmen, denn diese können Sie eigentlich immer auch ganz allein durchführen. Gelegentlich erhalten Sie aber auch Hinweise auf Entlastungsmaßnahmen, die Sie zusätzlich mit therapeutischer Unterstützung durchführen können.

Echte und tiefe Heilung verlangt die Beseitigung aller grundlegenden Ursachen eines Problems, während Linderung häufig schon eintreten kann, wenn nur ein Aspekt oder wenige Aspekte verändert werden, indem vor allem Entlastungsmaßnahmen durchgeführt werden oder Lebensgewohnheiten so weit modifiziert werden, dass sie mehr mit den Möglichkeiten und Bedürfnissen Ihres Körpers im Einklang stehen. Denn schon durch wenige Veränderungen können Sie unter Umständen ein paar Abläufe optimieren, die für Sie einen wesentlichen Gewinn an Lebensqualität bedeuten können.

Entlastungsmaßnahmen können sein:

- Lebensmittel, die Sie nicht gut vertragen, werden weggelassen. Blähungen, Unwohlsein und Durchfall treten nicht mehr auf, weil der auslösende Reiz fehlt.
- Meiden Sie die Sonne, wenn Sie unter Sonnenallergie leiden.
- Lassen Sie sich bei chronischer Erschöpfung krankschreiben, und gönnen Sie sich eine Auszeit.
- Psychische Entlastung: Ein Mensch, der viele enttäuschende Liebesbeziehungen erlebt hat, beschließt vorübergehend, keine Beziehungen mehr führen zu wollen.
- Sogenannte »Kuren« der Leber, der Nieren und des Darmes.
- Nahrungsergänzungsmittel, die Stoffe des Körpers ersetzen, die er normalerweise von selbst herstellen kann: Magensäure, Verdauungsenzyme, Drüsenpräparate etc.

Dabei sollten Sie versuchen, zwischen Dingen, die der Körper braucht und denen, die er nicht braucht, zu unterscheiden. Eine dauerhafte Entlastung ist sinnvoll bei Stoffen, die Ihr Körper objektiv nicht braucht, um gesund zu sein – zum Beispiel Drogen, wie Zigaretten und Marihuana, aber auch Kaffee, Süßigkeiten und Extremsport. Zwar haben viele Menschen das Gefühl, dass sie zum Beispiel Schokolade »brauchen«, um glücklich zu sein, doch dies ist lediglich ein subjektives Gefühl. Generell kann man sagen, dass alle reinen Genussmittel vom Körper nicht gebraucht werden und sich im Grunde objektiv betrachtet eher ungünstig auf den Körper auswirken, selbst dann, wenn es einem subjektiv damit gut oder besser geht. An dieser Stelle lohnt es sich, darüber nachzudenken, was dahinterstecken könnte, wenn Sie Verlangen nach Dingen haben, von denen Sie eigentlich wissen, dass sie Ihnen nicht unbedingt guttun. Oft stehen diese Stoffe als Ersatz für ein unterdrücktes Gefühl. In anderen Fällen ist es auch die Bequemlichkeit, die uns zu Schokolade, Alkohol und Co greifen lassen, weil sie schnelle Befriedigung oder Entspannung versprechen.

Wenn Sie Dinge meiden, die Ihnen vermeintlich nicht guttun, obwohl Ihr Körper sie eigentlich braucht, bedenken Sie, dass diese Entlastungsmaßnahmen zu Mangelzuständen führen können: Dauerhaftes Vermeiden ganzer Nahrungsmittelgruppen, der Sonne oder von befriedigenden Beziehungen führt auf Dauer zu gesundheitlichen Konsequenzen. Wieder zeigt sich, dass Entlastung und Regulation nicht das Gleiche sind. Echte Regulation geschieht nicht auf Kosten von etwas anderem. Lasse ich die meisten Lebensmittel bis auf zum Beispiel Reis auf Dauer weg, weil ich eine Histaminintoleranz habe, dann habe ich möglicherweise keine Histaminprobleme mehr, jedoch Haarausfall, weil die Aminosäure Lysin fehlt, und erschaffe mir eine Symptomverschiebung. Lasse ich hingegen Süßigkeiten weg, die mein Körper eben definitiv nicht braucht, entstehen keinerlei Nachteile daraus. Auch wenn ich Süßigkeiten bisher als Pflaster für meinen Energiemangel verwendet habe, werden sich aus dem Verzicht auf Dauer keine negativen Konsequenzen für mich entwickeln.

In einigen Fällen ist diese Unterscheidung nicht ganz einfach. Manche Menschen denken zum Beispiel, sie würden Eiweiße oder Kohlenhydrate nicht vertragen, weil sie nach deren Verzehr Symptome bemerken. Diese Menschen schlussfolgern dann häufig, dass sie Eiweiße oder Kohlenhydrate nicht bräuchten. Doch das ist in der Realität selten der Fall: Jeder Mensch braucht Kohlenhydrate und Eiweiße. Insofern sollten Sie der Frage nachgehen, warum Sie gewisse Stoffe nicht vertragen, die Ihr Körper definitiv braucht. Einen bestimmten Stoff nicht zu vertragen bedeutet letztlich immer, dass Sie im Stoffwechsel damit Probleme haben. Wenn Sie also Eiweiß nicht mehr essen, haben Sie immer noch ein Problem bei der

Eiweißverwertung, und zwar nicht nur im Darm, sondern zum Beispiel auch bei der Herstellung von Bluteiweißen. Lösen Sie Ihre Eiweißverwertungsstörung ursächlich, werden Sie auch die Einnahme von Eiweiß wieder vertragen. Wer keine Kohlenhydrate mehr verträgt, hat wahrscheinlich auch ein Problem mit der Insulinresistenz usw.

In anderen Fällen können Sie einen bestimmten Stoff weglassen und trotzdem durchaus gesund leben, weil keine komplette Nahrungsmittelkategorie ausgeschlossen wird, zum Beispiel bei einer Vermeidung von Gluten oder Milch. Die Betroffenen nehmen dann über andere Nahrungsmittel immer noch genügend Nährstoffe auf. Dennoch lässt sich auch hier die Frage stellen, warum etwas nicht vertragen wird, worauf andere Menschen nicht reagieren und das im Übrigen seit vielen Generationen ohne Probleme verzehrt worden ist.

Ziel einer wirklichen Therapie sollte also nicht eine Entlastung mittels Auslassen oder Diäten sein, sondern die Beseitigung der Gründe, die zu der Unverträglichkeit führten. Es mag zwar aus vielerlei Gründen sinnvoll sein, auf Milch oder Gluten zu verzichten, doch dauerhaft dazu gezwungen zu sein, hat wenig mit einer wirklichen Heilung zu tun.

Gleiches gilt im Übrigen auch für Therapien, die ausschließlich auf Substitution bestimmter Stoffe setzen. Ob Sie nun dauerhaft etwas weglassen oder Ihr Leben lang Medikamente einnehmen: In beiden Fällen verspüren Sie vermutlich eine Linderung der Symptome, eine Selbstregulation des Körpers wird aber nicht stattfinden.

Entlastungsmaßnahmen sollten auf jeden Fall am Beginn einer Therapie stehen, sie sind jedoch nicht als alleinige Maßnahme ausreichend.

Überstimulierung der Nebennieren

Auch wenn es etwas paradox klingen mag: Konzentrieren Sie sich bei der Heilung Ihrer Nebennieren nicht ausschließlich auf Ihre Nebennieren. Wenn Sie nicht auch das darunterliegende Problem der Energieproduktion behandeln und die Bezüge zu anderen Hormondrüsen nicht berücksichtigen, kann es zu einer Überstimulierung der Nebennieren kommen. Dadurch können Sie zwar durchaus Ihre Symptome lindern und sich vitaler fühlen, allerdings ist nicht jede Verbesserung einer Nebennierensymptomatik mittelfristig für den Stoffwechsel förderlich. Es kann sogar sein, dass es durch eine gezielte Behandlung der Nebennieren zu einer Verschlechterung des Gesamtzustandes kommt, weil Ihr Stoffwechsel leidet.

Gehen Sie daher das Thema Ernährung mit Bedacht an. Verzichten Sie auf strenge Diäten, Fasten oder Hungerkuren. Diese stimulieren nämlich Ihre Nebennieren sehr, weil ja aus dem Körpergewebe Energie gewonnen werden muss, was nur unter Aufwand von Stresshormonen geht. Ihr Körper braucht dauerhaft Energie, um wieder gut funktionieren zu können! Versuchen Sie nicht, sich den nötigen Energiekick durch Koffein zu beschaffen, sondern halten Sie Ihren Blutzuckerspiegel konstant, indem Sie regelmäßig essen – mindestens drei Mahlzeiten am Tag.

Auch Sport wird häufig verwendet, um die Nebennieren zu stimulieren. In den ersten Phasen der Nebennierenerschöpfung fühlen Sie sich zwar wahrscheinlich nach dem Sport besser, mehr Energie auf Zellebene haben Sie dadurch allerdings nicht.

Naturheilkundliche Maßnahmen können ebenfalls die Nebennieren überstimulieren, indem etwa Kräutertees verabreicht werden, welche die Kortison- und Adrenalinproduktion ankurbeln. Im Grunde ist jede Substitution von Hormonen (solange das Organ noch funktionsfähig ist) eine Überstimulierung. Schließlich hat das Organ ja nicht ohne Grund schlapp gemacht. Aus eigener Erfahrung und der Arbeit mit sehr vielen Patienten möchte ich Sie dringend davor warnen, ihrer Nebennierenerschöpfung mit Überstimulierung zu begegnen. Dies bringt, wenn überhaupt, nur sehr kurzfristig Linderung. Der Absturz danach ist dafür aber oft umso heftiger.

Zu schnelle Energiesteigerung

Wir haben bereits darüber gesprochen, dass Ihr Körper bei zu viel Stress in den Überlebensmodus schaltet und Sie ihm helfen müssen, diesen wieder zu beenden. Nun könnte man meinen, je schneller das passiert, desto besser. Ein zu schneller Wechsel in den Lebensmodus wird vom gesamten Organismus allerdings schlecht toleriert. Dieser Punkt ist vor allem relevant, wenn Sie mit einem Therapeuten zusammenarbeiten, um Ihre Energieproduktion zu optimieren. Aber auch im Alleingang kann es diesbezüglich manchmal zu Beschwerden kommen, die dann häufig von den Betroffenen missverstanden werden.

Dekompensierung

Dabei kann es zunächst zu einer Dekompensierung kommen. Stellen Sie sich vor, Sie würden einem gehbehinderten Menschen, der sich gerade von einer schweren Verletzung erholt hat, über Nacht die Krücken wegnehmen. Wenn sein Körper noch nicht wieder auf das Gehen eingestimmt ist (etwa durch Physiotherapie), wird das seine Muskeln überfordern.

Im Bereich Ihrer Nebennieren müssen Sie sich bewusst machen, dass durch die Überproduktion von Stresshormonen häufig darunterliegende Symptome verdeckt werden. Senken Sie die Stresshormone, treten diese verdeckten Baustellen zu Tage: Sie werden beispielsweise krank, weil Infektionen im Körper stecken, die nun nicht länger unterdrückt werden. Oder Sie nehmen Emotionen und psychische Eindrücke nun stärker wahr, was zu depressiven Zuständen führen kann.

Die beste Art, mit einer Dekompensierung umzugehen, ist, sie ernst zu nehmen und den Blick auf den dahinterliegenden Zustand zu richten. Je schneller die Ursachen erkannt werden, die zur Entstehung und späteren

Unterdrückung von Symptomen in der Kompensierung geführt haben, desto schneller kann Ihr Körper in sein Gleichgewicht zurückfinden. Gleichzeitig ist es nötig, Veränderungen langsam anzugehen, um Dekompensierungen nicht zu forcieren. Hier heißt es in der Therapie: Fuß vom Gas!

Zu schnelle Entgiftung

Bei einer zu schnellen Steigerung der Energie kann es außerdem zu einer zu starken Entgiftung kommen. Sobald Ihr Körper wieder mehr Energie zur Verfügung hat, wird er anfangen, sie wieder gleichmäßig zu verteilen. Das führt zur Reinigung von Körper, Geist und Seele. Die Senkung der Stresshormone und die Regulierung der Schilddrüsenfunktion gehen dabei nicht immer nahtlos ineinander über. In diesem Übergangsbereich können Symptome der Entgiftung entstehen, wenn die Ausscheidungsorgane sich noch nicht genügend regeneriert haben. Dies lässt sich nicht ganz verhindern oder umgehen.

Im Grunde ist die schlechte Arbeit der Entgiftungsorgane ein Kollateralschaden durch die langjährige Minderversorgung vieler Gewebe und Organe. Die Energie auf Zellebene sollte also grundsätzlich nur allmählich gesteigert werden.

Psychische Themen kommen hoch

Durch eine Steigerung Ihrer Energie reduziert sich die Menge an Stresshormonen im Blut. Doch Stresshormone können manchmal auch Ängste, Unsicherheiten, Kummer etc. unterdrücken – ein Überlebensprinzip des Körpers, das natürlich durchaus seine Berechtigung hat. Dauerhaft ignorierte Emotionen können sich allerdings als Stressoren festsetzen und erst wieder hochkommen, wenn Sie anfangen, Ihre Nebennieren zu entlasten.

Ich habe es oft erlebt, dass Patienten durch die vorgestellten Maßnahmen zwar mehr Energie hatten und körperliche Beschwerden lindern konnten. Gleichzeitig sahen sich diese Menschen aber auch mit psychischen Themen konfrontiert, die sie jahrelang unterdrückt hatten. Für manche Menschen war dieses Phänomen tatsächlich ein Grund, die Therapie abzubrechen, statt sich den Ursachen der psychischen Beschwerden zu stellen. Sie nahmen lieber in Kauf, schlapp und krank zu sein, als ängstlich, traurig oder wütend. Nicht immer ist dieses Verhalten den Betroffenen bewusst – als ausgebildete Traumatherapeutin weiß ich nur zu gut, wie heftig Gefühle auf das Leben von Menschen einwirken können. Aus diesen Beobachtungen heraus habe ich mich dazu entschieden, psychotherapeutische Maßnahmen fest in meine ganzheitliche Behandlung hormoneller Störungen zu integrieren.

Anhand dieser Beispiele möchte ich Ihnen verdeutlichen, warum Veränderungen im Körper grundsätzlich langsam erfolgen sollten. Ihr Körper muss erst (wieder) lernen, mit Energie richtig umzugehen. Aus diesem Grund werde ich in diesem Buch auch von der Einnahme bestimmter Nährstoffe abraten. Nicht, weil diese Stoffe »böse« sind, sondern weil sie im Fall der Nebennierenschwäche entweder ungeeignet sind oder zwar helfen können, jedoch fast immer dazu führen, dass die Energie zu schnell gesteigert wird. Die Frustration darüber möchte ich Ihnen ersparen und rate Ihnen daher, diese Stoffe nur unter therapeutischer Begleitung einzunehmen.

Im Folgenden fasse ich Ihnen noch einmal die wichtigsten Fallstricke zusammen:

- **Veränderungen brauchen Zeit und Ressourcen.**
- **Wichtigstes Ziel sollte die Selbstheilung Ihres Körpers sein. Entlastungsmaßnahmen können Sie dabei unterstützen.**
- **Vermeiden Sie eine Überstimulierung Ihrer Nebennieren.**
- **Um vorhandene Nährstofflücken aufzufüllen, sollten Sie mehrere Wochen, teilweise sogar Monate einplanen.**
- **Toxinbelastungen und Schwermetalle liegen oft tief im Gewebe eingeschlossen und werden erst allmählich ins Blut abgegeben. Der Abbau braucht Zeit, damit es nicht zur Überladung des Blutes kommt.**

- Die Ausscheidungsorgane arbeiten meistens durch Nährstoffmängel, Hormonbelastung und/oder Schwermetalle langsam.
- Die Sensibilität des Nervensystems steigt. Ist Ihr Nervensystem schon vorher schwach oder traumatisiert, würde eine zu schnelle Zunahme an Energie zu einem Kurzschluss im System und einer Verschlechterung Ihres Zustandes führen (Unruhe, Überforderung etc.).
- Emotionale Traumata werden durch den Energiezuwachs an die Oberfläche geholt. Die Psyche kann aber nur Schritt für Schritt alte Kümmernisse, Ängste etc. verarbeiten.

SPEZIELLE THEMEN, WELCHE DIE HEILUNG IHRER NEBENNIEREN SABOTIEREN KÖNNEN

Übermäßiger Sport

Sport ist gesund, so lernen wir es von klein auf an. Seltener wird allerdings darüber gesprochen, welche Art von Sport für wen und unter welchen Umständen gesund ist. Bei gesunden Menschen fördert Sport die Durchblutung, baut Muskelmasse auf und kurzfristig Adrenalin ab. Für diese Menschen ist Sport daher sehr zu empfehlen. Für jemanden, der sich das Bein gebrochen hat, ist Sport hingegen sicherlich nicht gesund, bis das Bein abgeheilt und wieder vollständig belastbar ist, wobei der Genesene sehr wahrscheinlich zur Physiotherapie gehen wird, damit er sich langsam wieder sein vormaliges Leistungsniveau erarbeiten kann. Das Gleiche gilt für jemanden, dessen Nebennieren erschöpft sind. Denn auch, wenn diese Menschen vom Arzt nicht als krank bezeichnet werden, so sind sie dennoch meiner Ansicht nach und in Übereinstimmung mit den Regeln der Homöostase auch nicht gesund. Leider wird jedoch gerade Menschen mit Nebennierenproblemen (die vom Arzt oft zunächst einmal nur als normaler

Stress erkannt werden) das verstärkte Treiben von Sport empfohlen, um Stresshormone abzubauen.

Was dabei oft weder dem Arzt noch dem Betroffenen selbst klar ist, ist, dass auch das Treiben von Sport Energie fordert. Menschen, die Probleme mit den Nebennieren haben, haben davon aber bereits zu wenig. Dementsprechend ist Sport in den allermeisten Fällen ein Stressor, der im Ergebnis oft mehr Stress erzeugt, als er abbaut. Nur in den Anfangsstadien der Nebennierenerschöpfung fühlen Sie sich danach so richtig fit. In fortgeschrittenen Stadien werden Ihre Nebennieren durch Sport überstimuliert. Sie schwitzen noch Stunden nach, können möglicherweise nicht einschlafen. Damit ist übermäßiger Sport meiner Erfahrung nach für Menschen mit erschöpften Nebennieren nicht gesund, sondern verstärkt das Problem nur noch.

Sie quälen sich schon lange mit dem Vorsatz herum, endlich mehr Sport zu machen, obwohl Sie keine Energie dafür haben? Sie dürfen sich erlauben, auf anstrengenden Sport zu verzichten!

Nicht selten kommt es unter der Dominanz der Nebennieren zu Figurproblemen und lokalisiertem Körperfett. Betroffene haben häufig Angst, dass sie weiter zunehmen, wenn sie ihr sportliches Pensum reduzieren. Mir ist bewusst, dass Sport und Abnehmen häufig in einem Atemzug genannt werden. Meine (ganz persönliche) Erfahrung hat mir aber gezeigt, dass Sport beim Abnehmen überschätzt wird. Sie nehmen ab, wenn Sie einen gesunden Stoffwechsel haben, der sich durch die Regulierung der Nebennierenfunktion wieder einstellen kann. Sie können zwar Ihren Körper durch Muskelaufbau und Herz-Kreislauf-Training mit sehr viel Willenskraft und gegen die Zeichen der Erschöpfung in Form bringen, und natürlich ist es möglich, gerade in den letzten Stadien der Nebennierenerschöpfung, in denen der Körper viel Adrenalin herstellt, ihn durch übermäßigen Sport in die Abmagerung zu treiben. Aber eben auch nur dann, wenn Sie ein hohes Sportpensum aufrechterhalten. Hören Sie damit auf, werden Sie zunehmen, und zwar wahrscheinlich noch mehr als vorher, weil die Schilddrüsenleistung immer mehr in Mitleidenschaft gerät. Es kommt zum Jo-Jo-Effekt, genau wie bei Hungerkuren.

Wenn Sie von einer Nebennierenschwäche betroffen sind, rate ich Ihnen dazu, sich nicht auf ihre Figurprobleme zu versteifen. Im Vordergrund sollte Ihre Gesundheit stehen. Eine gute Figur ist eine Folge eines ausgewogenen Stoffwechsels. Denken Sie daran, dass Heilung von innen nach außen funktioniert. Der Körper kümmert sich immer zuerst um innere Vorgänge, erst dann kümmert er sich auch um das Äußere des Körpers, was für das Überleben einfach nicht so wichtig ist, auch wenn uns persönlich die Optik viel mehr stören mag als ein schlechter Blutzuckerwert.

Versuchen Sie daher nicht, durch übermäßigen Ausdauersport abzunehmen. Damit zwingen Sie Ihren Körper, im Anschluss sehr viel Kortisol auszuschütten. Das hemmt die Fettverbrennung und drosselt die Schilddrüsenleistung noch Stunden nach dem Sport und irgendwann auch nachhaltig. Falls Ihr Körper kein Kortisol mehr ausschütten kann, gehen Sie gleich zum Adrenalin über. Vielleicht nehmen Sie dann ab, doch müssen Sie dazu auch alle negativen Auswirkungen des Adrenalinüberschusses in Kauf nehmen. Ab Phase 3 der Nebennierenschwäche empfehle ich Ihnen dringend, keinen anstrengenden Ausdauersport wie Joggen, Aerobic, Schwimmen etc. zu betreiben, bis sich Ihr Energiesystem erholt hat.

Das Gleiche gilt auch für die Überanstrengung mit Gewichten. Sie werden zwar durch immer schwereres Stemmen von Gewichten eventuell den Körper dazu zwingen können, lokal Muskelmasse aufzubauen. Doch häufig kommt es dann zu systemischen Problemen, was ich oft bei ehrgeizigen body-buildenden Männern erlebt habe, die am Ende zwar muskulöse Oberarme hatten, gleichzeitig aber auch aufgequollen waren, an Fettmasse zugenommen hatten, faltig wurden und ständig Wasser lassen mussten – alles Anzeichen eines gestressten Organismus mit erschöpften Nebennieren.

Gehen Sie lieber spazieren, fahren Sie locker Fahrrad, treiben Sie Tai-Chi oder Pilates. Auch hier gilt: Wenn Sie sich nach dem Sport schlapp fühlen, über Stunden nachschwitzen und nicht zur Ruhe kommen, ist es für den Augenblick zu viel. Bei sehr erschöpften Menschen kann schon ein längerer Spaziergang erst einmal zu viel sein! Sie helfen durch diese Überanstrengung Ihren Nebennieren nicht auf die Sprünge. Nicht ohne Grund haben viele Menschen gar keine Lust, sich zu bewegen. Dies ist ein Zeichen des Körpers, dass Energie konserviert wird. Wer nämlich ausreichend Energie zur Verfügung hat, bewegt sich ganz von allein, mit Freude und Leichtigkeit!

Wenn Sie wieder eine ausreichende Energieproduktion haben und die (Erschöpfungs-)Symptome Ihrer Nebennierenschwäche verschwunden sind, können Sie Ihrem sportlichen Hobby wieder moderat (!) nachgehen.

Energieressourcen sind begrenzt, dementsprechend sollten Sie sich gut überlegen, wofür Sie sie einsetzen. Dies gilt natürlich für jeden Leistungssport. Nicht umsonst ist die Karriere von Leistungssportlern früher vorbei als die Karriere der meisten anderen Leute. Sollte Leistungssport Ihr Leben sein, rate ich Ihnen dazu, sehr bewusst Schäden zu begrenzen, indem Sie sich professionell bei einer Optimierung des Stoffwechsels unterstützen lassen, damit Sie möglichst lange leistungsfähig bleiben.

Sport erzeugt keine Energie, sondern verbraucht sie!

Was in Bezug auf »Sport« bei einer Nebennierenschwäche hilfreich ist:

- Reduzieren Sie Ihr sportliches Pensum auf ein Maß, das Ihre Nebennieren vertragen.
- Wenn Sie eine absolute Unlust verspüren, sich zu bewegen, weil Sie sowieso erschöpft sind, machen Sie bitte eine Sportpause.
- Wenn Sie nach dem Sport Stunden nachschwitzen oder nicht schlafen können, weil Ihr Körper immer noch in Wallung ist, reduzieren Sie bitte die Intensität und/oder Häufigkeit Ihres Trainings drastisch, oder machen Sie am besten eine Pause von Ausdauersport und anstrengendem Gewichttraining.
- Wenn Sie sich nach dem Sport krank fühlen oder generalisierte Schmerzen haben, die nicht mit einem Muskelkater erklärt werden können, reduzieren Sie bitte die Intensität und/oder Häufigkeit Ihres Trainings drastisch, oder machen Sie am besten eine Pause von Ausdauersport und anstrengendem Gewichttraining.
- Gehen Sie bei Nebennierenschwäche nicht der Figur wegen zum Sport, da Sie damit das Problem nur verschlimmern und der erhoffte Erfolg wahrscheinlich sowieso ausbleibt oder nur unter ungewollten Nebenwirkungen zu erreichen ist.

Was in Bezug auf »Sport« bei einer Nebennierenschwäche nicht hilfreich ist:

- Überfordern Sie sich nicht. Tägliche Bewegungspausen und Spaziergänge, kleine Übungseinheiten über den Tag verteilt sind viel wichtiger für die Gesundheit als Ausdauersport. Damit möchte ich nicht sagen, dass Ausdauersport unter optimalen Voraussetzungen nicht auch gesund sein kann. Doch kurze, alltägliche Bewegungen anstatt des ständigen Sitzens sind für die Gesundheit im Zweifel wichtiger.

- Fangen Sie mit Intervalltraining an, wenn sich Ihr Energiesystem erholt hat. Diese Form des Trainings schont das Hormonsystem und baut Kondition auf: 2 bis 3 Minuten geben Sie volle Power (Radfahren, Laufen, Rudern, Schwimmen), dann 30 Sekunden ganz gemütlich, dann wieder 2 bis 3 Minuten volle Power, 30 Sekunden gemütlich für insgesamt 20 Minuten, mit einem Warm-up und Cool-down von 3 Minuten moderatem Sport. Fangen Sie aber bitte auch hier langsam an, und steigern Sie die Intervalle nur allmählich! Wenn Sie dieses Programm dreimal in der Woche für je 20 Minuten ausüben können, ohne dass es zu negativen Nachwirkungen kommt, dann können Sie wieder Joggen, Zumba treiben oder Fußball spielen.

Fasten oder Hungern

Fasten ist seit einiger Zeit ein Wellness- und Gesundheitstrend, der gerade auch bei hormonellen Störungen empfohlen wird. Teilweise geht es dabei auch um das Intervallfasten, bei dem über viele Stunden lang nichts gegessen wird. Falls Ihnen bei dem Gedanken ans Fasten schon bange wird, dürfen Sie dieses Gefühl unbedingt ernst nehmen! Zwar wird Fasten bereits seit vielen Jahrtausenden betrieben und ist auch Teil einiger Religionen. Doch wer sich mit dieser Tradition beschäftigt, lernt, dass Fasten immer nur gesunden Menschen empfohlen wird, niemals den Geschwächten.

Wahrscheinlich ahnen Sie es schon: Eine Unterversorgung mit Kalorien bedeutet Stress pur für Ihre Nebennieren. Der Mangel an Energie führt zu einer erhöhten Ausschüttung von Adrenalin und früher oder später in die Schilddrüsenunterfunktion. Jede zu strenge Diät, bei der Sie zu wenige Kalorien aufnehmen, sorgt dafür, dass Adrenalin ausgeschüttet und der Stressstoffwechsel aktiviert wird. Egal ob Low Carb, HCG-Diät, Intervallfasten oder andere Diäten: Jede schnelle Fettverbrennung, die durch den Hungerstoffwechsel stattfindet, geht zu Lasten der Schilddrüsenleistung.

Hungerstoffwechsel ist ein Fachbegriff für das, was passiert, wenn zu wenig gegessen wird. Der Körper baut zunächst massiv Fett ab, danach die Muskeln, um Energie zu gewinnen. Dadurch wird die Geschwindigkeit des Stoffwechsels sehr häufig dauerhaft gesenkt. In der Folge kommt es zum Beispiel zum Jo-Jo-Effekt und einer schlechten Verwertung von Kohlenhydraten nach der Diät.

Fallen Sie nicht auf moderne »Wunderdiäten« herein (auch nicht als Einstieg, bevor Sie in gemäßigtere Ernährungsweisen übergehen). Ein solches »Biohacking« bringt meiner Erfahrung nach auf Dauer immer unerwünschte Nebenwirkungen mit sich. In den meisten Fällen sorgt das ausgeschüttete Adrenalin anfänglich dafür, dass Fett verbrannt wird (Sie also tatsächlich abnehmen) und Sie sich energiegeladen fühlen. Später treten jedoch Reizbarkeit, Zittern und Abgeschlagenheit auf. Außerdem enthalten Sie Ihrem Körper durch Fasten oder Diäten ja nicht nur Fett vor, sondern natürlich auch Mineralien und Vitamine. Eine solche Unterversorgung mit Mikronährstoffen kann bereits dazu führen, dass Ihr Stoffwechsel entgleist. Sobald dann noch eine erhöhte Kortisolproduktion dazu kommt, stagniert die Gewichtsabnahme dann endgültig oder kehrt sich sogar um.

Ähnliches gilt für Präparate, die damit werben, die Adrenalinproduktion zu steigern, um dadurch Fett zu verbrennen (z. B. Meerträubel). Dabei handelt es sich um Substanzen, die ähnlich wie Amphetamine wirken und natürlich ebenfalls unerwünschte Nebenwirkungen haben. Reduzieren Sie die Kalorienzufuhr deshalb nicht radikal. Fasten Sie nicht. Verzichten Sie weder auf Eiweiß noch auf Fett – und schon gar nicht auf Kohlenhydrate (auch nicht am Abend). Hungern Sie nie. Essen Sie mindestens drei Mahlzeiten täglich. Frühstücken Sie unbedingt, auch wenn Sie keinen Hunger haben.

Wenn Sie in der Vergangenheit viele Diäten gemacht haben, werden Sie Ihren Körper möglicherweise über einen längeren Zeitraum mit guter Ernährung überzeugen müssen, bis er versteht, dass er keine Reserven mehr anlegen muss. Daran führt leider kein Weg vorbei. Die Nebennierenkur (→ Seite 192 ff.) ist meiner Erfahrung nach gut dazu geeignet, den Stoffwechsel auf gesunde Weise wieder zu regulieren, auch in Form einer längerfristigen Ernährung.

Fasten ist etwas für gesunde Menschen mit stabilem Stoffwechsel, nicht für solche mit angeschlagegen Nebennieren!

Was in Bezug auf »Fasten oder Hungern« bei einer Nebennierenschwäche hilfreich ist:

- Essen Sie genügend, damit Ihr Körper seine Energieproduktion nicht aufgrund von Nährstoffmängeln reduziert.
- Essen Sie ausgewogen, damit Ihr Körper alle Nährstoffe bekommt, die er braucht.

Was in Bezug auf »Fasten oder Hungern« bei einer Nebennierenschwäche nicht hilfreich ist:

- Fasten Sie bei einer Nebennierenschwäche nicht, auch nicht im Intervall.
- Reduzieren Sie Kalorien nicht übermäßig, auch dann nicht, wenn Sie abnehmen wollen.

Mehr zu einer unterstützenden Ernährung bei Nebennierenschwäche finden Sie bei der Nebennierenkur (→ Seite 192 ff.).

Schwanger werden

Zwar hat die Natur es so eingerichtet, dass eine energiegeladene Mutter mit stabilen Nebennieren eine Schwangerschaft gut meistert, doch bei schwachen Nebennieren können Schwangerschaft, Geburt und die Kinderpflege zur starken Belastung werden. Fruchtbarkeit und die Fähigkeit, ein gesundes Kind auszutragen, hängen im Wesentlichen davon ab, wie viel Energie dem Körper zur Verfügung steht. Die generelle Gesundheit des Stoffwechsels der Eltern überträgt sich im Mutterleib auf das Kind. Aktuelle Forschungen, die sich mit der sogenannten Epigenetik beschäftigen, bestätigen, dass die Ernährung der Großeltern nicht nur eine unmittelbare Auswirkung auf deren eigenen Energiehaushalt hat, sondern sich auch noch auf den Energiehaushalt der Enkel auswirkt.[7]

Natürlich möchte ich Sie nicht davon abbringen, ein Kind zu bekommen. Aber bedenken Sie bitte, dass Kinder zu zeugen, auszutragen und zu gebären eine anstrengende Sache ist. Machen Sie sich bitte klar, dass Menschen mit erschöpften Nebennieren kaum für sich selbst genügend Energie haben, geschweige denn für die Versorgung eines weiteren Menschen. Denken Sie auch an die Zeit des Stillens, des nächtlichen Aufstehens und die Jahre, in denen Sie wenig Zeit dafür haben werden, sich um sich selbst zu kümmern. Kinder profitieren daher unglaublich von Eltern, die energiegeladen sind! Es geht dabei nicht um Perfektion, sondern um Achtsamkeit und Verantwortung sich selbst und auch zukünftigen Generationen gegenüber. Es ist zwar richtig, dass auch unter den widrigsten Umständen des Überlebensprinzips Kinder gezeugt und geboren werden. Die Frage ist allerdings, was dies mit der Mutter und dem Kind macht. Denn die Gesundheit des Kindes wird sehr stark bereits im Mutterleib bestimmt. Die Prägung der ersten Jahre, in denen das Kind ausgetragen und gestillt wird, wirken sich ein Leben lang auf die Gesundheit des Kindes aus: »Wir wissen, dass die Qualität (des) vorgeburtlichen Lebens einen bedeutenden Einfluss auf (die) Gesundheit und (das) Wohlbefinden im Erwachsenenalter (haben). Gleiches gilt für ihre ersten beiden Lebensjahre. Dieser Zeitraum ist dadurch gekennzeichnet, dass er eine gleichhohe Menge an Entwicklungspotenzial und Risiko enthält. Wichtige Körpersysteme wie das Immunsystem – und das Gehirn – sind noch in der Entwicklung begriffen. Im Allgemeinen kann man sagen, dass ihr Wachstum und ihre Entwicklung in dieser Zeit ihre Gesundheit noch Jahrzehntelang beeinflussen (werden). Es ist daher nicht überraschend, dass sich die Experten einig sind: Die allerwichtigste Periode in der menschlichen Entwicklung sind die ersten tausend Tage nach der Empfängnis.«[8] Wenn wir wissen, wie der Körper funktioniert und was wir tun können, um die Mutter vor der Schwangerschaft möglichst gut mit Energie zu versorgen, können wir bewusst dafür sorgen, dass das geplante Kind optimale Startbedingungen erfährt.

Was heute völlig in Vergessenheit geraten ist, war für unsere Vorfahren völlig normal: Urbevölkerungen haben ihre Frauen teilweise zwei Jahre lang gezielt durch Nährstoffe auf eine Schwangerschaft vorbereitet und auch zwischen Schwangerschaften wieder aufgebaut. Dabei hatten diese Menschen grundsätzlich einen besseren Stoffwechsel als der heutige Mensch. Belohnt wurde diese Vorgehensweise durch eine Erhaltung der Gesundheit der Mutter und einer guten Konstitution des Kindes. Auch degenerative Erkrankungen waren durch diese Form von Achtsamkeit für die Bedürfnisse des Körpers nahezu unbekannt.[9]

Wie wir im Kapitel über die Zusammenhänge im Hormonsystem bereits gesehen haben, stehen die Geschlechtsorgane in einem unmittelbaren Austausch mit Nebennieren und Schilddrüse. Befindet sich Ihr Körper im Überlebensmodus, stellen sich daher häufig auch Zyklus- und Fruchtbarkeitsstörungen ein. Unsere moderne Lebensweise hinterlässt auch im weiblichen Zyklus ihre Spuren: Es gibt mittlerweile immer mehr Frauen, die bereits im Alter von etwa 30 Jahren Hormonspiegel aufweisen, deren Progesteronwerte einem weiblichen Körper in den Wechseljahren zugeschrieben werden könnten, auch mir ging es mit 25 Jahren nicht anders, wie ich im Vorwort berichtet habe. Kümmern Sie sich daher unbedingt am besten schon vor dem akuten Kinderwunsch um Ihr Hormonsystem.

Nur sehr wenige Mütter weisen eine wirklich ausreichende Nährstoffversorgung auf. Unter diesen Umständen kommt es meiner Erfahrung nach auch häufiger zu Einleitungen der Geburt und/oder Kaiserschnitten. Damit kommt das Kind zwangsläufig mit einem Chemiecocktail in Kontakt, da dieser Eingriff mit Narkose, Schmerzmitteln, Antibiotika etc. einhergeht. Dies wiederum hat Auswirkungen auf die neurologische und hormonelle Entwicklung des Kindes.

Ich führe das Thema Schwangerschaft an dieser Stelle in dieser Deutlichkeit aus, weil ich diesbezüglich schon sehr viele leidvolle Erfahrungen begleiten musste, die ich Ihnen gern ersparen möchte. In meiner therapeutischen Praxis berichten Frauen häufig, dass sich ihre hormonelle Situation nach jeder Schwangerschaft verschlechtert hat (denken Sie an Bettina, die nach ihren Schwangerschaften mit Gewichtsproblemen, Schilddrüsenunterfunktion und Erschöpfung kämpfen musste), was sich durch den hohen Energieverlust logisch erklären lässt. Ich habe außerdem leider vielfach beobachtet, wie sich die Wahrscheinlichkeit einer Fehlgeburt bei Nebennierenschwäche erhöht, was auch der Verschiebung von Geschlechtshormonen geschuldet ist, die eine Nebennierenschwäche mit sich bringt. Denken Sie daran: Östrogen ist wichtig für den Eisprung, wirkt aber im Übermaß auch abtreibend!

Vor dem Hintergrund zahlreicher Erfahrungen mit Paaren, die einen Kinderwunsch haben, rate ich Ihnen daher, Ihren Körper auf eine Schwangerschaft vorzubereiten. Selbstverständlich sollte auch der Vater des geplanten Kindes hormonell ausgeglichen sein. Meiner Erfahrung nach verbessert sich die Chance auf eine Schwangerschaft auch bei Frauen jenseits der 35 erheblich, wenn Sie sich die Zeit nehmen, erst energetisch stabil und dann schwanger zu werden. Die Nährstoffversorgung sollte optimiert und das Hormonsystem reguliert werden. Lassen Sie sich nicht entmutigen, auch wenn Ihr Arzt Sie möglicherweise auf einen Rückgang der Fruchtbarkeit aufmerksam macht. Es hilft Ihnen nichts, wenn zu Ihren sonstigen Baustellen auch noch Zeugungsstress hinzukommt. Wenn Sie Ihr Energiesystem ausreichend unterstützen und sich mit dem Ablauf Ihres

Zyklus beschäftigen, ist es sehr gut möglich, dass Sie anschließend auch schnell schwanger werden. Dies habe ich in meiner Praxis und in der Praxis der von mir ausgebildeten Kollegen vielfach erlebt.

Daher empfehle ich Paaren mit Kinderwunsch, erst einmal wieder aktiv zu verhüten, während Sie therapeutisch begleitet werden. Das gilt auch dann, wenn Sie bislang erfolglos versucht haben, schwanger zu werden. Betrachten Sie diese Verzögerung Ihres Kinderwunschs als Investition in Ihre eigene Gesundheit und die Ihres Kindes. Wenn bereits eine Schwangerschaft besteht, sollten Sie Ihre Behandlung der Nebennieren und insbesondere die Entgiftungsmaßnahmen sofort unterbrechen, um das Kind zu schützen. Nicht immer tut dem Kind das gut, was der Mutter guttäte. Priorität hat an dieser Stelle natürlich das Kind.

Was in Bezug auf »Schwanger werden« bei einer Nebennierenschwäche hilfreich ist:

- Jedes Kind ist ein Wunder der Natur. Sie können der Natur auf die Sprünge helfen und Ihre Fruchtbarkeit steigern, indem Sie Ihre Lebensweise, Ihre Ernährung und Ihre Nährstoffversorgung verbessern.
- Fragen Sie sich also ehrlich, ob es nicht vielleicht eine Win-Win-Situation bedeuten könnte, wenn Sie mit Ihrem Kinderwunsch noch ein paar Monate warten, sodass Sie optimal vorbereitet in die Schwangerschaft starten können.

Was in Bezug auf »Schwanger werden« bei einer Nebennierenschwäche nicht hilfreich ist:

- Denken Sie daran, dass ein Grund für einen unerfüllten Kinderwunsch darin bestehen kann, dass Ihr Körper zu wenig Energie hat, um eine hormonelle Balance aufzuweisen, die eine Schwangerschaft begünstigt. Diese Tatsache kann sich selbst dann bemerkbar machen, wenn Sie gezielte Fruchtbarkeitsbehandlungen in Anspruch nehmen.

Ein neues Projekt beginnen, was viel Arbeit bedeutet

Noch schnell xyz erledigen, bevor Sie Urlaub machen können? Endlose To-do-Listen, die Sie niemals abarbeiten können? Dinge zu erledigen, kann sehr erleichternd sein. Gleichzeitig kann die Summe dieser Dinge aber auch dazu führen, dass alles zu viel wird: Viele Menschen sind aufgrund ihrer Erziehung und den Prägungen unserer Gesellschaft darauf programmiert, zu funktionieren. Dabei werden körperliche Grenzen häufig ignoriert oder bewusst durch Aufbringen eiserner Willenskraft überschritten. Wer starke Nebennieren hat, kommt für eine gewisse Zeit mit diesem Verhalten davon. Doch irgendwann rächt sich dieses Verhalten. Wie sehr sich dieses ständige Übernehmen im eigenen Leben auswirkt, ist vielen Menschen nicht bewusst. Denken Sie an Bettina Müller: Als Studentin und auch als junge Mutter hat sie noch nichts von ihrer Nebennierenerschöpfung bemerkt. Die langfristigen Konsequenzen zeigen sich häufig erst, wenn Sie über Jahre hinweg Raubbau an Ihrem Körper betrieben haben.

Vor allem das Thema Job ist bei vielen Menschen ein anhaltender Grund für Nebennierenschwäche. Aber auch ein Hausbau, ehrenamtliche Tätigkeit neben Ihrem Job oder eine Fortbildung können das Fass zum Überlaufen bringen. Ich möchte Sie daher ausdrücklich dazu ermutigen, sich von zu vielen Aufgaben und Projekten zu befreien, vor allem von denen, die Sie nur Energie kosten. Nehmen Sie den Druck raus: Sie müssen nicht funktionieren!

Was in Bezug auf »neue Projekte« bei einer Nebennierenschwäche hilfreich ist:

- Beginnen Sie erst etwas Neues, wenn Sie alte Projekte abgeschlossen haben.
- Delegieren Sie Dinge, die Sie nicht zwingend allein machen müssen.
- Nehmen Sie Druck raus. Sie dürfen sich bewusst dafür entscheiden, Ihrer Gesundheit Priorität einzuräumen!

Was in Bezug auf »neue Projekte« bei einer Nebennierenschwäche nicht hilfreich ist:

- Wenn Sie mit Ihren Nebennieren Probleme haben, halsen Sie sich am besten keine großen neuen Projekte auf. In fortgeschrittenen Stadien der Nebennierenerschöpfung sollten Sie unter Umständen auch in Erwägung ziehen, Pläne zu ändern, Projekte zu delegieren oder zu beenden. Das gilt leider auch, wenn Sie an Ihren Projekten Freude haben, denn sie bedeuten dennoch eine Anstrengung für Ihren Körper.
- Überlegen Sie gut, ob der Energieaufwand sich wirklich für Sie lohnt. Je größer und aufwendiger das Projekt, desto mehr Leidenschaft, Freude und Genugtuung sollte es in Ihnen entfachen. Große Projekte, die Sie als Pflicht empfinden, sollten Sie beenden – auch wenn Sie Ihr Umfeld dadurch möglicherweise enttäuschen. Sie allein sind für Ihr Energiemanagement verantwortlich! Weder Sie noch Ihre Umwelt hat etwas davon, wenn Sie mit Ihren Kräften nicht haushalten und sich verausgaben.
- Wenn Sie sich in fortgeschrittenen Stadien der Nebennierenerschöpfung befinden: Lassen Sie den vollgeräumten Keller Keller sein! Nehmen Sie, wenn nötig, Urlaub. Als Selbstständige sollten Sie frühzeitig Ruhezeiten einplanen.

Nicht notwendige Operationen/Zahnbehandlungen

Manche Stressoren beeinflussen unseren Körper, ohne dass wir es bemerken. Auch Operationen und Zahnbehandlungen sind ein solcher Stressfakor für Ihren Körper: Schließlich muss er im Anschluss Selbstheilung betreiben, die natürlich schon für sich genommen viel Energie kostet. Aber auch die begleitenden Umstände einer OP oder Zahnbehandlung können sehr stressig sein: Das betrifft nicht nur mögliche psychische Faktoren wie Angst oder Aufregung vor dem Eingriff, sondern auch Medikamente wie Narkosen, Steroide, Antibiotika etc. Denken Sie daran, dass im Überlebensmodus auch die Entgiftung und Regeneration reduziert sind, sodass Medikamente weniger gut entgiftet werden können und die Wundheilung länger dauert.

Bei einer verminderten Leistung der Nebenniere werden manche Operationen nur durchgeführt, wenn der Patient künstliches Kortison zu sich nimmt, da Sie ansonsten den Stress des Eingriffes nicht gut überstehen würden. Doch die Einnahme von Kortison birgt seine eigenen Nachteile: Oftmals funktioniert die Nebenniere nach der Zufuhr des künstlichen Hormons noch schlechter als vorher, sodass sich im Ergebnis die Nebennierenschwäche verstärkt.

Was in Bezug auf »nicht notwendige Operationen/Zahnbehandlungen« bei einer Nebennierenschwäche hilfreich ist:

- Kümmern Sie sich vorwiegend um Ihre Nebennierenschwäche, und starten Sie dann gestärkt in Operationen.
- Nehmen Sie unter Umständen eine therapeutische Begleitung in Anspruch, die Sie dabei unterstützt, Ihren Körper vor und nach der Operation zu stärken.

Was in Bezug auf »nicht notwendige Operationen/Zahnbehandlungen« bei einer Nebennierenschwäche nicht hilfreich ist:

- Verschieben Sie also nicht notwendige Operationen besser auf einen späteren Zeitpunkt, wenn Ihr Körper mit Stressoren wieder besser umgehen kann.

Chelat-Therapien

Schwermetalle und Toxine können auf verschiedene Weise aus dem Körper entfernt werden. Die sanfteste Methode ist die natürliche Ausleitung über die Stärkung des Stoffwechsels. Durch gezielte Einnahme von Gegenspielern der Schwermetalle oder eine generelle Stärkung der Ausleitungsorgane können Schwermetalle langsam, aber sicher zunächst aus den oberen und später auch aus den tieferen Gewebsschichten gelöst werden.

Eine schnellere, aber auch belastendere Methode ist die sogenannte Chelatierung. Hierfür werden Bindemittel (Chelatoren) eingenommen, die in das Gewebe eindringen und dort gebundene Schwermetalle lösen. Chelatierungen werden bei Nebennierenerschöpfung häufig empfohlen. Es ist auch tatsächlich richtig, dass Schwermetalle den Energiestoffwechsel stören können. Doch eine Chelatierung allein bringt meiner Erfahrung nach keine Linderung, sondern oftmals nur noch mehr Stress: Nach dem Lösungsprozess gelangt der jeweilige Stoff nämlich aus dem Gewebe erst einmal zurück ins Blut. Eine mangelnde Funktion der Ausscheidungsorgane kann dazu führen, dass die Schwermetalle in andere Gewebe verschoben werden oder starke Symptome verursachen. Für die vollständige Entgiftung wird außerdem Energie benötigt, die Sie bei einer vorliegenden Nebennierenschwäche nicht haben. Es kommt teilweise zu schweren Symptomen, die dann gern mit einer Erstverschlimmerung verwechselt werden, der leider aber dann keine Besserung folgt. Daher sollten Sie bei schwachen Nebennieren und Energiemangel keine Chelatierungstherapie durchführen.

Vielen Menschen ist nicht klar, dass Entgiftung im gesunden Körper ein lebenslanger normaler und automatischer Vorgang ist und dementsprechend auch keine speziellen Kuren benötigt. Im Sinne der Befehlshierarchie werden Sie den Körper durch eine Chelat-Therapie nicht dazu bringen, mehr Energie herzustellen, da Leber, Niere und Darm dem Nerven- und Hormonsystem untergeordnet sind. Aber auch eine Entlastung werden Sie aus den oben genannten Gründen selten bewirken. Das Einhalten einer körpergemäßen Reihenfolge hat sich in meiner Praxis vielfach bewährt.

Was in Bezug auf »Chelat-Therapien« bei einer Nebennierenschwäche hilfreich ist:

- Vertrauen Sie darauf, dass Ihr Körper von ganz allein dazu in der Lage sein wird zu entgiften, wenn Sie Ihre Nebennieren stärken.

Was in Bezug auf »Chelat-Therapien bei einer Nebennierenschwäche nicht hilfreich ist:

- Vermeiden Sie die aggressive Ausleitung von Schwermetallen mit Chelaten.

Unnötige Medikamente

Eine Kopfschmerztablette hier, was für die Verdauung da und dazu noch ein paar pflanzliche Mittel, um den Zyklus zu regulieren ... so ein paar Helferlein können doch wohl nicht schaden? Leider doch, denn jedes Präparat, das Sie einnehmen – das gilt auch für pflanzliche Mittel und natürlich erst recht für hormonelle Verhütungsmittel wie die Pille –, entfaltet auf Stoffwechselebene seine Wirkung, weil es die Biochemie des Körpers verändert. Versuchen Sie deshalb nach Möglichkeit, auf Medikamente zu verzichten, die Sie nicht dringend brauchen.

Was in Bezug auf »unnötige Medikamente« bei einer Nebennierenschwäche hilfreich ist:

- In vielen Fällen ist es möglich, kleine Wehwehchen und Zipperlein statt mit Medikamenten mit naturheilkundlichen Mitteln genauso gut zu behandeln.
- Noch sinnvoller und nachhaltiger wäre es, wenn Sie die Ursachen Ihrer Beschwerden hinterfragen und ihnen durch eine Veränderung Ihrer Lebensgewohnheiten vorbeugen.

Was in Bezug auf »unnötige Medikamente« bei einer Nebennierenschwäche nicht hilfreich ist:

- Ich möchte Ihnen selbstverständlich keinesfalls von lebenswichtigen Medikamenten abraten. Aber informieren Sie sich bitte immer über Nebenwirkungen und Langzeitwirkungen. Machen Sie sich bewusst, dass Nebenwirkungen im Grunde Stresszeichen des Körpers sind. Aus physiologischer Perspektive können Sie die Notwendigkeit von Medikamenten als Eingeständnis einer fehlenden Selbstregulation verstehen.
- Setzen Sie nicht benötigte Medikamente nach Absprache mit Ihrem Therapeuten ab.

Eiweißarme Ernährung

Viele Menschen nehmen weniger Eiweiß zu sich, als ihrem Körper guttun würde. Vielleicht gilt das auch für Sie? Ich möchte in jedem Fall einräumen, dass aus ethischen, politischen und umwelttechnischen Gründen viel für eine vegane oder vegetarische Ernährung spricht. Für die Gesundheit Ihrer Nebennieren überwiegen meiner Erfahrung nach allerdings die Vorteile einer Ernährung mit tierischen Produkten. Stoffwechsel und Hormone lassen sich durch eine Mischkost besser regulieren, außerdem können viele Menschen Eiweiß aus pflanzlichen Quellen schlechter verwerten. Das bedeutet natürlich nicht, dass Sie Ihre Überzeugung über den Haufen werfen und bergeweise Fleisch essen sollen. Aber überdenken Sie Ihre Gründe für Ihre Ernährungsform, und machen Sie sich bewusst, dass Sie Ihrem Körper wichtige Nährstoffe vorenthalten. Ich war selbst viele Jahre lang Vegetarierin, bis mir klar wurde, dass meine Ernährung Teil des Problems war. Mittlerweile, nach Jahren der Erfahrung als Therapeutin, muss ich leider sagen, dass es mir noch nie gelungen ist, einen Patienten bei der hormonellen Balance zu unterstützen, der nicht bereit war, eine vegane und meist auch vegetarische Lebensweise aufzugeben oder zumindest einzuschränken.

Tierisches Eiweiß enthält Vitamin A (echtes Vitamin A, nicht Beta-Karotin), das in pflanzlichen Eiweißen nur in einer Vorstufe vorliegt und bei einem Mangel an Energie und eingeschränkter Schilddrüsenleistung nicht ausreichend in eine verwertbare Form umgewandelt werden kann. Ähnliches gilt für Vitamin B 12, das zwar auch im eigenen Körper hergestellt werden kann, aber eben nur, wenn das System gesund ist. Ein Mangel an Magensäure, Probleme im Dünndarm sowie manche Parasiten unterbinden die Produktion dieses Vitamins, was zu einem erheblichen Mangel führen kann.

Wenn Ihr Körper bereits nicht mehr ausreichend Energie produziert, kann es gut sein, dass Sie das Verlangen nach Fleisch (insbesondere rotes Fleisch) verlieren. Energiemangel führt zu einer Verdauungsschwäche, weil Magensäure und Verdauungsenzyme nicht richtig produziert werden. Im fortgeschrittenen Stadium der Nebennierenerschöpfung verspüren Sie wahrscheinlich sogar keine Lust mehr auf Eiweiß im Allgemeinen. Auch deswegen weisen Betroffene oft einen Eiweißmangel auf, der die Fähigkeit zur Energieproduktion weiter herabsetzt. Es scheint, als würde Eiweißmangel zu Eiweißunlust führen, die den Eiweißmangel nährt – ein ungünstiger Kreislauf, den Sie durchbrechen müssen.

Was in Bezug auf eine »eiweißarme Ernährung« bei einer Nebennierenschwäche hilfreich ist:

- Verteilen Sie die Einnahme von Eiweiß über die Mahlzeiten, was für den Körper besser verträglich ist.
- Steigern Sie die Einnahme von Eiweiß im Zuge der Erholung Ihrer Nebennieren langsam.

Was in Bezug auf eine »eiweißarme Ernährung« bei einer Nebennierenschwäche nicht hilfreich ist:

- Vermeiden Sie Eiweiß nicht vollständig.

Mehr zu einer unterstützenden Ernährung bei Nebennierenschwäche finden Sie bei der Nebennierenkur (→ Seite 192 ff.).

Östrogendominanz minimieren

Fast immer geht eine Nebennierenschwäche mit einer Östrogendominanz einher. Daher ist es für die Regulation Ihrer Nebennieren wichtig, Östrogene zu reduzieren. Das ist mitunter gar nicht so einfach, da wir tagtäglich eine große Menge künstlicher Östrogene aufnehmen – nicht nur, wenn Sie hormonell verhüten, sondern zum Beispiel auch über unsere Nahrung, unser Trinkwasser und unsere Kosmetika. Deshalb sollten Sie versuchen, die Aufnahme der körperfremden Östrogene (Xenoöstrogene und Phytoöstrogene) zu senken.

Xenoöstrogene sind meist chemische Substanzen, die in Ihrem Körper wie Östrogene wirken. Das können tatsächliche künstliche Östrogene sein oder auch Substanzen, die die Östrogenrezeptoren stimulieren. Xenoöstrogene finden sich in vielen Stoffen, Nahrungsmitteln und Kosmetika. Seit den 1930er-Jahren hat sich die Spermienqualität bei Männern unter anderem deswegen drastisch verschlechtert. Bei Frauen steigt die Gefahr, an Krebs oder Endometriose zu erkranken, Mädchen kommen früher in die Pubertät, und insgesamt steigt die Wahrscheinlichkeit für eine Östrogendominanz bei Männern und Frauen. Phytoöstrogene wiederum sind Substanzen in Pflanzen, die wie Östrogene wirken. Zwar können Phytoöstrogene Beschwerden der Östrogendominanz lindern, da sie die Rezeptoren für körpereigenes Östrogen besetzen, dabei aber eine schwächere Wirkung als körpereigenes Östrogen haben. Doch eine ursächliche Lösung des Problems ist dies nicht, da ja die Produktion des Östrogens nicht minimiert wird. Häufig kippt das System irgendwann, und die Symptome treten wieder hervor. In einigen Fällen, wenn zu viele Phytoöstrogene aufgenommen werden, wird die Östrogendominanz auch noch verstärkt oder sogar erst durch die Einnahme ausgelöst.

Was in Bezug auf »Östrogendominanz minimieren« bei einer Nebennierenschwäche nicht hilfreich ist:

- Reduzieren Sie Ihren Alkoholkonsum. Alkohol fördert ein Enzym, das die Umwandlung von Testosteron in Östrogen fördert (Aromatase). Im Extremfall kann dies bei Männern zu Brüsten führen – insbesondere Bier ist problematisch, da auch Hopfen und Hefe östrogenwirksam sind. Ein gelegentliches Gläschen, wenn Sie auf dem Weg der Genesung sind, wird wohl nicht schaden, aber denken Sie an die grundsätzliche Wirkung des Alkohols. Während der strengen Phase der Nebennierenkur ist Alkohol grundsätzlich tabu.

- Vermeiden Sie hormonell wirksame Substanzen in Plastik, z. B. Bisphenol A.
- Benutzen Sie frische Kräuter beim Kochen, machen Sie sich aber bei regelmäßigem Verzehr z. B. von Tees klar, dass diese immer auch eine medizinische und auch östrogene Wirkung haben. Besonders viel Phytoöstrogene sind in Soja, Granatapfel (gern in Naturkosmetik für reife Haut verwendet), Salbei, Lavendel (in großen Mengen) und Teebaumöl enthalten. Jedes Kraut, das eine »Abtreibung« verursachen kann, sollte vermieden werden.
- Vermeiden Sie Drogen, auch »pflanzliche«. Ein Joint kann die Fruchtbarkeit bei Männern noch in den nächsten drei Monaten beeinflussen.
- Filtern Sie Ihr Wasser, da Hormone und Medikamente von Kläranlagen nicht entfernt werden können, außerdem enthält Leitungswasser häufig auch Kupfer (was eine Östrogendominanz fördert), weil es durch Kupferrohre fließt.
- Kaufen Sie möglichst Bio-Kosmetik, -Reinigungs- und -Pflegemittel. Oftmals sind in konventionellen Produkten Xenoöstrogene enthalten. Erkundigen Sie sich auf der Liste der Inhaltsstoffe des Produktes über mögliche Belastungen. Dabei helfen Ihnen kostenlose Apps wie ToxFox.

Schilddrüse entlasten

Wenn bei Ihnen eine Schilddrüsenunterfunktion besteht, ist es sinnvoll und wichtig, dass Sie Ihre Schilddrüse entlasten. Damit helfen Sie indirekt auch Ihren Nebennieren.

Was in Bezug auf »Schilddrüse entlasten« bei einer Nebennierenschwäche hilfreich ist:

- Kochen Sie goitrogene Lebensmittel wie z. B. Vertreter der Kohlfamilie, statt sie roh zu verzehren.
- Die Sonne hat einen wesentlichen Einfluss auf unser Hormonsystem, vor allem auf die Schilddrüse. Im Winter fährt der Körper in der Regel etwas »runter«, es werden Reserven angelegt (der sogenannte Winterspeck), und das Schlafbedürfnis steigt. Im Frühling kommen die »Frühlingsgefühle«, das Hormonsystem fährt hoch, und wir werden aktiver und fröhlicher. Sonnenlicht sorgt nicht nur für eine erhöhte Ausschüttung von Vitamin D, sondern beeinflusst auch unmittelbar unsere Kraftwerke in den Zellen, die Mitochondrien. Deshalb sinkt die Schilddrüsenleistung im Winter ab, vor allem dann, wenn sie schon angeschlagen ist.
- Diesen Effekt können Sie in der Winterzeit mit Tageslichtlampen (am besten ohne Blaulicht-Anteil, z. B. Soraa) und Rotlicht (Augen unbedingt abdecken!) minimieren. Menschen, die Schilddrüsenhormone benötigen, bräuchten im Winter viermal so viele davon wie im Sommer! Gönnen Sie sich also nach Möglichkeit den Urlaub in der Sonne. Mitochondrien halten eine Weile vor, wenn sie produziert wurden. Deswegen fühlen Sie sich vielleicht während der Wintermonate zunehmend schlapper, das Immunsystem wird schwächer. Viele Menschen haben um den kürzesten Tag des Jahres herum (21. Dezember) ein richtiges Tief – das hat sicherlich auch mit Weihnachten zu tun, aber eben nicht nur. Versuchen Sie, auch im Winter regelmäßig Zeit im Freien zu verbringen und sich ausreichend zu bewegen, um Ihr Hormonsystem zu unterstützen.

Was in Bezug auf »Schilddrüse entlasten« bei einer Nebennierenschwäche nicht hilfreich ist:

- Manche Medikamente wirken sich auch auf die Schilddrüse aus. Schauen Sie in die Packungsbeilage, und setzen Sie dieses Medikament in Absprache mit Ihrem Therapeuten ab, falls es nicht unbedingt zum Erhalt Ihrer Gesundheit notwendig ist. Antiepileptika, Hormonersatztherapien, Antidepressiva und vor allem hormonelle Kontrazeptiva beeinflussen die Schilddrüse negativ. Auch manche Nahrungsergänzungen können die Schilddrüse belasten: PABA, Alpha-Liponsäure und Chrysin sind einige Beispiele. Auch Aminosäuren, die isoliert genommen werden, können eine Belastung sein (5 HTP, L-Thyrosin).
- Meiden Sie Lebensmittel, die »goitrogen« wirken und die Jodaufnahme hemmen (z. B. rohes Gemüse der Kohlfamilie, Hirse).
- Meiden Sie chemische Elemente aus der Halogen-Familie, die mit Jod in der Aufnahme konkurrieren: Fluoride (Zahnpasta, Zahnarzt), Bromide (z. B. Flammenschutzmittel), Chloride (Schwimmbecken, gechlortes Wasser).

Stresshormone reduzieren

Denken Sie noch einmal daran, dass Stress sehr viele Gesichter haben kann. Auch Dinge, die Ihnen Freude machen, können Ihren Körper belasten! Machen Sie sich bewusst, dass jede Überbelastung zu einer Ausschüttung von Stresshormonen führt, die dann wieder Ihre Schilddrüsenfunktion beeinträchtigen. Stress kann nicht nur von Ihrer Arbeit oder Ihren Alltagsverpflichtungen ausgehen, sondern auch von metabolischen Faktoren (von Erdstrahlung über Hunger bis Schlafdefizit) und leider eben auch dann auftreten, wenn wir die Situation subjektiv nicht als stressig empfinden.

Was in Bezug auf »Stresshormone reduzieren« bei einer Nebennierenschwäche hilfreich ist:

- Gönnen Sie sich vor allem abends Ruhe. Actionfilme bis in die Nachtstunden oder das Handy mit im Bett, um noch vor dem Schlafengehen schnell soziale Netzwerke zu checken, fördern die Ausschüttung von Stresshormonen. Das Gehirn ist von dieser Informationsflut schnell überfordert, Ihr Körper kommt dann schlecht zur Ruhe, und die Schlafqualität leidet.
- Infrarotlicht und Rotlicht fördern die Arbeit der Mitochondrien. Dementsprechend tun Rotlichtpanele, Infrarotmatten und Infrarotsaunen bei Nebennierenerschöpfung gut.
- Der Körper bestimmt seine natürlichen Rhythmen stark durch Licht und Dunkelheit. Die Zirbeldrüse schüttet das Schlafhormon Melatonin aus, und zwar am stärksten dann, wenn es dunkel ist. Deshalb sollten Sie Ihr Schlafzimmer möglichst stark abdunkeln und es vermeiden, in hellen Räumen zu schlafen.
- Gesunder und ausreichender Schlaf ist eine der wichtigsten Maßnahmen für eine Beruhigung der Nebennieren. Ideal wäre eine Bettgehzeit um 22 Uhr, spätestens 23 Uhr. Sie sollten nicht vor 6 Uhr morgens aufstehen. 5 Stunden ununterbrochener Schlaf sind für die Gesundheit der Nebennieren wichtig.
- Bei Adrenalindominanz: Kaltes Abspülen der Füße und Beine für 1 bis 2 Minuten (so kalt wie möglich) zieht das Blut vom Kopf in die unteren Gliedmaßen, was das vegetative Nervensystem und Adenalin runterfahren lässt. Außerdem werden dadurch die Füße warm. Gehen Sie danach sofort ins Bett.
- Auch Elektrosmog, Handystrahlen, WLAN etc. sind Belastungen für unser System, indem die dauerhafte »Ladung« zu einer Ausschüttung

von Stresshormonen führt. Wenn Sie viel am PC sitzen, können sogenannte »Erdungsmatten« Sie entlasten. Schlafen Sie nicht neben einem eingeschalteten Handy oder neben Radio, Fernsehen etc. Schalten Sie nachts Ihr WLAN aus.

Was in Bezug auf »Stresshormone reduzieren« bei einer Nebennierenschwäche nicht hilfreich ist:

- Hören Sie spätestens 3 Stunden vor dem Zubettgehen mit der Arbeit auf. Vermeiden Sie abends Bildschirmarbeit, damit Sie zur Ruhe kommen. Schaffen Sie sich Blaufilter für den PC (f.lux App) und das Handy an. Noch besser sind physische Bildschirmblaufilter (z. B. Folien) für alle Displays oder Blaufilterbrillen. Rotstichiges oder warmes Licht fördert Ruhe und Entspannung, während kaltes und vor allem blaustichiges Licht die Kortisolausschüttung ankurbelt.
- Meiden Sie Drogen. Amphetamine (Ecstasy) und Kokain wirken sich noch über Jahre auf Neurotransmitter aus, die eng mit dem Stresssystem verknüpft sind.

EXKURS

Verhüten ohne Hormone

Die negativen Auswirkungen hormoneller Verhütungsmittel habe ich an verschiedenen Stellen bereits angesprochen. Dazu zählen neben der Pille auch alle anderen hormonellen Methoden, also Verhütungsring, Hormonspirale, Implantat etc. Leider wirken auch viele der bekannten Alternativen hormonell: Kupferspirale/Goldkette und Co beispielsweise sind Nidationshemmer, die durch Abgabe von Kupfer- oder Goldionen wirken. Diese Ionen gelangen natürlich auch in Ihren Organismus. Kupfer wirkt östrogenisierend, und Gold ist ein Schwermetall.

Einzig physikalische Barrieren (Kondom oder Diaphragma) wirken nicht ursächlich auf die Hormonproduktion ein, vorausgesetzt, sie werden nicht mit Spermiziden behandelt – was zumindest im Fall des Diaphragmas leider die Zuverlässigkeit entscheidend beeinträchtigt.

Eine sehr empfehlenswerte, sichere Alternative stellt die symptothermale Methode (NFP) dar. Das ist eine wissenschaftlich evaluierte Methode, mit deren Hilfe Sie lernen können, fruchtbare und unfruchtbare Tage im Zyklus zu erkennen. Richtig angewendet, ist diese Methode genauso sicher wie die Pille – aber ohne Nebenwirkungen und gesundheitliche Risiken. Außerdem können Sie mit NFP die Qualität der eigenen Fruchtbarkeit beobachten. Durch die genaue Zyklusbeobachtung erkennen Sie frühzeitig, ob Ihr Hormonsystem im Gleichgewicht ist, und gewinnen ganz nebenbei ein sehr positives Körpergefühl. Auch für Frauen mit unerfülltem Kinderwunsch ist diese Methode eine sehr gute Möglichkeit, die Fruchtbarkeit wieder in die eigenen Hände zu nehmen.

Mehr Informationen zu NFP finden sie unter:
hormonfrei-verhüten.de

ENTLASTUNGSMASSNAHMEN FÜR ZU HAUSE

Im Folgenden finden Sie Hausmittel, die Ihren Körper bei der Entlastung unterstützen. Ein Energiemangel bedeutet letztlich immer auch, dass die Entgiftung suboptimal funktioniert und dass manche Stoffe fehlen, um den Körper im Lebensmodus zu erhalten. Dadurch werden Zellen beeinträchtigt und die Energieproduktion kommt immer mehr zum Erliegen.

Die vorgestellten Maßnahmen helfen Ihnen dabei, Stoffe über die Haut und die Schleimhaut aufzunehmen und auch abzugeben. Wählen Sie intuitiv möglichst mindestens drei Entlastungsmaßnahmen pro Woche von der Liste aus, und führen Sie diese durch, wobei tägliche Entlastungsmaßnahmen nicht schaden:

Innere Entlastungsmaßnahmen

- Bei Östrogendominanz: Eine große Karotte fein reiben und als Rohkost mit etwas Kokosöl, ggf. Essig, Zitrone, Salz, Pfeffer täglich als Salat essen. Hilft dabei, überschüssiges Östrogen im Darm zu binden.
- Nur bei akuten Beschwerden (Entgiftung, PMS): Enzyme, die Sie innerlich einnehmen und die nicht für die Verdauung von Nahrung verwendet werden (systemische Enzyme), bekämpfen Entzündungen und unterstützen das Immunsystem. Enzyme sind für Auf- und Abbauprozesse im Körper verantwortlich. Bitte 60 Minuten vor dem Essen oder 90 Minuten danach keine systemischen Enzyme einnehmen, da sie ansonsten nur das Essen verdauen. 1 Woche vor einer geplanten OP absetzen, da systemische Enzyme leicht blutverdünnend wirken. Nach einer OP wiederum sind sie sehr wundheilungsfördernd. Einnahme bitte mit einem Arzt abklären.
- Warmer Zitronensaft am Morgen hilft bei der Entgiftung, entlastet die Niere, löst Verkalkungen und regt die Energieproduktion an: Der Saft einer Zitrone wird in warmem Wasser (nicht mehr als 30 Grad) morgens auf leeren Magen getrunken. Eine Prise Salz und ein Tropfen

ätherisches Zitronenöl können dazugegeben werden. Wer möchte, kann auch Ingwer zugeben, das erhitzt allerdings manche Patienten zu sehr. Achten Sie darauf, wie Sie sich fühlen! Wenn Sie unter Hitzewallungen leiden, können Sie den Zitronensaft (ohne Zusätze) auch öfter über den Tag verteilt trinken und schauen, ob es Ihnen hilft. Trinken Sie Zitronensaft nicht bei brennenden Schleimhäuten, Magengeschwüren, einem Gefühl der Übersäuerung nach der Einnahme, Unverträglichkeit von Zitronensäure. Immer mal wieder ausprobieren, wenn es anfänglich nicht funktioniert! (Nicht bei Sodbrennen oder Zitronensäureunverträglichkeit.)

- Kaffee-Einlauf für die Entlastung der Leber, sodass Toxine und überschüssige Hormone besser abgebaut werden.

Ablauf Kaffee-Einlauf

Der Kaffee-Einlauf ist ein in der naturheilkundlichen Behandlung bewährtes Mittel, um die Leber schnell und schonend zu entlasten.

Was bewirkt ein Kaffee-Einlauf?

- Blutgefäße und Gallengänge werden erweitert.
- Die Gallenproduktion wird angeregt.
- Die Inhaltsstoffe Theophylline und Theobromine erweitern die Gefäße des Darmes und helfen, Entzündungen zu verhindern.
- Die Palmitate im Kaffee bewirken eine Entgiftung der Leber.
- Der gesamte Organismus wird durch den Einlauf befeuchtet, und es wird ein positiver Reiz im Organ-Nerven-System gesetzt.
- Sie erreichen eine allgemeine schmerzlindernde Wirkung.
- Der Einlauf wirkt, anders als getrunkener Kaffee, allgemein beruhigend, und gleichzeitig mobilisiert er durch die Anregung des Kreislaufs Kräfte.
- Entgiftung von Körper, Geist und Seele

Versuchen Sie auch bei »Durchhängern« körperlicher oder psychischer Natur den Kaffee-Einlauf. Danach sieht der Tag oft schon wieder anders aus! Hilfreich kann der Einlauf auch bei Erkältungen, PMS, Migräne und nach »Völlereien« sowie nach Langstreckenflügen (Höhenstrahlung, Zusätze im Wasser) sein.

Sie können jeden herkömmlichen Kaffee (kein Instant-Kaffee, bevorzugt Bio) benutzen. Um den Kaffee in den Enddarm einzuführen, benötigen Sie einen Irrigator, den Sie günstig in der Apotheke bekommen. Nehmen Sie sich für Ihren ersten Einlauf Zeit, da Sie anschließend den Kaffee wieder »los«-werden müssen.

In akuten Fällen kann der Kaffee-Einlauf sogar zweimal täglich durchgeführt werden, ohne negative Wirkung auf den Körper zu zeigen. Er ist einfach, sicher und preisgünstig durchzuführen. Sie müssen allerdings keine Angst haben, danach den ganzen Tag ständig aufs Klo zu rennen. In der Regel werden Sie den Kaffee in ein bis zwei Malen vollständig wieder los.

Vorgehensweise

- 3 gehäufte EL Kaffeepulver für Filterkaffee (kein Instant-Kaffee!) auf 1 Tasse Wasser durchseihen beziehungsweise in der Maschine zubereiten. Sie können den Kaffee auch 15 Minuten kochen, dann wirkt er allerdings stärker!
- Flüssigkeit in einen Behälter füllen und auf Körpertemperatur abkühlen lassen (ganz wichtig, um Verbrennungen zu vermeiden!). Füllen Sie gegebenenfalls etwas Wasser nach, um insgesamt 1 Tasse Flüssigkeit zu erhalten.
- Kaffee mithilfe des Irrigators in den Enddarm einführen. Das Endstück des Schlauches lässt sich leichter einführen, wenn Sie es leicht fetten oder ölen.
- Kaffee 10 bis 15 Minuten halten. Am Anfang eventuell weniger. Legen Sie sich dazu am besten auf die rechte Seite, und ziehen Sie die Beine leicht an. Dies hilft Ihnen dabei, den Kaffee zu halten. Sie

können sich auf ein Handtuch auf den Boden legen oder auf eine Yoga-Matte.
- Nach etwa 15 Minuten beziehungsweise, sobald Sie den Drang dazu spüren, entleeren Sie die Flüssigkeit wieder.

Wenn die Flüssigkeit nicht gut einläuft, liegt das wahrscheinlich an Luftblasen im Schlauch. Lassen Sie am besten vorher reines Wasser durch den Schlauch laufen, notfalls halten Sie den Becher nach unten, sodass die Luftblasen vollständig entweichen können. Dann halten Sie den Becher wieder hoch. Jetzt dürfte der Schlauch ganz mit Wasser gefüllt sein. Machen Sie den Hahn unten zu. Nun fügen Sie den Kaffee ein. Dieser sollte nun einwandfrei einlaufen, sobald Sie den Becher hoch halten und den Hahn aufmachen.

Einige kleine Vorsichtsmaßnahmen sollten Sie bei der Durchführung beachten:

- **Durch den Einlauf nehmen Sie nur ¼ des Koffeins im Vergleich zur oralen Einnahme auf. Sollten Sie auf Koffein empfindlich reagieren, brühen Sie den Kaffee trotzdem nur auf, ohne ihn zu kochen, und beginnen Sie mit einer kleinen Menge Kaffeepulver.**
- **Manche Kaffeesorten sind akrylamidbelastet. Laut Ökotest sind folgende Sorten in Ordnung: Denree Sidamo Hochlandkaffee aus Äthiopien, El Puente Äthiopien Oromia Edel-Café, Fariglobe Café Del Mundo, Gepa Bolivien Bio Café Yungas, J.J. Darboven Café Intención Ecológico, Rewe Bio Röstkaffee, Alnatura Projecte Peru Café**
- **Machen Sie den Kaffee-Einlauf nicht auf nüchternen Magen. Essen Sie vorher oder unmittelbar nach dem Einlauf.**
- **Das Koffein bewirkt, dass Zucker in die Zellen gelangt. Daher müssen**

Sie diesen im Blut dann ersetzen, indem Sie eine Mahlzeit mit Kohlenhydraten nach dem Kaffee-Einlauf verzehren.

- Machen Sie den Einlauf nicht zu spät am Tag. Sie werden wahrscheinlich nicht unruhig sein, es könnte aber dennoch das Einschlafen erschweren.
- Machen Sie den Einlauf nach dem Stuhlgang, dann können Sie den Kaffee besser halten.
- Verwenden Sie wirklich nur etwa 1 Tasse Kaffee, und halten Sie diesen nur so lange im Körper, wie Sie sich wohlfühlen.
- Sollten Sie etwa eine Stunde nach dem Einlauf stark abkühlen oder das Gefühl haben, Bluthochdruck, Kopfspannen etc. zu bekommen, geben Sie drei Prisen Kardamom in Ihren Einlauf.
- Trinken Sie ausreichend nach dem Einlauf, da dieser leicht entwässernd wirkt.
- Der Kaffee-Einlauf soll keine Darmreinigung sein! Es geht hier um die Entlastung der Leber. Die Darmflora wird nicht beeinträchtigt, da die Flüssigkeit relativ weit hinten im Darm verbleibt.
- Der Kaffee-Einlauf ist nicht für Menschen mit zu viel Adrenalin oder Menschen mit hohem Bluthochdruck geeignet. In der Schwangerschaft wird dieser Einlauf von vielen Menschen durchgeführt, ich rate allerdings in der Schwangerschaft und Stillzeit dazu, vollständig auf Koffein zu verzichten. Bei bestehenden Erkrankungen wie Krebs oder degenerativen Erkrankungen klären Sie bitte die Durchführung dieses Einlaufs mit Ihrem Arzt oder Heilpraktiker ab.

Äußere Entlastungsmaßnahmen

Die Haut ist unser größtes Organ, und wir können darüber auch Stoffe aufnehmen oder entgiften. Wenn wir also konzentrierte Nährstoffe oder auch Substanzen, die Toxine binden, in ein Bad geben, können wir so den Körper von außen nähren oder auch entlasten.

Bäder

- **Fußbäder mit Kaisernatron oder Kochsalz** (jeweils 1 Handvoll auf einem Eimer Wasser, ca. 20 Minuten baden) binden überschüssige Säuren, die der Stoffwechsel auf anderen Wegen nicht mehr ausscheiden kann.
- Ein **Magnesiumchlorid-Vollbad** beruhigt Adrenalin und das Nervensystem. Verwenden Sie für ein Vollbad 1 Tasse Magnesiumchlorid (erhältlich in der Apotheke), und baden Sie mindestens 20 Minuten. Für ein Fußbad ¼ Tasse Magnesiumchlorid.
- **CO2-Bäder** (Voll- oder Fußbad/Teilbad) besonders bei häufigem Seufzen, dem Bedürfnis, tiefe Atemzüge zu nehmen, Mundatmung, Asthma, Histamin-Thematik, Entzündungen, Brustenge, Beklemmungen, trockenem Mund, Nachtschweiß, Entgiftungsproblemen (Cellulite, Pickel etc.), Sympathikus Dominanz/Adrenalindominanz (Schlafprobleme/Bluthochdruck/Reizbarkeit), Kopfschmerzen, Migräne, Verspannungen, Krämpfe (Menstruation, Epilepsie), Durchblutungsstörungen, schweren Beinen, schlechter Wundheilung, Störungen in der Wärmeverteilung, Gehirnnebel. CO2 hat einen schlechten Ruf. Es ist zwar richtig, dass zu viel CO2 in der Atemluft gefährlich ist, zu wenig CO2 im Blut ist aber auch nicht gut. Es sorgt im Körper dafür, dass Sauerstoff aus dem Blut in das Gewebe kommt. Wer einen intakten Stoffwechsel hat, produziert CO2 als Beiprodukt der Verbrennung von Kohlenhydraten. Doch bei einer Nebennierenschwäche ist die Verbrennung von Kohlenhydraten meist beeinträchtigt, wodurch der Körper zu wenig CO2 im Blut hat.
- **Fußbad/Teilbad bei Schmerzen/Wunden:** 1 Tasse Essig und 2 Packungen Kaiser Natron ins Wasser geben. Vollbad: 1 Liter Essig, 1 kg Natron oder ½ kg Natron und ½ kg Magnesiumchlorid zugeben. Es geht darum, Kohlensäure zu erzeugen, die dann vom Körper über das Wasser aufgenommen wird. Es soll also sprudeln! Wichtig ist dabei, das Wasser nicht zu kalt oder zu warm werden zu lassen. Zu warmes Wasser lässt den Sprudel zu schnell entweichen, zu kaltes Wasser

entzieht zu viel Energie. Ideal sind 30 bis 35 Grad warmes Wasser (mit Thermometer nachprüfen!), bei einem längeren Bad eventuell warmes Wasser nachschütten.
Mischen Sie zunächst die trockenen Zutaten, und geben Sie das Wasser erst dazu, wenn Sie die Füße schon im Bad haben, um kein CO2 zu verschwenden. Das Bad prickelt erst und fühlt sich dann warm an, da die Durchblutung gefördert wird. Es ist normal, dass das Bad nur für ca. 1 Minute heftig sprudelt. Danach ist aber immer noch Kohlensäure im Wasser vorhanden. Wichtig ist also nur, dass es anfänglich ordentlich sprudelt, um sicherzustellen, dass eine chemische Reaktion der Säure/Base entstanden ist. Dauer 20 bis 60 Minuten. Wer möchte, kann auch 1 Packung Natron durch ½ Tasse Magnesiumchlorid ersetzen. Das Verhältnis ist nicht ganz so wichtig. Experimentieren Sie bitte so lange mit dem Verhältnis, bis es anfänglich ordentlich sprudelt.

Wickel

Wickel wirken gemäß naturheilkundlicher Grundsätze von außen auf ein Organ ein, um dieses zu stimulieren und dadurch eine Entlastung durch Entgiftung zu bewirken.

- **Leberwickel:** Ein feuchtwarmes Tuch auf die Leber legen, darüber eine Wärmflasche packen und für 20 Minuten liegen, anschließend nachruhen. Wer will, kann noch Rizinusöl auf die Leber auftragen (nur frisches Öl, da das Öl schnell ranzig wird! Kann bei Histaminikern evtl. reizen).
- **Nierenwickel:** Ein daumengroßes Stück Ingwer reiben, mit heißem Wasser aufgießen, 10 min stehen lassen, abseihen. Waschlappen in den Sud tauchen, auf die Nieren legen. Darauf eine Wärmflasche legen und für 20 Minuten liegen, anschließend nachruhen. Achten Sie darauf, keine Stückchen im Sud zu belassen, dies kann die Haut reizen oder Juckreiz verursachen.

Sonstiges

- **Saunagang:** Am besten nicht nach dem Sport (da dann Stresshormone vermehrt ausgeschüttet werden, welche die Entgiftung blockieren). Wer schwache Nebennieren hat, sollte nicht zu lange Saunagänge machen (nicht länger als 20 Minuten) und eventuell auf eine Biosauna (nur bis 60 Grad warm, dafür feuchter) umsteigen. Nicht mehr als 3 Durchgänge. Dazwischen ausreichend trinken.

Bei starken Entgiftungserscheinungen, zum Beispiel dann, wenn Sie die Nebennierenkur oder die Nährstoffeinnahme beginnen, führen Sie Entlastungsmaßnahmen bitte verstärkt durch.

Ihr Wohlbefinden ist bei der Durchführung einer Entlastungsmaßnahme immer das Maß! Fühlen Sie sich nach einer Anwendung wohl, entspannt oder kraftvoller, liegt sie Ihnen. Kommt es allerdings zu Beschwerden, lassen Sie die Maßnahme bitte weg!

ERNÄHRUNGSUMSTELLUNG: DIE NEBENNIERENKUR

Energie auf Zellebene kann nur durch Nährstoffe hergestellt werden. Sogenannte Makronährstoffe (Eiweiß, Fett, Kohlenhydrate) müssen über die Ernährung aufgenommen werden. Auch Mikronährstoffe (Mineralien, Spurenelement und Vitamine) müssen Sie mit der Ernährung aufnehmen, wobei hierbei häufig durch Nahrungsergänzung unterstützt werden muss, damit der Stoffwechsel wieder zu Energie kommt.

Gleichzeitig sollte Ihre Ernährung (jedenfalls in der Heilungsphase) den Nebennieren keinen zusätzlichen Stress bereiten. Daher ist es wichtig, auch durch Ihre Ernährung Entlastung in den Körper zu bringen, indem Nahrung zwar nährstoffdicht, gleichzeitig aber leicht verdaulich ist und möglichst kein Allergiepotenzial aufweist.

Diese Ernährungsform setze ich seit vielen Jahren in meiner Praxis ein und habe die Erfahrung gemacht, dass die Erholung der Nebennieren ohne diese Form der Ernährungsumstellung nicht oder nur sehr langsam gelingt.

Wenn Sie insbesondere Zucker, Alkohol, Gluten und Milchprodukte weiter konsumieren, wird es sehr schwierig für Sie werden, Ihre Nebennieren wirklich zu heilen.

Es werden in der Nebennierenkur einige Lebensmittelgruppen weggelassen, die dem Körper unter Stress meiner Erfahrung nach mehr schaden als nutzen, zum Beispiel Milchprodukte und Eier. Völlig unabhängig davon, ob Nahrungsmittelintoleranzen vorliegen oder nicht, sollten Sie auf Gluten und Milch sowie Milchprodukte und zu viel Fruktose verzichten. Die vorgeschlagene Liste an Lebensmitteln, die Sie zu sich nehmen dürfen, sollte also nicht erweitert werden. Eier werden von vielen Menschen nicht vertragen und werden deshalb vorsorglich zunächst weggelassen. Die Kur ist eine Schonkost, die darauf abzielt, Verdauungs- und Immunsystem zu entlasten, sodass Ihrem Körper mehr Energie für Heilung übrig bleibt Der Verzicht auf bestimmte Nahrungsmittelgruppen während der Nebennierenkur wird nicht zu Mangelzuständen führen, da Sie immer noch genügend andere Nahrungsmittel essen, die Ihnen benötigte Nährstoffe liefern.

Ich weise darauf hin, dass das Konzept der Nebennierenkur sehr gut durchdacht ist und nichts davon willkürlich festgelegt wurde. Dementsprechend funktioniert die Kur als Ganzes nicht mehr, wenn Sie einzelne Teile oder auch nur die Verhältnisse der Lebensmittelgruppen zueinander verändern. Ich habe mich sehr ausführlich mit vielen Alternativen und möglichen anderen Herangehensweisen und Ernährungsformen beschäftigt. Die Nebennierenkur ist bereits das Ergebnis vieler Versuche, die gescheitert sind, wobei sich die hier gemachten Empfehlungen über viele Jahre bei sehr vielen Patienten bewährt haben.

Wenn Sie Schwierigkeiten damit haben, diesen Vorgaben zu folgen, macht es Sinn, die eigene Motivation zu reflektieren. Fragen Sie sich bitte, ob Sie wirklich bereit sind, ursächlich an Ihren Beschwerden zu arbeiten, und welche inneren Barrieren Sie möglicherweise davon abhalten.

Ziele

- **Entlastung der Verdauung:** Ihr Körper soll neu entstehende Energie nicht für die Verdauung aufwenden müssen. Entlastung von Allergenen und Lebensmitteln, die nicht vertragen werden. (siehe »Entlastung nicht mit Heilung verwechseln«, Seite 149 ff.)
- **Entgiftung:** »Clean eating« hilft dem Körper bei der Ausscheidung von Toxinen.
- **Blutzuckerprobleme** sind die heimliche Ursache aller Nebennierenentgleisungen. Sie sind ohne Ernährungsumstellung nicht in den Griff zu kriegen (siehe Exkurs »Blutzuckerschwankungen«, Seite 55 f.).
- **Wiederherstellung der Verträglichkeit von Kohlenhydraten:** Kohlenhydrate sind die primäre und beste Energiequelle. Die Verwertung von Fetten und Eiweißen zur Energiegewinnung ist zwar möglich,

führt aber zur Ausschüttung von Stresshormonen, weil der Körper bei Kohlenhydratmangel in den Hungerstoffwechsel gerät (ein Notmechanismus), (siehe »Fasten«, Seite 163 ff.).

- **Versorgung mit Makronährstoffen,** insbesondere genügend Eiweiß, sowie eine angemessene Menge an Kohlenhydraten für den jeweiligen Grundumsatz. Mikronährstoffe können nur dann wirken, wenn der Körper mit Makronährstoffen ausreichend versorgt ist (siehe »Eiweißarme Ernährung«, Seite 176 f.).
- **Stabilisierung der Nebennierenfunktion,** wodurch gesundheitliche Probleme gelindert werden können.
- **Wiederherstellung des Tag-Nacht-Rhythmus,** dadurch besserer Schlaf und mehr Vitalität am Morgen (siehe »Kortisolüberschuss«, Seite 59 ff.). Wenn notwendig: Gewichtsverlust, besonders um den Bauch herum (siehe »Kortisolüberschuss«, Seite 59 ff.).

Wenden Sie die empfohlene Ernährungsumstellung **mindestens acht Wochen** lang an. Die Kur ist aber auch sehr gut als Langzeiternährung geeignet, da es auch bei einer längeren Anwendung nicht zu Nährstoffmängeln kommt. Viele Menschen, die unter einer fortgeschrittenen Nebennierenschwäche leiden, profitieren sehr davon, sich über viele Monate auf diese Weise zu ernähren. Auch wenn Sie (noch) keine ausgeprägten Symptome einer Nebennierenschwäche bemerken beziehungsweise sich in den ersten Stadien befinden, kann Ihnen die Kur guttun. Ich erhalte sehr viele positive Rückmeldung von Menschen, die allein durch eine Ernährungsumstellung ihre Lebensqualität wesentlich verbessern konnten.

Prinzipien

Die natürliche Kortisolkurve ist morgens hoch, abends niedrig. Kortisol steht in Wechselwirkung mit anderen Hormonen. Ist die Kortisolkurve gestört, hat das Auswirkungen auf diese anderen Hormone (z. B. Melatonin als Einschlafhormon, Insulin zur Glukoseverwertung usw.).

Allergene durch Nahrungsmittelintoleranzen führen zur Überbeanspruchung der Nebennieren, wodurch diese sich erschöpfen.

Eine Mahlzeit mit hohem Eiweißgehalt und niedrigem Kohlenhydratgehalt führt im Körper zu einer verstärkten Ausschüttung von Kortisol. Kohlenhydratlastige Mahlzeiten beruhigen die Nebennieren.

Das Frühstück ist demnach sehr eiweißreich und enthält weniger Kohlenhydrate. Das Mittagessen enthält mehr Kohlenhydrate und weniger Eiweiß. Das Abendessen enthält am meisten Kohlenhydrate.

Vorbereitung

Wenn Sie sich etwas organisieren, kann die Kur auch in einen vollen Berufsalltag integriert werden. Wenn Sie merken, dass Sie diese Organisation überfordert, machen Sie sich morgens und mittags einen Shake und essen abends eine warme Mahlzeit. Wenn es schnell gehen muss, darf auch mal tiefgekühlte Ware herhalten. Das sollte aber keine Dauerlösung sein.

Einige Zutaten finden Sie nur im Natursupermarkt, Reformhaus oder im Internet. Sie sollten nach Möglichkeit alle Zutaten in Bioqualität und frei von Zusatzstoffen kaufen.

Die gesunde Insulinantwort des Körpers soll wiederhergestellt werden. Deshalb ist Zucker während der Kur in keinerlei Form erlaubt (also auch kein Honig, Agavendicksaft etc.). Obst ist im angegebenen Rahmen in Ordnung. Oft sind in Nahrungsmitteln Zucker versteckt (das erkennen Sie gut an der Endung »-ose«, wie Dextrose). Meiden Sie auch diese für acht Wochen. Zuckerhunger sollte sich innerhalb weniger Tage nach Kuranfang erledigt haben – es sei denn, Zucker ist für Sie Liebesersatz.

Selbst wenn Sie Gewicht verlieren wollen, dürfen Sie nicht hungern. Unterschreiten Sie die angegebenen Mengen auf keinen Fall. Auch wenn Sie denken, Sie essen zu wenig Kohlenhydrate, versuchen Sie, sich mindestens drei Tage lang an die angegebenen Portionen zu halten. Sie essen tendenziell mehr Eiweiß und Fett als sonst, und auch das macht satt.

Lassen Sie keine Mahlzeiten aus. Wenn es Ihnen guttut, essen Sie nur drei

Mahlzeiten pro Tag. Bekommen Sie zwischendurch Hunger, dürfen Sie die erlaubten Snacks essen. Sie sollten mindestens drei Mahlzeiten zu sich nehmen.

Beim Frühstück können Sie, wie die Asiaten, herzhaft essen (z. B. Suppe). Wenn Sie das nicht mögen, werden Sie zum Frühstück auf irgendeine Form von Proteinpulver zurückgreifen müssen. Dieses können Sie auch für Shakes verwenden, was viel Zeit am Morgen spart. Proteinpulver kann Kollagenhydrolysat oder Gelatine sein oder vegan (kein Soja oder Hanf, am besten aus Reis und immer ohne Zusatzstoffe). Proteinpulver können Sie außerdem nehmen, um Ihre Hauptmahlzeit mit Protein zu ergänzen. Proteinpulver kaufen Sie im Reformhaus oder beim Bodybuilderbedarf und im Biosupermarkt.

Kollagenhydrolysat löst sich in kalten Getränken, schmeckt aber vielen Menschen nicht so gut. Im Smoothie verschwindet Kollagenhydrolysat in der Regel geschmacklich etwas besser als andere Proteinpulver. Gelatine müssen Sie in warmer (nicht kochender) Flüssigkeit lösen. Es gibt mittlerweile ein paar Hersteller, die Kollagen/Gelatine aus Weidehaltung anbieten, wie beispielsweise Primal oder WoldoHealth (über Amazon).

Vegetarier ersetzen Fleisch immer durch Proteinpulver. Holen Sie sich auch Sonnenblumenlecithin (am liebsten Bio, nicht Sojalecithin, nicht genmanipuliert). Dies macht den Konsum des Eiweißpulvers leichter, und Sie bekommen noch ein paar Phospholipide dazu, die gut für die Zellmembranen sind.

Das Reiseiweißpulver schmeckt nur im Smoothie einigermaßen. Wenn Sie eine Mahlzeit einfach einmal schnell mit Reiseiweiß ergänzen wollen, nehmen Sie es am besten in einem Glas Wasser ein. Das schmeckt zwar nicht, ist aber schnell erledigt. Dann essen Sie dazu einfach Ihre Kohlenhydrate mit Fett, wie es Ihnen gefällt. Betrachten Sie das Eiweißpulver als Medikament und nicht als Essen. Falls Sie das Pulver gar nicht anders runterbekommen, mischen Sie sich einen kleinen Smoothie aus wenigen Beeren, Lecithin, Wasser und Eiweißpulver.

Nicht erlaubte Lebensmittel

- **Zucker** in jeglicher Form (auch kein Honig, Agavendicksaft etc.), Ausnahme: bestimmte Obstsorten, siehe unter »Erlaubte Lebensmittel«
- **Stevia,** da östrogenförderlich
- **Eier**
- **Milch** (auch keine laktosefreie Milch)
- **Milchprodukte** (Butter können Sie als Ghee (→ Seite 200) essen). Wenn Sie absolut sicher sind, dass Sie Laktose vertragen, darf es auch Butter sein.
- Vermeiden Sie alle **Konservierungsstoffe, Farbstoffe, Junk-Food.**
- **Fruchtsäfte,** die Sie nicht selbst frisch hergestellt haben
- **Alkohol** als Getränk in jeglicher Form
- **Soja,** außer als fermentierte Soja Sauce oder Miso (gelegentlich)
- **Nüsse** und **Samen** äußerst sparsam verwenden
- **Nahrungsmittel, die Sie nicht vertragen,** z. B. weil Sie eine Histaminintoleranz haben. Das gilt auch für diejenigen, die hier zwar erlaubt sind – wenn Sie sie nicht vertragen, lassen Sie diese natürlich ebenfalls weg. Wenn Sie eine Histaminintoleranz haben, wissen Sie in der Regel gut, was Sie vertragen. Lassen Sie in jedem Fall die Lebensmittel weg, die bei Ihnen einen Histaminschub auslösen.
- **Kräuter** und **Gewürze** mit besonders starken **Phytoöstrogenen:** Salbei (einmal im Monat als Gewürz okay, als Tee nicht), Rotklee, Frauenmantel, Schafgarbe, Süßholzwurzel und schwarze Johannisbeerblätter (bei hohen Kortisolwerten, bei niedrigen sind sie okay). Auch Kräuter, die als »Frauenkräuter« oder »abtreibend« gelten, sollten nur ausnahmsweise genossen werden (dies lässt sich googlen). Bockshornklee, siehe auch unter Nachtschattengewächse.
- **Nachtschattengewächse** (Tomate, Kartoffel, Aubergine, Chilli, Goji Beeren u. a.). Nachtschattengewächse sind häufig der Auslöser von entzündlichen Prozessen und enthalten zudem eine aktive Form von

Vitamin D (Kalzitriol), was für die meisten Patienten am Anfang der Kur nicht förderlich ist. Pilze enthalten ebenfalls Kalzitriol.

Erlaubte Lebensmittel

Stellen Sie Ihre Mahlzeiten ausschließlich nach den Lebensmitteln in dieser Liste zusammen. Lebensmittel, die nicht in dieser Liste stehen, sollten Sie während der Kur grundsätzlich nicht verzehren. Befindet sich ein Nahrungsmittel nicht auf dieser Liste, gibt es dafür Gründe!

Getränke

- **Wasser,** still oder mit Kohlensäure (wie Sie es am besten vertragen)
- **Tee** ohne Koffein (außer Salbei, Rotklee, Frauenmantel, Brombeere), Beispiele: Zitronenmelisse, Zitronengras, Ingwer, Früchtetee. Rotieren Sie Ihre Teesorten. Trinken Sie nicht mehr als 1 bis 2 Tassen Kräutertee am Tag.
- 1 Tasse **Kaffee oder teeinhaltiger Tee** zum Frühstück ist erlaubt, ohne Milch und Zucker. Koffeinierte Getränke sollten immer im unmittelbaren Zusammenhang mit einer Mahlzeit genossen werden. Koffeinfreier Kaffee ist erlaubt, trinken Sie aber auch davon nicht mehr als eine Tasse täglich. Kaffee verhindert die Aufnahme von Vitamin B1, einem sehr wichtigen Stoff für die Heilung des Stoffwechsels und Ihrer Hormone.
- **Milchersatz** wie Hafermilch, Reismilch, Kokosmilch. Meiden Sie aus Nüssen hergestellte Milchdrinks eher.
- **Frisch gepresste Säfte,** siehe aber Einschränkungen bei Obst und Gemüse (→ Seite 203 ff.). Grüne Smoothies aus rohen Kohlsorten sollten vermieden werden. Manche Stoffwechseltypen vertragen zu viel Folsäure nicht (Untermethylierer, siehe Exkurs »Epigenetik/Arzneikrankheiten«, Seite 262 f.) und sollten diese Nahrungsmittel daher nur sparsam konsumieren.

Fette

- **Ghee**
- **Butter** (wenn Sie sicher nicht laktoseintolerant sind)
- **Olivenöl**
- **Macadamiaöl**
- **Kokosöl/Kokosfett.** Wer den Geschmack des Kokosöls nicht mag, kann desodoriertes (geschmacksneutrales) Kokosöl verwenden (Eden, Reformhaus). Palmin enthält Transfette, ist also nicht empfehlenswert. MCT-Öl ist eine besondere Form von Kokosöl, die besonders viel Energie spendet. Erhältlich ist es z. B. bei Amazon von Primal. Es hat keinen Kokosgeschmack und ist flüssig – optional und nicht unbedingt notwendig.
- **Rindertalg**
- **Kokosmilch**
- **Sahne** (sofern Sie keine Unverträglichkeit gegenüber Laktose haben)

Herstellung Ghee

Sie brauchen: 500 g Butter und saubere Weckgläser
Butter in einen Topf geben und langsam erhitzen, bis sie zu köcheln beginnt. Die flüssige Butter bei geringer Hitze etwa 20 bis 30 Minuten weiterköcheln lassen. Währenddessen den Schaum, der sich auf der Oberfläche bildet, mit einem Esslöffel abschöpfen. Sobald die Butter einen goldbraunen Farbton bekommt, Topf vom Herd nehmen und Ghee leicht abkühlen lassen. Flüssiges Ghee durch ein sauberes Baumwolltuch abgießen und anschließend in Weckgläser füllen. Erst wenn alles vollständig abgekühlt ist, gut verschließen und in den Kühlschrank. Ghee hält kühl aufbewahrt mehrere Monate.

Protein (Eiweiß)

- Alle **Fleisch-** und **Fischsorten** (am besten Bio). Bitte beschränken Sie Ihren Konsum von rotem Fleisch auf 500 Gramm pro Woche. Essen Sie Fisch nur einmal wöchentlich, da Sie ansonsten organisches Quecksilber in Ihrem Gewebe anhäufen würden. Schweinefleisch ist u. a. im Hinblick auf Hormone umstritten – entscheiden Sie selbst, ob Sie es zu Ihrer Proteinquelle machen oder nicht.
- **Wurst,** wenn kein Zucker oder Konservierungsstoffe enthalten sind.
- **Kollagenhydrolysat:** Es ist empfehlenswert, täglich etwa 30 Gramm Kollagen zu sich zu nehmen, da es andere Aminosäuren aufweist als Fleisch.
- **Gelatine** (gibt es oft nur vom Schwein), wie Kollagen verwenden
- **Reisproteinpulver**
- **Knochenbrühe,** wobei Sie zusätzlich zur Knochenbrühe weiteres Eiweiß brauchen werden

Im Hinblick auf eine vollwertige Vitaminversorgung (echtes Vitamin A, Vitamin B12) sollten Sie Fleisch oder Fisch essen. Einmal täglich ist ausreichend. Sie müssen auch nicht mehr als 80 Gramm Fleisch täglich konsumieren. Wichtig ist, dass Sie auf die entsprechende Menge an *reinem* Protein kommen. Wie genau Sie das tun, ist Ihnen überlassen. Wechseln Sie also ab, wenn Ihnen eine Quelle zum Hals heraushängt.

Während die meisten Menschen eher zu wenig Eiweiß essen, nehmen einige muskelaffine Menschen zu viel Eiweiß zu sich. Möglicherweise führt das zunächst zu etwas mehr Muskelaufbau. Der Stoffwechsel als Ganzes leidet aber mittelfristig unter einem Missverhältnis von Eiweiß und basischen Mineralstoffen wie Kalium und Magnesium. Es ist ohnehin schwer genug, den Bedarf an diesen Stoffen zu decken. Essen Sie zu viel Eiweiß, müssten Sie noch mehr Obst und Gemüse zu sich nehmen, damit das Verhältnis stimmt – was einfach faktisch irgendwann nicht mehr möglich ist. Außerdem kommt es zu Problemen mit den Nebennieren, und Sie geraten letztendlich in den Katabolismus. Darunter leidet irgendwann nicht nur Ihr Muskelaufbau. Auch Wassereinlagerungen, Schlafprobleme, häufiges Urinieren und weitere Symptome können entstehen. Mit anderen Worten: Stellen Sie Ihre Eitelkeit nicht über Ihre Gesundheit. Essen Sie auch als großer, junger sportlicher Mann nicht mehr als 100 Gramm **reines** Eiweiß täglich.

Kohlenhydrate

- **Reis** (Basmati, Vollkorn, Wildreis)
- **Quinoa**
- **Teff**
- **Pasta** aus Reis oder Buchweizen (mit Süßkartoffel)
- **Pastinaken**
- **Süßkartoffeln**
- **Haferflocken** (glutenfrei)
- **Sorghum**
- **Mais**
- **Buchweizen**
- **Amaranth**
- **Hirse** (nicht täglich, da goitrogen, siehe »Entlastungsmaßnahme der Schilddrüse«, Seite 180)
- **Kastanien**
- **Maniok/Tapioka**
- **Topinambur**
- **Plantanen (Kochbananen)**
- **Jackfruit**

Ballaststoffe

- **Flohsamenschalen**, (bitte keine Chia-, Lein-, Hanfsamen etc.)

Hülsenfrüchte (zählen zu den Kohlenhydraten)

- **Linsen** (alle Farben)
- **Bohnen** (braun, weiß, rot, schwarz)
- **Kichererbsen**
- **Erbsen**

Weichen Sie Hülsenfrüchte am besten am Abend vorher in warmem Essigwasser ein, dann normal kochen. Notfalls können Sie auf Dosenprodukte zurückgreifen. Sie können einen Teil Ihres Eiweißbedarfs durch Hülsenfrüchte abdecken. Behalten Sie aber Ihre tägliche Ration im Auge: 100 Gramm Hülsenfrüchte enthalten in der Regel nur etwa 9 Gramm reines Eiweiß.

Gemüse (zählt in dieser Kur und für die »Berechnung« nicht zu den Kohlenhydraten)

- **Artischocken**
- **Spargel** (weiß und grün)
- **Karotten**
- **Zucchini**
- **Ingwer**
- **Chicorée**
- **Selleriegrün und Wurzelsellerie**
- **Zwiebeln, Frühlingszwiebeln, Knoblauch**
- **Bambussprossen**
- **Gurken**
- **Fenchel**
- **Grüne Bohnen**
- **Lauch**
- **Rettich und Radieschen**
- **Zuckererbsen**
- **Kürbis**

- **Wasserkastanien**
- **Rote Bete**
- **Spinat**
- **Mangold**
- **Pilze** (1-2 Mal pro Woche)
- **Grünblattgemüse** (Rucola gehört zur Kohlfamilie)

Kohlfamilie

- **Pak Choi**
- **Brokkoli**
- **Weißkohl, Rotkohl, Rosenkohl**
- **Steckrüben**
- **Mairüben**
- **Sauerkraut** (nicht roh)
- **Blumenkohl**
- **Kohlrabi**
- **Grünkohl**

Sollten Sie unter den folgenden Problemen leiden, reduzieren oder vermeiden Sie bitte den Konsum besonders schwefelhaltiger Gemüsesorten (alle Kohlsorten und Senfsorten: Knoblauch, Zwiebel, Lauch, Senf, Rucola) für mindestens zwei Wochen:

- Leaky Gut oder Dysbiose der Dünndarmflora
- Blähungen
- Probleme mit der Entgiftung
- Entzündliche Prozesse
- Ekzeme aller Art oder umschriebene Röte
- Hitzewallungen, besonders nachts

Alle Kohlsorten sollten nur ausnahmsweise roh verzehrt werden, da sie goitrogene Substanzen enthalten, die die Jodaufnahme in der Schilddrüse verhindern. Dünsten zerstört Goitrogene bei den meisten Sorten. Eine Ausnahme stellt Hirse dar, weshalb Sie Hirse nur gelegentlich essen sollten.

Vergessen Sie das Gemüse nicht! Eiweiß und Kohlenhydrate wirken meist säuernd auf den Körper. Durch ausreichend Gemüse nehmen Sie Mineralstoffe zu sich und gleichen so die Säuren aus. Sie sollten mittags und abends mindestens 2 Handvoll Gemüse zu jeder Mahlzeit essen (entspricht etwa 4 bis 5 Portionen). Durch die enthaltenen Ballaststoffe bleiben Sie außerdem auch länger satt.

Obst

- **Äpfel**
- **Bananen** (noch hart, nicht überreif)
- **Alle Beerensorten** (auch getrocknet, Rosinen sind keine Beeren und sollten daher nicht verzehrt werden)
- **Kirschen** (auch getrocknet)
- **Feigen** (frisch)
- **Kiwi**
- **Zitronen und Limetten**
- **Kokos** in jeglicher Form

Andere Obstsorten enthalten entweder zu viel Zucker oder Fruktose (im Verhältnis zu Glukose) und sollten daher gemieden werden. Solange Ihr Blutzuckerspiegel nicht stabil ist, essen Sie bitte nicht mehr als etwas Obst zum Frühstück und ein Stück Obst als Snack. Wenn Sie hungrig sind, weichen Sie lieber auf herzhafte Snacks aus. Nutzen Sie Obst nicht als Ersatz für Süßigkeiten! Ihr Körper muss sich daran gewöhnen, mit wenig einfachen Zuckerquellen auszukommen.

Ganz wichtig:

Eine ausreichende Versorgung mit Kalium ist für das Gelingen einer hormonellen Balance unerlässlich. Sie sollten deshalb versuchen, täglich zwischen 3500 bis 4000 mg Kalium durch Ihre Ernährung zu sich nehmen. Dafür müssen Sie viel Gemüse und Obst aus der Liste (Obst weniger als Gemüse) essen. Selbst wenn Sie das Gefühl haben, dass Sie das tun, rate ich Ihnen aus Erfahrung, Ihre tatsächliche Einnahme einmal genau zu ermitteln (dafür gibt es Apps wie z. B. naehrwertrechner.de).

Gewürze/Sonstiges

- **Kapern/Kapernäpfel**
- **Oliven**
- **Salz** (kein Himalajasalz)
- Alle **Gewürze** und nicht ausgeschlossene **Kräuter** in küchenüblichen Mengen und nicht in Massen (da Phytoöstrogene)
- **Saucen,** solange sie erlaubte Lebensmittel enthalten
- **Senf und Meerrettich** (roh nur gelegentlich und in kleinen Mengen, da goitrogen)
- **Erdmandel** (in kleinen Mengen und als Gewürz, da sonst zu viele Kohlenhydrate verzehrt werden)
- **Essig** (kein Balsamico)

Salzen Sie Ihre Mahlzeiten nach Verlangen, und schränken Sie nicht »vom Kopf her« Ihren Salzkonsum ein. Verwenden Sie reines Natriumchloridsalz ohne Rieselhilfen und Zusätze wie Jod oder Fluorid. Kein Himalajasalz oder andere bunte oder graue Salzarten (es besteht die Gefahr einer Verunreinigung mit Schwermetallen).

Snacks

- **Obst** am Nachmittag
- **Obstsäfte** als Smoothie am Nachmittag
- **Gemüsesticks** den ganzen Tag
- **Proteinsnacks** aus der Liste der Eiweiße den ganzen Tag. Veganer Käse ist okay, solange die Zutaten gemäß der Nebennierenkur erlaubt sind.
- **Reiswaffeln, Maiswaffeln,** glutenfreies **Knäckebrot** mit etwas Fettaufstrich (Ghee, Kokosfett) oder Wurst
- **Hafercracker**
- **Kokosjoghurt,** in Maßen auch Cashewjoghurt etc.

Wenn Sie Rezeptideen suchen, finden Sie diese online unter: nebennierenkur.de

Natürlich können Sie sich auch selbst Rezepte zusammenstellen. Die Rezepte der Nebennierenkur sind rein optional und dienen nur Ihrer Unterstützung. Wenn Sie sich ein wenig mit dieser Ernährungsform auseinandergesetzt haben, werden Sie merken, dass Sie durchaus auch während der Nebennierenkur lecker und kreativ kochen können. Sie finden mittlerweile im Buchhandel oder auch online sehr viele Anregungen für schmackhafte Rezepte, die frei von Zucker, Gluten, Milchprodukten, etc. sind.

TIPP

Kochen Sie am Abend eine größere Portion Hülsenfrüchte. Daraus können Sie die nächsten Tage Suppen oder Salate zubereiten.
Auch die Sättigungsbeilage kann für mehrere Tage im Voraus zubereitet werden.
Frosta-Gerichte sind ein guter Kompromiss zwischen Gesundheit und Schnelligkeit, da sie keine Zusatzstoffe enthalten. Kaufen Sie sich Gerichte, die weder Milch noch Gluten enthalten.

Portionsgrößen

Kohlenhydrate

1 Portion hat die Größe eines Golfballes, z. B. stark gehäufter Esslöffel

Fette

1 Portion hat die Größe eines Golfballes

Eiweiß

1 Portion Fleisch, Geflügel oder Fisch hat etwa die Größe eines Handtellers. Verwenden Sie Proteinpulver, sind dies 25 bis 35 Gramm. 30 Gramm Kollagen entsprechen 30 Gramm reinem Eiweiß. 100 Gramm Hülsenfrüchte haben etwa 9 Gramm reines Eiweiß.

Gemüse

unbegrenzt

Viele Menschen tun sich mit der Angabe »Golfballgröße« schwer. Ich möchte es Ihnen gern ersparen, jedes Lebensmittel penibel abwiegen zu müssen. Es kommt wirklich ausdrücklich **nicht** auf die Grammzahl an, sondern auf das **ungefähre** Volumen.

Bei »abmessbaren Speisen« entspricht Golfballgröße etwa einem sehr gut gehäuften Esslöffel. Sie können auch ein standardisiertes Maß für Tassen verwenden – hier entspricht Golfballgröße etwa ¼ Tasse. Bei Maiswaffeln stellen Sie sich vor, Sie würden sie zerkrümeln und in einen Golfball füllen. Bei Reis, Linsen und Co ist der gekochte Zustand gemeint, in dem sie – gedanklich – zum Golfball geformt werden. Die Portionsgrößen sowie die Verteilung der Portionen über den Tag sind nicht willkürlich. Die Nebennierenkur funktioniert nicht, wie sie soll, wenn Sie bei den Portionen nach unten oder oben schummeln. Bei auftretenden Problemen finden Sie im Kapitel »Troubleshooting« (→ Seite 211 ff.) Hilfestellungen und Lösungsvorschläge.

Tipp

Kaufen Sie, wann immer möglich, Lebensmittel in Bioqualität. Achten Sie auf die unterschiedlichen Siegel, und kaufen Sie am besten regional und saisonal. Obst und Gemüse können Sie in Natron waschen, um Schadstoffe, Pestizide und andere anhaftende Stoffe besser zu entfernen.

So sollte die Verteilung der Portionen über den Tag aussehen:

Frühstück:

1 Portion Eiweiß + 1 bis 2 Portionen Kohlenhydrate + 1 Portion Fett

Mittag:

1 Portion Eiweiß + 2 bis 3 Portionen Kohlenhydrate + 1 Portion Fett + Gemüse nach Belieben (mindestens 2 Handvoll)

Abend:

1 Portion Eiweiß + 3 bis 4 Portionen Kohlenhydrate + 1 Portion Fett + Gemüse nach Belieben (mindestens 2 Handvoll)

Rezeptvorschläge finden Sie unter:
nebennierenkur.de

Bitte beachten Sie in Bezug auf die Rezepte der Nebennierenkur folgende Anmerkungen.

Vegetarier und Veganer

Generell ist die Nebennierenkur auch für Vegetarier und Veganer geeignet. Allerdings müssen in diesem Fall eventuell Abstriche beim Genuss gemacht werden, da viele eiweißhaltige Ausweichprodukte wie z. B. Käse, Eier, Tofu, Tempeh und nuss-basierte Produkte in dieser Kur nicht erlaubt sind.

- Käse enthält Laktose und Kasein, was oft nicht vertragen wird, außerdem führt es zu Verschleimung.
- Eier werden ebenfalls häufig nicht vertragen, auch wenn Sie diese Unverträglichkeit vielleicht nicht bemerken.
- Tofu und Tempeh sind reine Phytoöstrogenbomben. Das gilt natürlich auch für alle anderen sojahaltigen Produkte.
- Seitan ist pures Gluten und wird ebenfalls oft nicht vertragen.
- Nuss-basierte Produkte sind oft allergen, enthalten viel Kupfer und ein ungünstiges Ausmaß an Omega-6-Fettsäuren.

Dementsprechend gehören diese Lebensmittel zu den nicht erlaubten Lebensmitteln in der Nebennierenkur, und Sie sollten darauf verzichten, auch wenn Sie diese Lebensmittel scheinbar vertragen. Damit bleibt letztlich nur veganes Proteinpulver als Eiweißquelle übrig. Bitte bedenken Sie Folgendes: Die Nebennierenkur ist eine diätetische Maßnahme zur Unterstützung Ihrer Hormone. Der Genuss steht nicht im Vordergrund.

Fruktoseintoleranz

Die angegebenen und erlaubten Obstsorten zeichnen sich durch ein gutes Verhältnis von Fruktose und Glukose aus. Das Obst können Sie allerdings auch weglassen, wenn Sie es nicht gut vertragen. Sollten Sie stark auf Fruktose reagieren, müssen Sie wahrscheinlich auch bei der Auswahl der erlaubten Gemüsesorten Abstriche machen.

Histaminintoleranz

Die Nebennierenkur ist nicht für Menschen mit Histaminintoleranz geeignet, da sie histaminhaltige Nahrungsmittel und Histaminliberatoren (Lebensmittel, die nur wenig Histamin enthalten, aber entweder die Histaminausschüttung im Darm begünstigen oder das DAO-Enzym blockieren können) beinhaltet. Deshalb sollte bei Histaminintoleranz die Kur im besten Fall in Absprache mit einem Therapeuten durchgeführt werden.

Troubleshooting

Aller Anfang ist schwer. Insbesondere dann, wenn Sie über sehr wenig Energie verfügen, kann es sein, dass Ihnen die Organisation oder Durchführung der Kur zunächst zu anstrengend erscheint. Machen Sie sich bewusst, dass dieser Zustand vorübergeht, sobald Sie sich besser fühlen. Dafür machen Sie die Nebennierenkur! Im Folgenden finden Sie »Erste-Hilfe-Maßnahmen« bei den häufigsten Begleiterscheinungen während der Kur.

Schwäche: Wenn sich im Lauf der Kur Schwäche, Reizbarkeit, Frieren, Gehirnnebel etc. verschlechtern, sollten Sie etwas mehr Kohlenhydrate zu sich nehmen. Fügen Sie zunächst eine Zwischenmahlzeit am Morgen hinzu (z. B. Reiswaffel, Maiswaffel, glutenfreies Knäckebrot mit Ghee, Kokosfett, Wurst). Wenn das noch nicht reicht, erweitern Sie zwischen Mittag und Abend um eine weitere Zwischenmahlzeit. Wenn Sie sich dann immer noch nicht gut fühlen, erweitern Sie das Frühstück mit erlaubten Kohlenhydraten. Steigern Sie das Abendessen um 1 Portion Kohlenhydrate. Wenn das nicht reicht, fügen Sie auch zum Mittagessen und dann zum Frühstück eine Portion Kohlenhydrate hinzu. Ignorieren Sie diese Zeichen nicht, um schneller abzunehmen! Der Schuss geht garantiert nach hinten los, spätestens, wenn die Kur vorbei ist (Jo-Jo-Effekt).

Psyche verschlechtert sich: Unterschreiten Sie auf keinen Fall die Kohlenhydratangaben (Portionen). Wenn gleichzeitig Schwäche auftritt, siehe zusätzliche Kohlenhydratsportionen oben.

Blähungen: Viele Menschen sind Eiweiß in ihrer Ernährung nicht mehr gewohnt. Wenn Sie trotz Verdauungshilfen (HCL, Verdauungsenzyme) durch das Eiweiß im Reisprotein aufgebläht sind oder es sonst nicht vertragen, wechseln Sie bitte die Eiweißquelle. Probieren Sie dann auf jeden Fall Kollagenhydrolysat aus, und schauen Sie, ob andere Eiweißquellen besser verträglich sind. Wenn das nicht der Fall ist, reduzieren Sie die Eiweißquelle auf ein verträgliches Maß, versuchen Sie aber zu einem späteren Zeitpunkt, Ihren Verzehr wieder zu steigern. Probieren Sie bitte auch durch verschiedene Kombinationen von HCL und Enzymen, die Verträglichkeit des Eiweißes zu steigern.

Völlegefühl: Wenn Sie das Gefühl haben, Sie müssen zu viel essen, reduzieren Sie leicht das Fett und danach das Eiweiß (z. B. um ⅓). Unterschreiten Sie nicht die Angaben für die Kohlenhydrate. Verwenden Sie Verdauungshilfen (siehe unter Nahrungsergänzung, Seite 220 ff.).

Ungewolltes Abnehmen: Essen Sie pro großer Mahlzeit 5 Golfballgrößen Kohlenhydrate, und nehmen Sie zusätzlich Zwischenmahlzeiten zu sich. Essen Sie mehr Fett (nach Verlangen, wenn das Ihre Verdauung verträgt). Denken Sie daran, dass bei Regulationsprozessen Gesundheit vor Schönheit geht. Es ist leider nicht möglich, bei Regulationsprozessen Schritte zu überspringen. Der Körper hat seine eigene Weisheit. Vertrauen Sie ihm.

Ungewolltes Zunehmen: Selten kommt es vor, dass Patienten während der Nebennierenkur zunehmen. Das hat damit zu tun, dass Ihr Adrenalin durch diese Kur gesenkt wird. Diese Adrenalinsenkung ist ein absolut notwendiger Schritt bei der Regulierung von Hormonen! Adrenalin verbrennt, genauso wie Schilddrüsenhormone, sehr viel Fett. Doch die Schilddrüsenleistung steigt manchmal langsamer an, als das Adrenalin sinkt. Manchmal reguliert sich auch vorher niedriges Kortisol herauf, und die Schilddrüse kommt nicht hinterher (Bauchfett). Diese Zunahme reguliert sich meist ganz von allein wieder.

Unverträglichkeit von Kohlenhydraten: Die meisten Patienten können am Anfang der Therapie Kohlenhydrate nur bis zu einem gewissen Grad verdauen beziehungsweise verwerten. Insulinresistenz und die Verdauung von Kohlenhydraten regenerieren sich nicht über Nacht. Unterschreiten Sie die Mindestmengen der Kohlenhydrate nicht, sonst beenden Sie den Hungerstoffwechsel nie. Der Körper muss in gewisser Weise wieder lernen, mit Kohlenhydraten umzugehen. In Ihrem Körper verändern sich allmählich Enzymsystem sowie Darmflora. Verwenden Sie Verdauungshilfen (HCL, Enzyme). Suchen Sie notfalls die Hilfe eines qualifizierten Therapeuten, wenn Sie gar nicht zurechtkommen.

Restaurantbesuche und Einladungen: Während der ersten acht Wochen sollten Sie dafür sorgen, dass Sie die Nebennierenkur streng einhalten. Möglicherweise wird Ihr Sozialleben dadurch eingeschränkt – das ist ein Preis, den Sie zu diesem Zeitpunkt ihrer Behandlung zahlen müssen. Viele Lokale bieten durchaus Optionen an, die mit der Nebennierenkur kompatibel sind, zum Beispiel thailändische Restaurants. Auch beim Italiener können Sie Reis statt Pasta bekommen. Wenn Sie die Mittagspause nicht zu Hause verbringen, nehmen Sie sich etwas zu essen mit.

Nervfaktor Ernährungsumstellung: Viele Menschen vergessen, dass Ernährung (genauso wie Atmen) die Basis des Lebens ist. Insofern sollten Sie Ihre Prioritäten möglicherweise überdenken, wenn es Ihnen zu viel Arbeit ist, in puncto Ernährung gut für sich zu sorgen. Denken Sie an Folgendes: Viele Menschen glauben, dass sie bestimmen können, wie der Körper funktioniert und was ihm guttut. Das funktioniert so natürlich nicht. Wir Menschen machen nicht die Regeln. Wir haben nur die Wahl, die Bedürfnisse des Körpers zu beachten – oder eben nicht. Tun wir es nicht, zahlen wir einen Preis (Krankheiten, Beschwerden, Symptome). Es fällt Ihnen also möglicherweise leichter, eine Ernährungsumstellung zu akzeptieren, wenn Sie sich klarmachen, dass der Körper feste Regeln hat, nach denen er funktioniert.

Zu schwach für eine gute Ernährung: Ihrem Körper ist es egal, dass Sie arbeiten, eine Familie haben oder sich aus anderen Gründen nicht dazu in der Lage fühlen, Ihre Ernährung zu sichern. Wenn Sie wenig Kraft für anstehende Aufgaben in Ihrem Leben haben, priorisieren Sie Ihre Ernährung. Verzichten Sie lieber auf den Spazierganz oder eine makellos geputzte Wohnung als aufs Essen. Ihr Energielevel sollte sich im Lauf der Therapie verbessern. Dann können Sie auch wieder mehr in Ihrem Leben schaffen. Wenn Sie sich nicht um sich kümmern, tut es keiner. Beziehungsweise: Wenn Sie nicht lernen, sich aus Abhängigkeiten zu befreien, wird Ihr Hormonsystem es schwer haben, sich zu erholen. Für sich zu sorgen ist eine wesentliche psychische Voraussetzung für hormonelle Balance.

Familie oder Arbeitskollegen sind dagegen: Auch hier gilt: Befreien Sie sich aus Abhängigkeiten. Nur Sie selbst können sich gesund machen. Wie und was Sie essen, hat nichts damit zu tun, wie Ihre Umgebung sich ernährt. Sie sollten nicht auf Zustimmung von Ihrem Umfeld, Ihrem Partner oder Freunden warten. Sie müssen sich entschließen, diesen Weg zu gehen. Im Übrigen schadet »Clean eating« auch Ihrer Familie nicht. Sollte

Ihre Familie nicht mitmachen wollen, müssen Sie wohl oder übel für sich separat etwas zubereiten.

Ich weiß nicht, was ich essen soll: Wenn Sie sich ehrlich mit der Nebennierenkur auseinandersetzen, werden Sie feststellen, dass Sie eine gute Auswahl an Lebensmitteln haben, mit denen Sie wohlschmeckende Speisen zubereiten können. Statt Milch gibt es Hafer- oder Reismilch, statt Weizenbrötchen glutenfreie Alternativen. Es ist in erster Linie eine Gewöhnungssache und eine Frage Ihrer Einstellung. Betrachten Sie die Kur als etwas Gutes, das Sie für sich tun – nicht als Verzicht. In zweiter Linie geht es dann um die Beschaffung von Alternativen. Das ist am Anfang vielleicht etwas mühsam, gelingt im Lauf der Kur aber immer besser.

Echte Hungersymptome von Heißhunger abgrenzen: Wenn Sie einen erhöhten Grundumsatz haben (z. B. durch Adrenalinbelastung oder Schilddrüsenüberfunktion), brauchen Sie unter Umständen mehr Kohlenhydrate. Nicht zu verwechseln sind Hungersymptome mit einfachem Heißhunger. Zu den echten Hungersymptomen zählen Konzentrationsschwierigkeiten, Schwächegefühl, Zittern, zu schnelle Gewichtsabnahme (mehr als 1 Kilogramm pro Woche), in manchen Fällen Nervosität, kalter Schweiß, Herzklopfen (Adrenalinausschüttung). Wenn Sie einfach nur Appetit auf Kohlenhydrate oder Heißhungerattacken haben, wird sich das meist nach ein paar Tagen von selbst regulieren, sobald Ihr Blutzuckerspiegel nicht mehr schwankt. Sollten diese Symptome nach drei Monaten noch immer andauern und organische Ursachen ausgeschlossen worden sein, liegt der Grund für die Zuckersucht meist in der Psyche.

Anmerkungen zu Heisshunger/Zuckersucht

Die meisten Menschen neigen dazu, mehr Kohlenhydrate essen zu wollen, obwohl sie sie nicht brauchen (wie ihr Grundumsatz belegt). Dieses Verhalten kann folgende Ursachen haben:

- Gewohnheit
- Kohlenhydrate und ein voller Bauch verursachen das Gefühl von Geborgenheit.
- Zu lange andauernde Essenspausen führen bei Menschen, die zu Unterzuckerungen neigen, zu einem Riesenhunger, der vorwiegend mit Kohlenhydraten gedeckt wird.
- Eiweiß- und Fettmangel werden mit großen Kohlenhydratportionen ausgeglichen, weil die Person noch nicht alle Nährstoffe hat, die sie braucht. »Mangel« übersetzt der Körper meist mit unmittelbarem Hunger auf Kohlenhydrate.
- Emotionales Essen: Zucker und Kohlenhydrate werden als Liebesersatz genutzt.

Bitte steigern Sie auch bei echten Hungersymptomen die Menge an Kohlenhydraten nur langsam und nur um so viel wie nötig. Denn auch bei Hunger kommt der Blutzucker durcheinander, wenn Sie unkontrolliert Kohlenhydrate essen.

Sie addieren in dieser Reihenfolge:
Zwischenmahlzeiten (zwischen Frühstück und Mittag, Mittag und Abendessen, notfalls auch zur Nacht)
1 Portion am Abend
1 Portion am Mittag
1 Portion zum Frühstück

EXKURS

Wasser

Unser Leitungswasser ist leider vielfach mit Substanzen, die wie Östrogene wirken, belastet. Außerdem gelangt das künstliche Östrogen aus der Pille über den Urin und den Toilettengang der Anwenderinnen in den Wasserkreislauf. Damit bekommen Frauen, Männer und Kinder beim Verzehr gratis eine Portion Östrogene mit geliefert. Außerdem befinden sich vielfach auch Kupfer oder Blei im Grundwasser, da unsere Leitungen manchmal noch immer aus diesen Metallen bestehen. Um Bakterien zu bekämpfen, kommt auch in Deutschland zunehmend Chlor ins Leitungswasser. Chlor schädigt die Tätigkeit der Schilddrüse ebenso wie Antiepileptika, die ebenfalls ins Leitungswasser gelangen. Auch Pestizide wie Glyphosat, finden sich im Wasser. Zwar überschreiten diese Substanzen offiziellen Stellen zufolge die Schwelle der Gesundheitsgefährdung nicht, aber wie immer macht auch hier die Dosis das Gift – und davon abgesehen können diese Grenzwerte meiner Erfahrung nach für einzelne Menschen eben doch zu hoch sein.

Wasser aus PET-Plastikflaschen enthält Weichmacher (z. B. Bisphenol A), die ebenfalls eine östrogene Wirkung haben. Auch Pestizide können sich in Flaschenwasser befinden. Greifen Sie wirklich nur im Notfall darauf zurück! Sinnvolle Alternativen sind Wasserfilter oder Wasser aus Glasflaschen. Effiziente Umkehrosmoseanlagen filtern zuverlässig alle Belastungen aus dem Wasser, demineralisieren dieses jedoch auch. Perfekt ist nur unbelastetes und frisches Quellwasser – alles andere sind gute oder schlechte Kompromisse, die aber in der Regel leider nötig sind. Ich persönlich empfehle eher andere Filtermethoden wie die Pi-Wasserfiltration. Umkehrosmose halte ich aber nicht für schädlich.

MIKRONÄHRSTOFFE

Über eine ausgewogene Ernährung nehmen wir zwar auch Mikronährstoffe (Vitamine, Spurenelemente, Mineralien) auf, doch leider enthält selbst die beste und bewussteste Bio-Ernährung heute nicht mehr ausreichend Nährstoffe, um den Energiehaushalt gesund zu erhalten. Das hat einerseits damit zu tun, dass unsere Böden ausgelaugt sind und Nahrungsmittel daher oft nur noch einen Bruchteil der Nährstoffe von einst enthalten. Andererseits haben wir einen erhöhten Bedarf an Mineralstoffen, Vitaminen und Spurenelementen, um uns gegen Stressoren zu wehren, die aufgrund einer belasteten Umwelt auf unseren Körper einstürmen. Darüber hinaus ist auch unser schneller Lebensstil im Grunde unnatürlich, bei dem häufig keine Ruhepausen vorgesehen sind, es niemals wirklich still oder gar dunkel ist und meistens viel zu viele Dinge gleichzeitig passieren sollen.

All das belastet unseren Körper und erfordert ein starkes Energiesystem, was wiederum leider die zusätzliche Einnahme von Nährstoffen erforderlich macht. Dies trifft umso mehr zu, als dass natürlich auch Heilung an sich für den Körper energieaufwendig ist.

> Einen Körper gesund zu halten benötigt weniger Energie, als ihn gesund zu machen.

Die Optimierung des Stoffwechsels durch Mikronährstoffe ist eine Kunst für sich, denn die optimale Zusammenstellung von Nährstoffen ist sehr individuell und hängt von vielen Faktoren ab. Was dem einen Menschen hilft, kann bei dem anderen keinen Effekt haben oder im schlimmsten Fall sogar schaden. In fortgeschrittenen Stadien der Nebennierenerschöpfung werden außerdem nicht selten erhebliche Mengen an Mikronährstoffen benötigt, die den Rahmen einer reinen Nahrungsergänzung sprengen.

Die pauschale Empfehlung von Mikronährstoffen in pharmakologischen Dosen, also in Mengen, die das Maß der Nahrungsergänzung übersteigen, halte ich im Rahmen meiner Sorgfaltspflicht und des reinen Nutzens für Sie als Patienten für bedenklich. Die Empfehlung von Mikronährstoffen in höheren Dosierungen sollte aus meiner Sicht nur nach einer sorgfältigen Testung auf Nährstoffmängel erfolgen. Die dauerhafte Einnahme dieser Nährstoffe sollte ebenfalls durch Testungen überprüft werden.

Ich möchte Ihnen auch nicht verheimlichen, dass eine geringe Dosierung an Mikronährstoffen möglicherweise nicht ausreichen wird, um Ihr Energiesystem wirklich *wesentlich und umfassend* zu beeinflussen, besonders dann, wenn Sie in den Stadien drei oder vier Ihrer Nebennierschwäche stecken. In diesem Fall empfehle ich Ihnen dringend, sich in die Hände eines qualifizierten Therapeuten zu begeben, zumal Sie aller Wahrscheinlichkeit nach auch an anderen Stellen Unterstützung benötigen werden.

Schlussendlich sprengt leider auch eine genaue Anleitung dafür, wie Sie sich Ihr individuelles Nährstoffprogramm zusammenstellen, den Rahmen dieses Buches. Ich werde Ihnen im Kapitel »Weiterführende Hilfen« (→ Seite 258 f.) allerdings mein Online-Produkt Metahormonix vorstellen, das Sie dabei unterstützen kann, Ihre Einnahme von Mikronährstoffen anzupassen. Bitte beachten Sie aber auch hier, dass dieses Produkt nicht dazu in der Lage ist, eine Behandlung zu ersetzen.

Unter Berücksichtigung all dieser Punkte bin ich dennoch davon überzeugt, dass Sie durch die Einnahme der folgenden Nährstoffe durchaus zu einer Steigerung Ihrer Lebensqualität gelangen können. Wenn Sie sich an die angegebenen Einnahmeempfehlungen halten, können Sie nicht viel falsch machen.

Allgemeine Hinweise zur Einnahme von Nahrungsergänzung

Einnahmezeitpunkt der Nahrungsergänzung

Alle Nahrungsergänzungen sollten **mit dem Essen** (kurz davor, während, kurz danach) eingenommen werden, es sei denn, in der Beschreibung des einzelnen Stoffes steht ausdrücklich etwas anderes. Dadurch wird die Verträglichkeit der Präparate erhöht.

Sollte nichts anderes angegeben sein, können Sie die unterschiedlichen Nährstoffe auch **miteinander** einnehmen. Andernfalls wären Sie vermutlich den halben Tag mit der einzelnen Einnahme von Nahrungsergänzung beschäftigt. Zwar hemmen einzelne Stoffe die gegenseitige Aufnahme, andererseits kommen Stoffe in der Nahrung auch gleichzeitig vor – weswegen sich meiner Erfahrung nach im Ergebnis ein kleiner Verlust durch gegenseitige Hemmung weniger nachteilig auswirkt als eine komplette Überforderung der einnehmenden Person, weil alles zu kompliziert wird.

Es gibt gute Gründe dafür, wenn die Einnahme einzelner Nahrungsergänzungsmittel auf bestimmte Tageszeiten verteilt empfohlen ist. Sollten Sie aber die Nahrungsergänzung für eine bessere Verträglichkeit anders über den Tag verteilen wollen, ist dies in Ordnung.

Schleichen Sie die Nährstoffe ein (→ Seite 221). Hangeln Sie sich dann einfach an der angegebenen Reihenfolge entlang. Die Nahrungsergänzung wirkt durch Synergien, daher ist es nicht unbedingt wichtig zu wissen, was genau was bewirkt. Dies ist nur wichtig, wenn Sie etwas nicht vertragen.

Erwerb von Nahrungsergänzung

Kaufen Sie möglichst Präparate, die wenig Zusatz- und Füllstoffe enthalten. Gerade Stoffe, die Sie in Apotheken kaufen, enthalten leider häufig eine große Menge an unnötigen Zusatzstoffen wie Povidon Jod, Farbstoffe etc. Es ist meiner Erfahrung nach in Ordnung, Nährstoffe im Internet zu kaufen, solange die Qualität stimmt (ISO-Zertifizierung). Marken wie Greenfood, NOW, Sunday, Gloryfeel oder Vitamin Express können Sie sich einmal anschauen. Hier stimmt meist auch das Preis-Leistungs-Verhältnis.

Bei manchen Stoffen ist auch die Form wichtig. Wenn dem so ist, gebe ich dieses in der detaillierten Beschreibung an.

Einschleichen von Nahrungsergänzung

Schleichen Sie die Nahrungsergänzung ein. Fangen Sie mit dem ersten Präparat der Liste an, und warten Sie drei Tage ab. Dann gehen Sie zum nächsten Präparat über. Es geht hier insbesondere darum, dass Ihnen Unverträglichkeiten auffallen.

Wenn Sie gern langsam(er) einschleichen wollen, ist das immer möglich. Sie müssen sich dann allerdings auf einen längeren Verlauf einstellen. Dokumentieren Sie Verschlechterungen und Verbesserungen in Ihrem Fortschrittsbogen (→ Seite 256 f.).

Nebennierenkur und Nahrungsergänzung

Sie können die Nebennierenkur zeitgleich mit Ihrer Nahrungsergänzung beginnen oder eine Woche vorher mit der Nebennierenkur anfangen und dann die Nahrungsergänzung nehmen. Insbesondere dann, wenn Sie Nährstoffe bestellen und die Präparate erst nach und nach ankommen, können Sie unterdessen bereits mit der Kur beginnen.

Entgiftungserscheinungen

Sie sollten sich grundsätzlich im Lauf der Einnahme besser fühlen. Sollten Sie sich mit einzelnen Nahrungsergänzungsmitteln oder Präparaten nicht wohlfühlen kann dies unterschiedliche Gründe haben:

- Es findet eine zu schnelle Entgiftungsreaktion statt.
- Es tritt ein versteckter Mangel an anderen Nährstoffen zutage.

- Die Nahrungsergänzung ist für Sie ungeeignet (Allergien sind allerdings sehr selten).
- Durch eine zu schnelle Steigerung der Energie kann der Körper psychische Themen heraufbringen oder das Immunsystem zu sehr stimulieren.

Typische Erscheinungen einer Entgiftung sind u. a.:

- Kopfschmerzen
- Stimmungsschwankungen
- Verdauungsbeschwerden. Wichtig: Stuhlgang mehr als einmal am Tag ist gewollt, solange keine Begleitbeschwerden damit verbunden sind wie Durchfall, Blähungen, Schmerzen etc. Ein gesunder Mensch sollte (genau wie ein Baby) in etwa so oft Stuhlgang haben, wie er große Mahlzeiten genossen hat. Wenn Sie nicht mindestens einmal täglich zur Toilette gehen können, wird Ihr Körper Probleme mit der Entgiftung haben.
- Hautausschläge, juckende Haut
- Müdigkeit, Schlappheit
- Innere Erregung, Nervosität
- Veränderung des Geruchs oder der Farbe der Ausscheidungen
- Vermehrter Schweiß
- Gelenkschmerzen
- Schlafprobleme
- »Heilkrisen« in Form von Erkältungen, aufflammenden Entzündungen oder Pilzbefall
- Störungen des Menstruationszyklus bei Frauen, verstärktes PMS oder menstruelle Beschwerden. Rechnen Sie als Frau in den ersten drei Zyklen der Einnahme bitte nicht mit gravierenden Verbesserungen von PMS oder menstruellen Beschwerden. Es braucht meist etwas Zeit, bis die Veränderungen spürbar werden.

Entgiftungen sind ein notwendiger Prozess im Körper. Bei Nebennierenproblemen hat sich die Funktion der Entgiftungsorgane allerdings aufgrund des Energiemangels verschlechtert, wodurch sich viel »Müll« angesammelt hat. Dieser verabschiedet sich unter Umständen vielleicht unsanfter, als Ihnen lieb ist. Diese Erscheinungen erledigen sich allerdings auch sehr schnell wieder. In der Regel stellt sich nach der Entgiftung mehr Wohlbefinden ein. Somit lohnt es sich, kleine Unannehmlichkeiten erst einmal in Kauf zu nehmen.

Gehen Sie bei Beschwerden im Heilprozess daher immer folgendermaßen vor: Sollten die Erscheinungen zu heftig werden, setzen Sie die Präparate für drei Tage ab und beginnen dann (eventuell durch ein noch langsameres Einschleichen) erneut:

Setzen Sie alle Präparate ab, und fangen Sie nacheinander wieder mit der Einnahme an, um zu eruieren, ob und auf welches Präparat Sie im Einzelnen reagieren. Versuchen Sie in Bezug auf das einzelne Präparat zunächst, die Dosis zu reduzieren, um herauszufinden, ob Sie nicht einfach zu schnell entgiften. Fangen Sie dann ganz langsam an, das Präparat wieder einzuschleichen. Notfalls zerteilen Sie die Präparate und arbeiten sich »messerspitzenweise« hoch.

Bei heftigen Reaktionen oder auch, wenn eine Reduktion der Dosis immer noch Unwohlsein bereitet, setzen Sie das Präparat gänzlich ab.

Sind die Erscheinungen erträglich, warten Sie zwei Wochen ab und nehmen die Tabletten weiter. Befolgen Sie dann eventuell die Entlastungsmaßnahmen verstärkt. Durch Nahrungsergänzung verursachte Heilkrisen geben sich in der Regel nach dem Absetzen schnell wieder.

Dauerhafte Beschwerden werden sehr wahrscheinlich nicht durch Nahrungsergänzung verursacht. Bitte lassen Sie aber dennoch jegliche dauerhaften Beschwerden von einem Arzt abklären. Achten Sie darauf, dass Sie Symptome nicht fälschlicherweise auf die Nahrungsergänzung schieben und dadurch abklärungsbedürftige Symptome übersehen.

Wie lange muss ich Nahrungsergänzung nehmen?

Bitte beachten Sie, dass eine Stoffwechseloptimierung auch innerhalb einer individuellen Therapie oft mehrere Monate und manchmal Jahre braucht, um vollkommen in die Balance zu kommen. Das bedeutet nicht, dass Sie nicht vorher auch mit Verbesserungen Ihres Befindens rechnen dürfen. Am Anfang fühlen sich einige Menschen zunächst schlechter (Entgiftung) oder müde (Regulierung der Stresshormone, Entgiftung, Psyche) oder verspüren gar keine Wirkung. Geben Sie Ihrem Körper bitte mindestens sechs Wochen Zeit, um erste Verbesserungen zu bemerken.

Sollten Sie vieles nicht vertragen oder nach drei Monaten keine Verbesserung erfahren, wenden Sie sich bitte an einen Therapeuten. Erfahren Sie nur leichte Verbesserungen, empfehle ich Ihnen, spätestens nach sechs Monaten therapeutische Hilfe in Anspruch zu nehmen.

Nahrungsergänzungsmittel sind keine Wunderpillen. Sie müssen regelmäßig und über einen längeren Zeitraum eingenommen werden, damit sie Ihren Hormonhaushalt unterstützen können.

TIPP

Bitte klären Sie gegebenenfalls mit Ihrem Arzt oder Apotheker ab, ob die angegebenen Nährstoffe Wechselwirkungen mit Medikamenten entfalten, die Sie einnehmen!

Natürliche Nahrungsergänzung

Meiner Erfahrung nach reicht es aus, wenn Nahrungsergänzung naturidentisch ist. Aus echten Nahrungsmitteln muss sie nicht gewonnen werden. Schäden oder eine mangelhafte Wirkung konnte ich durch naturidentische Nahrungsergänzung bei korrekter Anwendung bislang noch nicht beobachten.

Schwangerschaft und Stillzeit

Sollten Sie als Frau unter der Einnahme der Nahrungsergänzung schwanger werden, setzen Sie Ihre Nahrungsergänzung ab. Nahrungsergänzung ist für Schwangere und Stillende nicht grundsätzlich gefährlich, allerdings müssen ein paar Grundsätze beachtet werden. In der Schwangerschaft und Stillzeit steht immer das Wohl des Kindes im Vordergrund. Entgiftungsreaktionen der Mutter sind nach Möglichkeit zu vermeiden, da Toxine auf das Kind übergehen können, wenn diese aus den Depots mobilisiert werden. Im Falle einer Schwangerschaft und während des Stillens fallen die Nährstoffbedürfnisse der Mutter und des Kindes häufig auseinander. Dementsprechend sollten Sie am liebsten vor oder nach einer Schwangerschaft mit einer Regulierung Ihres Stoffwechsels beginnen. Anders sieht die Sache aus, wenn Sie im Rahmen einer therapeutischen Behandlung schwanger werden. Denn dann haben Sie idealerweise bereits Entgiftungs- und Aufbauarbeit im Stoffwechsel geleistet, sodass Sie nun die angelegten Nährstoffreserven für Ihr Wohlbefinden und das Ihres Kindes verwenden können.

Grundversorgung

Die Basis der Mikronährstoffversorgung bilden Mineralien, Spurenelemente und Vitamine. Sie sind für den Körper unentbehrlich, müssen also regelmäßig, oft täglich, als Co-Faktoren zugeführt werden, damit die Mitochondrien aus Fetten, Eiweiß und Kohlenhydrate Energie herstellen können.

Anders als allgemein üblich, werde ich Ihnen diese Stoffe nicht nach Indikation vorstellen – also beispielsweise nicht sagen »Nehmen Sie bei Haarausfall Biotin«, sondern aus der Perspektive dessen, was die Mitochondrien brauchen, um Energie herzustellen. Aus dieser Perspektive werde ich Ihnen auch von der Einnahme bestimmter Stoffe abraten.

Einnahmeplan Nährstoffe

Mikronährstoff	Menge morgens	Menge mittags	Menge abends
Vitamin A	5000 IE		
Magnesium		300 mg	300 mg
Zink			50 mg
Vitamin C	500 mg		500 mg
Vitamin E	200 IE		
B Komplex	1 Kapsel		
Selen	100 mcg		
OPC	400 mg		
HCL	1 Kapsel	1 Kapsel	1 Kapsel
Verdauungsenzyme	1 Kapsel	1 Kapsel	1 Kapsel

Vitamin A

Einnahmehinweis: Ich empfehle ausschließlich echtes Vitamin A, also kein Betacarotin. Betacarotin und Vitamin A sind nicht das Gleiche. Betacarotin ist eine Vorstufe von Vitamin A und wird im Körper nur unter optimalen Bedingungen (gute Schilddrüsenleistung) in einem Verhältnis von etwa 20:1 in Vitamin A umgewandelt. Dosierungen über 5000 IE täglich sollten bei erhöhten Blutleberwerten vermieden werden, bis die Werte gesunken sind.

Magnesium

Magnesium lässt sich meist nur durch eine Kombination von transdermaler und oraler Einnahme ausgleichen. Transdermal bedeutet, dass Sie Nährstoffe auch über die Haut aufnehmen und nicht nur durch den Darm. Fangen Sie mit einer transdermalen Methode Ihrer Wahl aus der unten stehenden Liste an. Es ist wichtig, dass Sie die transdermalen Methoden ernst nehmen, da viele Menschen zu Beginn der Therapie durch Darmprobleme nicht dazu in der Lage sind, Magnesium ausreichend über den Darm aufzunehmen. Dann nehmen Sie die orale Einnahme dazu.

Grundsätzlich gilt: je mehr Magnesium, desto besser. Allerdings zeigt Ihr Körper in Form von Durchfall an, wann er genug hat. Mehr als 300 Milligramm elementares Magnesium auf einmal kann oft vom Körper nicht aufgenommen werden – manche Menschen haben aber auch mit größeren Mengen keine Probleme.

Es gibt Magnesiumarten, die eine höhere Bioverfügbarkeit aufweisen als andere. Dieses Magnesium geht schnell ins Blut und auch schnell wieder heraus, wenn das Blut mit zu viel Magnesium auf einmal gesättigt wird. Magnesiumarten, die hoch bioverfügbar sind, weisen oft einen niedrigen Prozentsatz an elementarem Magnesium auf. Magnesiumoxid hat einen hohen Gehalt an elementarem Magnesium (etwa 80 Prozent), wird jedoch langsam aufgenommen. Diese langsame Aufnahme führt meist zu einer besseren langfristigen Magnesiumsättigung des Körpers. Daher empfehle ich hier anorganisches Magnesiumoxid. Es wird durch Magensäure bioverfügbar. Da viele Patienten am Anfang der Behandlung davon zu wenig haben, empfehle ich die Einnahme des HCL-Präparates.

Achtung: Nehmen Sie Magnesium nicht bei schweren Herz- oder Nierenschäden! Wenn Sie Schilddrüsentabletten einnehmen, halten Sie einen Abstand von 4 Stunden zur oralen Magnesiumeinnahme ein.

Transdermale Einnahme:

Magnesium-Öl: 20 bis 40 Sprühstöße über den Körper verteilen. Vorteil: schnell, einfach, günstig. Nachteil: kann auf der Haut brennen oder jucken. Bitte nicht in die Haare schmieren, weil dadurch Haaranalysen kontaminiert werden.

Magahol (alkoholische Lösung): 20 bis 40 Sprühstöße über den Körper verteilen. Vorteil: schnell, einfach, günstig. Nachteil: kann auf der Haut brennen oder jucken, es wird eine geringe Menge Alkohol über die Haut aufgenommen, die Haut riecht nach dem Auftragen kurzfristig ein wenig nach Alkohol. Bitte nicht in die Haare schmieren, weil dadurch nachfolgende Haarmineralanalysen kontaminiert werden. Besonders für schmerzhafte Stellen geeignet, auf die das Magahol direkt gesprüht wird (wirkt noch besser als das Öl allein).

Magnesium-Lotion: Wie eine Bodylotion großzügig über den Körper verteilen. Sie können einfach Magnesium-Öl in Ihre Bodylotion mischen. Vorteil: angenehmer auf der Haut. Nachteil: teurer, aufwendiger.

Magnesium-Vollbad: 2 Tassen Magnesiumchlorid, 2 Vollbäder pro Woche. Bitte bei Haarkontakt danach die Haare waschen, damit nachfolgende Haartests nicht kontaminiert werden. Vorteil: brennt nicht. Nachteil: unökonomisch, die Badezeit sollte mindestens 20 Minuten betragen. Natron kann in einem Verhältnis von 1:1 zu Magnesium ebenfalls dem Bad zugefügt werden (macht das Bad basischer).

Magnesium-Fußbad: ½ Tasse Magnesiumchlorid, 3 bis 5 Fußbäder pro Woche. Vorteil: brennt nicht. Nachteil: unökonomisch, die Badezeit sollte mindestens 20 Minuten betragen. Natron kann in einem Verhältnis von 1:1

zu Magnesium ebenfalls dem Bad zugefügt werden (macht das Bad basischer).

TIPP

Magnesiumchlorid gibt es in großen Gebinden im Internet. Ich rate Ihnen, pharmazeutische Qualität zu kaufen und kein natürliches Magnesium aus dem Zechstein, da dieses leider erhebliche Mengen an Bromiden enthält, die ich für gesundheitsschädlich halte.

Orale Einnahme:
Wenn es zu Durchfall kommt, reduzieren Sie bitte die Einnahme! Greifen Sie dann verstärkt auf die transdermale Aufnahme zurück.

Sollten Sie bereits unter Durchfall leiden, wird dieser nicht zwangsläufig durch das Magnesium verstärkt. Sie dürfen ruhig zwei- bis dreimal pro Tag Stuhlgang haben, solange dieser geformt ist und nicht mit weiteren Beschwerden verbunden ist.

Zink

Einnahmehinweis: Bitte nehmen Sie Zink in der ersten Woche der Einnahme nur jeden zweiten Tag, um Entgiftungsreaktionen zu vermeiden.

Zink sollte mit festem Essen (keine Smoothies) eingenommen werden, um Übelkeit vorzubeugen. Sie können Zink auch zu einer anderen Tageszeit nehmen oder die Dosis verteilen, wenn es Ihnen damit besser geht.

Hohe Zinkmengen können theoretisch einen Mangel an Kupfer oder Eisen induzieren, wobei dies selten passiert, wenn Sie sich an Ihre Dosierung halten.

Bitte achten Sie auf die Zinkform. Zinkbisglycinat hat sich als weit wirksamer als andere Zinkchelate erwiesen. Von Piccolinat rate ich ab. Zinksulphat halte ich für ungeeignet. Achten Sie unbedingt auf die Angabe für elementares Zink. Die angegebenen Dosierungen in Bezug auf Zink beziehen sich immer auf den elementaren Inhalt. Manche scheinbar hoch dosierten Präparate weisen leider nur einen sehr niedrigen Gehalt an elementarem Zink auf.

Achtung: Bitte Zinkeinnahme 48 Stunden vor einer Computertomografie (CT) aussetzen und erst nach dem Scan wieder fortsetzen.

Vitamin C

Einnahmehinweis: Ich konnte bislang nicht beobachten, dass Ascorbinsäure C schädlich oder wirkungslos ist. Natürliches Vitamin C enthält aber weitere Co-Faktoren, die der Gesundheit zuträglich sind. Natürliches Vitamin C können Sie auch in Form einer Grundversorgung über die Nahrung einnehmen. In höheren Dosierungen empfiehlt sich aufgrund praktischer und finanzieller Überlegungen Ascorbinsäure.

Wer Vitamin C aufgrund von Säure oder Verdauungsproblemen nicht verträgt, kann gepuffertes Vitamin C oder liposomales Vitamin C einnehmen, welches in Liposomen eingeschlossen wurde und somit besser verträglich ist (z. B. Lenovo) oder es mit natürlichem Vitamin C versuchen (Acerola, Hagebutte).

Vitamin E

Einnahmehinweis: Bitte kein künstliches Vitamin E (Acetat), am liebsten gemischte Tocopherole. Dosierungen über 400 IE täglich sollten bei erhöhten Blutleberwerten vermieden werden, bis die Werte gesenkt wurden.

Achtung: Bitte eine Woche vor einer geplanten OP absetzen, da Vitamin E leicht blutverdünnend wirkt.

B-Komplex

In meiner Praxis arbeite ich nicht mit B-Komplexen, sondern lasse meine Patienten die Vitamine einzeln einnehmen. Um Ihnen die Einnahme zu erleichtern, empfehle ich Ihnen hier aber einen B-Komplex.

Einnahmehinweis: Bitte nehmen Sie einen Komplex ohne Folsäure (z. B. B-Minus B Komplex von Seeking Health). Warum, erkläre ich Ihnen im nächsten Kapitel.

B-Vitamine färben den Urin manchmal neongelb. Dies ist nicht gefährlich.

Einige B-Vitamine machen wach, daher sollte der B-Komplex eher morgens eingenommen werden.

Wer extrem stark auf Histamin reagiert, könnte einen Schub durch Niacin (nicht Niacinamid) bekommen. Das ist aber bei dieser geringen Dosierung nicht sehr wahrscheinlich.

Selen

Einnahmehinweis: Nicht mit Zink zusammen nehmen, das verstärkt die Übelkeit bei Zinkeinnahme. Bevorzugt wird die organische Selenhefe.

OPC

OPC ist ein potentes Antioxidans, ein guter Aromatasehemmer, verhindert Umwandlung von Testosteron in Östrogen und so niedrige Testosteronwerte und Östrogendominanz. Bitte achten Sie auf Qualität. Traubenkernextrakt enthält nur wenig OPC. Schauen Sie immer auf den Gesamtgehalt an OPC im Produkt.

HCL

HCL unterstützt die Magensäure. Diese ist wichtig, um den Verdauungsprozess zu starten, Proteine zu denaturieren (Eiweißverdauung) und Vitamin B12 aufzunehmen. Einnahmehinweis: Wenn Sodbrennen oder Magenschmerzen auftreten, nehmen Sie nur 1 Kapsel oder gar keine.

Achtung: Bei Magenschleimhautreizung oder Magengeschwür bitte nicht nehmen.

Verdauungsenzyme

Einnahmehinweis: Wenn Sodbrennen oder Magenschmerzen auftreten, nehmen Sie nur 1 Tablette oder gar keine.

Probieren Sie Verdauungsenzyme für mindestens acht Wochen aus, bevor Sie beschließen, dass Sie auch ohne auskommen.

Verdauungsenzyme können Sie auch systemisch nehmen, siehe Entlastungsmaßnahmen für zu Hause, siehe Seite 185 ff.

Einige wenige Menschen reagieren auf Schimmel, aus dem pflanzliche Enzyme gewonnen werden. Dann kann alternativ Pankreatin genommen werden. Pflanzliche Enzyme wirken bei einem nicht optimalen pH-Wert im Blut besser.

Achtung: Bei Magenschleimhautreizung oder Magengeschwür bitte nicht nehmen.

EXKURS

Warum ich einige Mikronährstoffe nicht empfehle

Im Folgenden bespreche ich einige Mikronährstoffe, die meiner Erfahrung nach ausschließlich nach der Ermittlung der individuellen Stoffwechsellage und in therapeutischer Begleitung eingenommen werden sollten. Viele der besprochenen Nahrungsergänzungsmittel werden gerade auch bei Erschöpfung und Hormonproblemen häufig als Allheilmittel angepriesen. Um Ihnen eine informierte Entscheidung zu erleichtern, erkläre ich im Folgenden, warum ich sie dennoch nicht grundsätzlich empfehle.

Vitamin B9 (Folsäure), Vitamin B5, Cholin, Inositol

Folsäure wirkt sich stark auf Methylierungsprozesse aus. Methylierung ist ein lebenswichtiger biochemischer Grundprozess, der in jeder Zelle des Körpers stattfindet und bestimmt, wie Ihre Gene ausgelesen werden. Manche Menschen sind sogenannte Übermethylierer (etwa 8 Prozent der Gesellschaft), andere Untermethylierer (etwa 30 Prozent der Gesellschaft). Gerade bei Untermethylierern kann sich Folsäure in jeglicher Form negativ auf die Gesundheit und das Wohlbefinden auswirken. Mehr dazu finden Sie im Buch »Psychische Erkrankungen anders behandeln« von Dr. William Walsh (siehe Exkurs »Epigenetik/Arzneikrankheiten«, Seite 262 f.).

Vitamin B5 wird an vielen Stellen als Wundermittel bei Nebennierenschwäche angepriesen. Das kann ich nicht bestätigen. Was ich aber beobachten konnte, ist, dass manche Menschen in Abhängigkeit ihres Methylierungsstatus Vitamin B5 schlecht vertragen können.

Ähnliches gilt für Cholin und Inositol.

Kalium

Vor Kalium wird bei Nebennierenschwäche mitunter gewarnt. Kalium ist aber aus meiner Sicht für die Energieproduktion und die Gesundheit der Nebennieren sehr wichtig. Daher empfehle ich Ihnen in der Nebennierenkur auch, penibel auf den Verzehr von genügend Gemüse zu achten. Unter therapeutischer Aufsicht und in späteren Stadien einer Behandlung kann Kalium auch mittels Nahrungsergänzung gewinnbringend eingesetzt werden. In den Anfängen der Therapie ist Kalium in Form von Nahrungsergänzung aber meistens nicht gut verträglich, weil es die Energieproduktion zu schnell steigern könnte.

Jod

Jod ist dazu in der Lage, die Energieproduktion im Körper anzutreiben. Nehmen Sie aber zu viel davon ein, kann der Schuss auch nach hinten losgehen, weil der Körper übermäßig für Adrenalin sensibilisiert oder die Schilddrüse überstimuliert wird. Unruhe, Schlafstörungen, Abmagerung oder Reizbarkeit können die Folge sein. Gegen den gelegentlichen Verzehr von Algen und Fisch ist nichts einzuwenden (solange Sie als Hashimoto-Patient nicht sensibel auf Jod reagieren). Von einer gezielten Substitution rate ich allerdings bei Nebennierenschwäche zumindest anfänglich ab, jedenfalls dann, wenn es dadurch zu Symptomen kommt. Von einer Hochdosistherapie (alles über 2000 mcg Jod täglich) rate ich allerdings in jedem Fall dringend ab! Ich musste leider schon häufig beobachten, wie sich vorher gesunde Menschen durch die Einnahme von zu viel Jod den Stoffwechsel ruiniert haben.

Schwefel

Schwefel ist ein sehr wichtiger Stoff für die Entgiftung und die Energieproduktion. Die meisten Menschen leiden allerdings (unbewusst) an einer Unfähigkeit, Schwefel zu verwerten oder gar an einer Unverträglichkeit, wodurch es u.a. zur Darm-Dysbiose, zu Blähungen, Ausschlägen, Hautjucken, Kopfschmerzen etc. kommen kann. Diese Verwertungsstörung kann behandelt werden, allerdings müssen dafür zunächst andere Dinge im Stoffwechsel behandelt werden, was nur unter therapeutischer Aufsicht gelingen kann. Berücksichtigen Sie bitte auch, dass Schwefel nicht nur Toxine entgiftet, sondern auch dringend benötigtes Zink und Selen – diese sind aber in den Anfängen einer Stoffwechselbalance viel wichtiger als Schwefel. Daher rate ich Ihnen, Schwefel (z. B. als MSM) nur unter therapeutischer Aufsicht einzunehmen.

Eisen

Eisen unterstützt die Funktion des Immunsystems und sorgt für den Transport von Sauerstoff im Blut. Viele Menschen denken bei Schlappheit zuerst an Eisenmangel – meiner Erfahrung nach ist der Eisenwert allerdings selten die Ursache für ihre Symptome. Außerdem kann die Substitution von Eisen neue Probleme mit sich bringen, weil der Körper keinen natürlichen Mechanismus zur Eisenausscheidung besitzt. Nehmen Sie also zu viel Eisen auf, sammelt es sich im Gewebe an und bleibt in oxidierter Form als Ablagerung in Haut (Leberfleck) und Gewebe (Lipofuskin) zurück.

Eine Eisensubstitution sollte aus meiner Sicht daher nur dann erfolgen, wenn ein tatsächlicher Mangel im Blut festgestellt wurde und entsprechende Mangelsymptome vorhanden sind. Dabei sollten alle drei relevanten Werte bestimmt werden: Eisen, Transferin und Ferritin. Nehmen Sie Eisen nicht vorbeugend ein, auch nicht in der Schwangerschaft! Lassen sich Ihre Eisenspeicher im Blut nicht auffüllen, ist dies häufig auf einen Kupferüberschuss oder einen Mangel an Vitamin B 12 oder Folsäure zurückzuführen. Produkte, die mit Eisen angereichert werden, sollten grundsätzlich vermieden werden.

Eiseninfusionen halte ich bei Nebennierenschwäche und Schilddrüsenunterfunktion mittelfristig für problematisch, selbst dann, wenn kurzzeitig Symptome gelindert werden (Nebennierenüberstimulierung). In seltenen Fällen (z. B. nach großem Blutverlust) kann eine Eiseninfusion natürlich wichtig sein. Allerdings können auch darunter die Nebennieren leiden, sodass Sie Eisen grundsätzlich nur unter therapeutischer Aufsicht und Beratung einnehmen sollten.

Kupfer

Kupfer unterstützt die Produktion von Geschlechtshormonen und Neurotransmittern. Es sorgt für den Aufbau von Bindegewebe, Haut und den Erhalt der Haarfarbe. Allerdings kann auch Kupfer im Überschuss oder bei Verarbeitungsstörungen (welche meiner Erfahrung nach häufig sind) zu Problemen führen. Da Kupfer und Zink Gegenspieler sind und unter Stress verstärkt Zink ausgeschieden wird, sammelt sich Kupfer im Körper an, und das Verhältnis zwischen Kupfer und Zink gerät aus dem Gleichgewicht. Durch Stress kommt es auch zu einem Mangel an Antioxidantien, die wiederum eine Verwertungsstörung des Kupfers begünstigen.

Lagert sich Kupfer im Gewebe ab, können regelrechte Kupfervergiftungen entstehen, die vor allem Frauen treffen und im Blut oft nicht unmittelbar feststellbar sind. Typische Symptome eines Kupferüberschusses sind: Gelenkbeschwerden, Nervosität, Stirnkopfschmerzen, Pigmentflecken, Akne, Gefühl »wie in die Steckdose gegriffen«, adrenalinartiges Gefühl, Herzklopfen mit gleichzeitig niedrigem Blutdruck. Außerdem verursacht Kupferüberschuss oft eine Abneigung oder Unverträglichkeit gegenüber Fleisch.

Neben einem Mangel an Zink kann auch das Trinken von Wasser aus Kupferleitungen einen Kupferüberschuss begünstigen. Vegetarische oder vegane Ernährung, Schokolade (vor allem dunkle) und andere stark kupferhaltige Lebensmittel sowie häufiger Kontakt mit Pflanzenschutzmitteln (Fungizide) können ebenfalls Auslöser sein. Daneben fördern auch kupferhaltige Verhütungsmittel (Kupferkette, Kupferspirale, Kupferperlenball) einen Kupferüberschuss.

Ein Kupferüberschuss begünstigt die Überproduktion von Östrogen und Adrenalin. Beides ist bei einer Nebennierenerschöpfung meist ohnehin schon erhöht. Daher rate ich bei Nebennierenschwäche eher zu einer Entlastung von zu viel Kupfer. Eingenommen werden sollte es meiner Ansicht nach nur bei einer ausreichend guten Energieproduktion im Körper oder unter therapeutischer Anleitung.

Vitamin D

Als Letztes komme ich zu dem häufig als »Allheilmittel« angepriesenen Vitamin D. Meiner Erfahrung nach ist Vitamin D in oraler Form einzig und alleine für Menschen geeignet, die bereits eine gute Energieproduktion haben, da sich eine Substitution andernfalls negativ auf die Energieproduktion auswirken wird.

Vitamin D aus der Sonne wirkt anders als oral eingenommenes Vitamin D:[10] Sonnenvitamin D ist geschwefelt, oral eingenommenes (fettlösliches) Vitamin D nicht. Ungeschwefeltes Vitamin D steigert die Kalziumaufnahme im Darm von ca. 15 Prozent auf zwischen 30 und 40 Prozent.[11] Diese Kombination hat eine immense Wirkung auf den Stoffwechsel und führt zu einer starken Drosslung der Energieproduktion.

Ich erkläre Ihnen im Folgenden den Zusammenhang zwischen Vitamin D und Kalzium noch etwas genauer. Kalzium ist wichtig für die Festigkeit von Knochen und Zähnen. Wer allerdings zu wenig Energie zur Verfügung hat, kann Kalzium nicht richtig verwerten. Das aufgenommene Kalzium gelangt nicht automatisch in Knochen oder Zähne – auch dann nicht, wenn Sie dazu Vitamin K2 oder Magnesium einnehmen. Kalzium wird dann aus dem Weichteilgewebe in die Knochen geleitet, wenn genügend Zellenergie zur Verfügung steht, was eine gute Balance weiterer Nährstoffe voraussetzt. Meine eigene langjährige Erfahrung aus der Praxis zeigt genauso wie die Erfahrung vieler Kollegen, dass zu viel Kalzium die Produktion von Energie in den Mitochondrien behindert, wenn es nicht verwertet werden kann.

Sie erinnern sich vielleicht, dass ich über die Auswirkungen von Stress auf den Körper geschrieben habe, dass gestresste Menschen verkalken. Ungeschwefeltes fettlösliches Vitamin D verstärkt diesen Prozess ungemein. Die Auswirkungen reichen von Schlafstörungen über Gelenkschmerzen und Gewichtszunahme bis hin zu einer rapiden Alterung. Es mag sein, dass sich einige Symptome des Immunsystems durch Substitution von Vitamin D bessern, aber der Stoffwechsel als Ganzes steht in den meisten Fällen schlechter da als vorher: Vitamin D ist ein Gegenspieler von Kalium, dessen Mangel zu einer Überstimulierung der Nebenniere führen kann. Insofern kann die »Verbesserung« des Immunsystems durch die orale Einnahme von Vitamin D in vielen Fällen auf dessen Unterdrückung durch die Nebennierenhormone zurückgeführt werden. Oft dauert es nach einer Einnahme an fettlöslichem Vitamin D eine ganze Weile, bis Verkalkungen wieder rückgängig gemacht werden können, da fettlösliche Vitamine nur langsam das Gewebe verlassen.

Die üblichen Bluttests können bisher nur feststellen, ob der Vitamin-D3-Spiegel insgesamt niedrig ist. Es gibt noch keine zuverlässige Form, Mängel an der geschwefelten Form festzustellen. Ein niedriger Vitamin-D3-Spiegel im Blut bedeutet meiner Erfahrung nach auch nicht unbedingt, dass Sie Vitamin D3 brauchen, sondern meistens eher, dass Sie es nicht brauchen: Die Senkung des Vitamin-D-Spiegels bzw. der Versuch Ihres Körpers, den Spiegel niedrig zu halten, ist keine Willkür, sondern ein Zeichen äußerster körperlicher Intelligenz.

Bitte verstehen Sie mich nicht falsch. Ich bin kein Vitamin-D-Gegner – ich halte es aber in seiner fettlöslichen Form für ein mächtiges, mit Vorsicht zu genießendes Instrument in Bezug auf seine Wirkungen im Stoffwechsel. Ich habe tatsächlich schon sehr früh, nämlich zu einem Zeitpunkt, wo Vitamin D in höheren Dosierungen in Deutschland nur auf Rezept erhältlich und bei Ärzten und Apothekern noch eher verpönt war, mit Vitamin D in höheren Dosierungen experimentiert und dies auch Patienten empfohlen. Allerdings nicht für lange, da mich die Ergebnisse nicht überzeugt haben. Heute kann ich einschätzen, wer davon profitiert und wer nicht, wenn ich im Rahmen einer gründlichen Anamnese die Möglichkeit habe, die Stoffwechsellage individuell zu bewerten. Ein paar wenige Menschen haben auch bei Nebennierenproblemen eine Stoffwechsellage, die von einer oralen Gabe von Vitamin D profitiert. Dies sind allerdings meiner Erfahrung nach wirkliche wenige Menschen. Alle anderen tun ihrem Stoffwechsel als Ganzes und damit auch ihren Nebennieren mit der oralen Einnahme von Vitamin D keinen Gefallen. Ich rate also bezüglich Vitamin D grundsätzlich zu Sonnenbädern – denn das geschwefelte Vitamin D wirkt sich tatsächlich günstig auf das Immunsystem aus, ohne den Körper zu verkalken. Im Übrigen konnte ich auch bisher nicht beobachten, dass Vitamin D in oraler Form einen wirklich entscheidenden Mehrwert für das Immunsystem bedeuten würde. Zink, zum Beispiel, halte ich für wesentlich wichtiger.

Adaptogene und naturheilkundliche Präparate

In meiner Praxis wende ich nur in sehr seltenen Fällen Präparate an, die die Nebennieren direkt behandeln. Sie sind für die Heilung der Nebennieren keine Voraussetzung.

Vielfach werden bei Nebennierenproblemen sogenannte Adaptogene empfohlen. Diese Kräuter und andere Substanzen sollen die Funktion der Nebennieren regulieren, und zwar unabhängig davon, ob diese über- oder unteraktiv sind. Meiner Erfahrung nach funktioniert diese Regulation allerdings nicht zuverlässig in die gewünschte Richtung. Daher bin ich insgesamt kein Freund von Adaptogenen und kann aus meiner Erfahrung berichten, dass sie in der Regel mehr schaden als nutzen.

Denken Sie aber bitte daran, dass »energetisch« wirkende Arzneimittel die Erzeugung von Energie nicht ersetzen – wo nichts ist, kann nichts bewegt werden. Das Hin- und Herschieben von Energie wirkt sich nicht in jedem Fall positiv aus. Die Einnahme von »homöopathischen« Hormonen empfehle ich daher nicht. Genauso wenig wie die Substitution mit naturidentischen Hormonen behandeln auch sie die Nebennierenproblematik nicht ursächlich. Auch unter der Einnahme solcher Präparate konnte ich schon bei Patienten beobachten, wie es zu Verschlechterungen oder Symptomverschiebungen gekommen ist – häufig aber auch zu einem ausbleibenden Erfolg.

NERVENSYSTEM

Das Nervensystem, also die optimale Funktion des Gehirns, ist eine wesentliche Voraussetzung dafür, dass die Nebennieren gesund bleiben oder werden. Ich habe Ihnen das Nervensystem ja bereits als Teil unseres körperlichen »Betriebssystems« vorgestellt. Viele Menschen können sich dennoch darunter wenig vorstellen, weshalb ich im Folgenden gern etwas näher auf dieses Thema eingehen möchte.

Sowohl das Nervensystem als auch das Hormonsystem reagieren auf Stressoren. Unterschiedliche Gehirnareale sind dabei für verschiedene Reaktionen zuständig. Das Nervensystem ist auch für die Entwicklung der Sinne zuständig und damit für die grundlegende Fähigkeit des Menschen, sich selbst und die Umwelt überhaupt wahrzunehmen. Ohne ein gut funktionierendes Nervensystem hätten Sie keine physische und emotionale Kontrolle über die eigenen Körperfunktionen. Deshalb ist ein gesundes Nervensystem ebenfalls eine wichtige Voraussetzung für Ihre Selbstregulation. Da die meisten Menschen mit den Vorgängen im Nervensystem wenig vertraut sind, werde ich darauf in folgenden Kapiteln noch etwas genauer eingehen.

Entwicklung des Nervensystems

Im Normalfall entwickelt sich die Stressresistenz des Nervensystems innerhalb der ersten zwölf Lebensmonate. Die frühkindlichen Reflexe entwickeln sich weiter, innerhalb des ersten Lebensjahres lernt das Baby jeden Tag dazu. Es rollt, robbt, sitzt und steht idealerweise, bevor es irgendwann laufen lernt. Jeder einzelne Entwicklungsschritt führt das Kind ein Stückchen weiter aus der symbiotischen Beziehung mit seinen Eltern hinaus und verhilft ihm zu größerer Unabhängigkeit.

Hand in Hand mit der physischen und psychologischen Abnabelung vollzieht sich ein Wandel auf Reflexniveau: Einige Reflexe werden abgebaut, weil sie überflüssig werden, andere prägen sich weiter aus. Die Entwicklung der Sinne hingegen hält noch bis ungefähr zum siebten Lebensjahr an. Eine Weile länger integrieren sich noch die rechte und linke Gehirnhälfte miteinander. Erfolgen die eben beschriebenen Entwicklungsschritte auf eine optimale und gesunde Weise, ist der Mensch dazu in der Lage, innerhalb des eigenen Körpers mit sich selbst und auch mit der Umwelt zu kommunizieren. Diese Vernetzung sorgt dafür, dass das Nervensystem um das 21. Lebensjahr herum mit dem Erreichen der emotionalen Reife zur Selbstregulation fähig ist. Körperliche und psychische Funktionen können optimal aufeinander abgestimmt werden – das bereits erwähnte vereinigende Prinzip.

Denken Sie an das Betriebssystem des Handys: Ohne ein gut funktionierendes Betriebssystem geht alles drunter und drüber. Dann muss ein Update her. Doch was passiert, wenn das Betriebssystem nicht mehr updatefähig ist oder Updates schlicht und einfach nicht mehr durchgeführt werden? Ein solcher Systemabsturz kann Ihnen mit Ihrem körpereigenen Betriebssystem leider auch passieren. Dann verliert Ihr Gehirn nicht nur die Fähigkeit, neue Perspektiven und neues Wissen zu erwerben, es ist auch ständig überfordert, weil das erwachsene Leben um ein Vielfaches komplexer ist als das Leben eines Kleinkindes. Das wiederum wirkt sich auf Ihr Hormonsystem durch erhöhten Stress aus. Je gestresster Ihre Nebennieren sind, desto weniger wird ein sowieso schon überfordertes Gehirn seine Aufgaben gut erledigen können. Dieses durch fehlende Updates überforderte Gehirn kann sich in vielfältiger Weise bemerkbar machen: Mangel an Konzentration, fehlende motorische Koordination, neurologische Erscheinungen (z. B. Doppelbilder) oder auch nur durch die Tatsache, dass Menschen dadurch nicht ihr volles Potenzial ausschöpfen können.

Damit unser Nervensystem die Entwicklung vom Säugling zum Erwachsenen bewältigen kann, bedient es sich sogenannter frühkindlicher Reflexe. Reflexe sind zunächst automatisierte Handlungen, die unserem Gehirn in bestimmten Situationen das Denken abnehmen sollen. Doch Reflexe können noch mehr. Idealerweise sind in der frühen Kindheit frühkindliche Reflexe aktiv, bei erwachsenen Menschen jedoch erwachsene Reflexe. Diese haben zum Ziel, dass wir willensgesteuerte, bestimmte und vorher festgelegte, jedoch durch Übung veränderbare Bewegungen mit so wenig Energieaufwand wie möglich ausführen können. Im Gegensatz zu Kindern sollten Erwachsene auch dazu in der Lage sein, alle Gliedmaßen unabhängig voneinander zu bewegen. Ausgereifte erwachsene Reflexe sorgen dafür, dass das Gehirn durch die Nervenbahnen den Körper durchdringt, wodurch der ganze Körper zu einem effizienten Instrument unseres Willens wird. Doch dies ist nur möglich, wenn frühkindliche Reflexe sich auch vollständig zu ausgereiften erwachsenen Reflexen entwickelt haben, was heutzutage eher die Ausnahme als die Regel ist.

Eine gesunde emotionale Entwicklung zum Beispiel ist ohne die Basis ausreichend ausgereifter Reflexe nicht möglich. Denn negative Emotionen beziehen sich nicht nur auf ein Gegenüber, sondern resultieren auch aus eigener innerer Unsicherheit. Herrscht im Nervensystem beispielsweise Desorientierung, weil der Gleichgewichtssinn gestört ist, kommt es auch emotional häufig zu Unsicherheit oder Ängsten.

Dauern frühkindliche Reflexe im Erwachsenenalter an, kann es zu folgenden Erscheinungen kommen:

- Verschwendung von Energieressourcen (bis zu 30 Prozent höherer Energieaufwand als vorgesehen), sodass Menschen, ohne viel getan zu haben, völlig erschöpft sind.
- Unvermögen, seinen Körper und seine Emotionen wahrzunehmen, somit fällt es Menschen beispielsweise schwer, ihre körperlichen Vorgänge zu beobachten, in sich hineinzuhören oder überhaupt zu sagen, was sie fühlen.
- Unvermögen, dem Willen einen körperlichen Ausdruck zu geben, indem man etwas zwar möchte oder daran denkt, dies aber nicht ausdrücken oder umsetzen kann.

- Inadäquates non-verbales Signalsystem in Beziehungen, z. B. indem die Gesichtsmimik die eigentlich vorhandenen Gefühle nicht zum Ausdruck bringt.
- Mangelnde Impulskontrolle, indem Menschen immer alles sofort haben wollen oder nicht die nötige Disziplin aufbringen können, Dinge zu lassen, die ihnen nicht guttun.
- Mangelndes Vertrauen in den eigenen Körper, indem der Körper als Feind gesehen wird, der einem grundsätzlich durch das Produzieren von unangenehmen Symptomen in den Rücken fällt.
- Das Gefühl, defizitär zu sein, weil das Individuum merkt, dass es seinen Körper im Grunde nicht unter Kontrolle hat. Wenn ein Kind z. B. keine ausreichende motorische Koordination hat, um z. B. einen Ball zu fangen, wird es sich zurückziehen oder versuchen, sein Unvermögen zu verstecken. Sein Unterbewusstsein vergleicht sich mit anderen, als fähiger wahrgenommenen Kindern und bekommt so das Gefühl, minderwertig zu sein. Es ist erstaunlich, wie in der Therapie des Nervensystems bereits Kinder sehr genau begreifen, was man meint, wenn man ihnen erklärt: »Die Muskeln machen nicht das, was sie sollen, sondern das, was sie wollen.«

Anhaltende frühkindliche Reflexe können viele Ursachen haben. Sie entstehen zum Beispiel aus Nährstoffmängeln, Bewegungsmangel, Kaiserschnittgeburten oder mangelnder emotionaler Verbindung zwischen Eltern und Kind.

Zwar können Sie im Alleingang nur bedingt die Funktion Ihres Nervensystems optimieren, doch können Sie zumindest selbst testen, wie ausgereift Ihre Reflexe sind (siehe Fragebogen und Heimtest, Vitamin-D3-Spiegel). So erhalten Sie gegebenenfalls zumindest einen weiteren Ansatz, um Ihre Nebennieren dauerhaft in die Regulation zu bringen, wenn auch unter Umständen nur mit professioneller Hilfe.

Fragebogen Nervensystem

Folgende Fragen können Ihnen erste Hinweise auf eine Unreife des Nervensystems und auf persistierende frühkindliche Reflexe liefern. Entscheiden Sie für jedes einzelne Symptom, ob Ihnen diese Situation bekannt vorkommt oder in der Vergangenheit aufgefallen ist.

Symptom	Nein	Ja	Früher
Mangelnde Fähigkeit des Nervensystems, sich selbst nach kleinen Stresssituationen »runter«-zuregulieren, Stresssituation wirkt noch Stunden nach	☐	☐	☐
Überforderung bei Multitasking	☐	☐	☐
Hyperaktivität	☐	☐	☐
Konzentrationsstörungen	☐	☐	☐
Ungeschicklichkeit, evtl. auch nur auf einzelnen Gebieten (Schwimmen ist kein Problem, Ballsportarten schon)	☐	☐	☐
Schwindel	☐	☐	☐
Sehstörungen	☐	☐	☐
Abneigung gegenüber größeren Menschenmengen	☐	☐	☐

Abneigung gegenüber Berührung, manchmal verstärkt an bestimmten Körperstellen	☐	☐	☐
Schwierigkeiten, rechts und links zu unterscheiden, die Uhr zu lesen, Bewegungen spiegelverkehrt zu kopieren	☐	☐	☐
Schwierigkeiten mit der Temperaturregulierung	☐	☐	☐
Erhöhtes Schlafbedürfnis	☐	☐	☐
Schwierigkeiten, Reihenfolgen einzuhalten (Organisation des Alltags, Probleme beim Erlernen von Choreographien, Schwierigkeiten beim Auswendiglernen)	☐	☐	☐
Legasthenie (Lese- oder Rechtschreibschwäche), Dyskalkulie (Rechenschwäche)	☐	☐	☐
Schwierigkeiten beim Erlernen des Schreibens (u. a. durch fehlende Motorik, um den Stift zu halten)	☐	☐	☐
Mangelnder Orientierungssinn	☐	☐	☐
Verkürzung einzelner Muskelgruppen (dadurch »Steifheit« oder »Beckenschiefstand«)	☐	☐	☐

Je mehr Fragen Sie hier mit »ja« oder »früher« beantwortet haben, desto wahrscheinlicher ist es, dass Ihr Nervensystem Unterstützung gebrauchen kann.

Mehr Informationen zu diesem Thema finden Sie im Buch »Neuromotorische Unreife bei Kindern und Erwachsenen« von Sally Goddard Blythe.

PSYCHE

Die Psyche ist die eine Hälfte unseres Betriebssystems und steht daher in der Befehlshierarchie über dem Hormonsystem. Vielfach sind anhaltende Hormonstörungen deshalb auch auf Probleme mit der Psyche zurückzuführen. Aus diesem Grund gehe ich im Folgenden näher auf diese Thematik ein.

Achtsamkeit

Der erste Schritt für die Lösung eines Problems ist dessen Analyse: Erst, wenn Sie sich bewusst gemacht haben, welche Denkmuster und Glaubenssätze hinter bestimmten Verhaltensweisen stecken, können Sie diese nach und nach auflösen. Eine Analyse unserer psychischen Situation erreichen wir, indem wir achtsam mit uns und unserem Verhalten umgehen.

Versuchen Sie, nicht wie ein Roboter durch den Tag zu gehen und im »Funktioniermodus« Dinge so zu tun, wie Sie sie immer getan haben, sondern beobachten Sie sich selbst dabei, wie Sie sich im Alltag bewegen und verhalten. Dadurch nehmen Sie wahr, was Sie in einzelnen Situationen denken und fühlen. Im Idealfall fragen Sie sich, warum Sie bestimmte Gedanken und Gefühle haben. Vielleicht werden Sie feststellen, dass manche Ihrer Reaktionen nicht zur tatsächlichen Situation passen, beispielweise über- oder untertrieben sind, wenn Sie sich objektiv damit auseinandersetzen.

Irgendwann können Sie dann Bilanz ziehen zwischen:

1. Dingen, die Sie nicht ändern möchten
2. Dingen, die Sie eigentlich nicht ändern möchten, die aber gesundheitliche Konsequenzen haben, wenn Sie nichts tun
3. Dingen, die Sie ändern möchten

Dazu empfehle ich Ihnen folgende Übung:

Dokumentieren Sie vier Wochen lang sämtliche Aktivitäten in Ihrem Leben. Schreiben Sie täglich auf, womit Sie Ihre Zeit verbringen. Dann fertigen Sie sich eine Liste an von Dingen, mit denen Sie am meisten Zeit verbringen. Bewerten Sie die einzelnen Aktivitäten auf Ihrer Liste in Hinsicht darauf, ob Sie sie anstrengen und/oder Ihnen Freude bereiten. Tragen Sie auch ein, wie viel Zeit Sie durchschnittlich mit der entsprechenden Tätigkeit verbringen.

Vergeben Sie zur Bewertung Punkte nach folgendem Muster:

0 Punkte: trifft überhaupt nicht zu
1 Punkt: trifft etwas zu
2 Punkte: trifft zu
3 Punkte: trifft stark zu

Zum besseren Verständnis veranschauliche ich Ihnen die Übung mit einem Beispiel. So sieht die Liste von Bettina Müller während ihrer ersten Berufsjahre aus:

Tätigkeit	Strengt mich an	Macht mir Freude	Zeitanteil
Job	3	2	60 %
Zeit, die ich mit meinem Partner verbringe	2	2	10 %
Mit Freundin telefonieren und ihrem Liebeskummer zuhören	3	0	10 %
Nähen	0	3	2 %
Kochen	2	2	5 %
Putzen	3	0	5 %
Schwiegereltern besuchen	3	0	10 %

Bettina findet ihren Job zwar anstrengend, er bereitet ihr aber gleichzeitig auch Freude. In diesem Fall lohnt es sich, genau zu überlegen, wie sie diese Bilanz weiter verbessern kann, um mehr Energie aus Ihrem Beruf ziehen zu können: Weniger Arbeitszeit? Mehr delegieren? Andere Aufgaben? Mehr Geld?

Sie verbringt gern Zeit mit ihrem Partner, findet diese Zeit aber im gleichen Verhältnis auch anstrengend. Auch hier nähert sie sich einer Lösung, wenn sie hinterfragt, was genau das Problem ist: Zu wenig gemeinsame Zeit? Partner selbst gestresst? Sex macht keinen Spaß? Partner ist nicht einfühlsam? – und was sich ändern müsste, damit sie die gemeinsame Zeit als weniger anstrengend empfindet.

Ihre Freundin scheint (jedenfalls zur Zeit) für Bettina eine Bürde zu sein. Betrachten Sie diesen Punkt sinnbildlich für Beziehungen in Ihrem Leben, die Sie Energie und Kraft kosten. Manche Menschen sind leider so etwas wie kleine Energiefresser, die andere zum »Mülleimer« für ihre Probleme machen. Über diese Themen zu sprechen mag zwar dem Abladenden (scheinbar) guttun. Doch werden Probleme auf diese Weise wirklich gelöst, wenn jemand immer wieder das Gleiche erzählt und nichts in seinem Leben ändert? Und müssen Sie sich das anhören? Natürlich gehören ein offenes Ohr und fürsorgliche Nähe zu Freundschaften dazu. Es gibt aber deutliche Unterschiede in diesen Beziehungen! Prüfen Sie, welche Menschen Ihnen guttun und auch andersrum für Sie da sind, und wer Sie nur Energie kostet.

Nähen bedeutet eine Quelle der Freude und Erholung für Bettina. Sie verbringt allerdings nur wenig Zeit damit. Zeigt sich hier vielleicht sogar eine Tätigkeit, die zu einem erfüllten Beruf werden könnte? Oder soll Nähen doch lieber ein Hobby bleiben? In jedem Fall tut es Bettinas Energiebilanz gut, wenn sie mehr Zeit dafür einräumt.

Kochen scheint für Bettina okay zu sein, während sie Putzen als ausschließlich anstrengende Aufgabe betrachtet. In diesem Fall lohnt es sich, nach Möglichkeiten der Unterstützung zu suchen: Können Ihr Partner oder die Kinder manche Aufgaben übernehmen? Ist eine Haushaltshilfe finanziell möglich?

Bettina kümmert sich genauso viel um ihre Schwiegereltern, wie sie Zeit mit Ihrem Partner verbringt. Die Schwiegereltern empfindet sie jedoch als anstrengend. Bei allen Verpflichtungen, die ein soziales Leben mit sich bringt, sollte sie genau hinterfragen, ob sie diese Aufgabe in diesem Ausmaß übernehmen muss und welche Entastungsmaßnahmen es geben könnte.

Wenn Sie diese Übung konsequent für sich selbst durchführen, können Sie Stressoren in Ihrem Leben ausfindig machen, die Ihnen die Kraft rauben für die Dinge, die Sie lieber machen würden.

Glaubenssätze

Wenn Sie durch Achtsamkeit einmal über einen längeren Zeitraum Ihre Gefühle und Gewohnheiten beobachtet haben, dann fallen Ihnen vielleicht auch ein paar hartnäckige Glaubenssätze auf. Auf das Beispiel von Bettina bezogen könnte das zum Beispiel sein:

Ich lasse meine Freundin im Stich, wenn ich ihr nicht immer dann zur Verfügung stehe, wenn sie sich bei mir ausheulen möchte.

Seine Familie sucht man sich nicht aus. Ich bin es ihnen schuldig, mich um sie zu kümmern, auch wenn sie sich mir gegenüber nicht rücksichtsvoll/freundlich verhalten. Auch hierzu möchte ich Ihnen eine kleine Übung vorstellen, die ich von dem Psychologen Robert Kegan adaptiert habe.[12] Untersuchen Sie doch Ihre Glaubenssätze einmal auf folgende Weise: Sie halten den entsprechenden Glaubenssatz schriftlich fest und notieren sich daneben, was Sie statt Ihres gewohnten Verhaltes lieber tun würden. Anschließend überlegen Sie, warum Sie das nicht tun. Welche Konsequenzen befürchten Sie? Wovor haben Sie Angst?

Betrachten Sie als Anregung einmal Bettinas Glaubenssätze, die sie mit dieser Übung hinterfragt hat:

Glaubenssatz	Was ich lieber tun würde als das, was ich tatsächlich tue	Warum ich das nicht tue	Wovor ich eigentlich Angst habe
Ich lasse meine Freundin im Stich, wenn ich ihr nicht immer dann zur Verfügung stehe, wenn sie sich bei mir ausheulen möchte.	Einfach nicht ans Telefon gehen. Ihr sagen, dass sie nervt. Ihr sagen, dass sie an der Trennung nicht ganz unschuldig ist.	Meine Freundin wird dann sauer. Meine Freundin hört auch mir dann nicht mehr zu, wenn ich sie brauche. Weil ich keine Lust auf Diskussionen habe.	Verlassen zu werden. Als undankbar zu gelten. Einen Streit anzufangen, der mir alle Kraft raubt.

Sie werden möglicherweise davon überrascht sein, wo Ihre wahren Ängste verborgen liegen! Für eine gelungene Selbstregulation und damit die Fähigkeit, die Nebennieren in Balance zu bringen, ist es besonders wichtig, genau zu prüfen, ob Ihre Ängste Ihr Leben bestimmen oder ob Sie trotz bestimmter Glaubenssätze dazu in der Lage sind, Ihr Leben selbstbestimmt zu leben. Nicht in jeder Situation egoistisch die eigenen Bedürfnisse zu verfolgen ist Ausdruck eines sozialen Miteinanders und selbstverständlich wichtig für das Funktionieren unserer Gesellschaft. Die entscheidende Frage ist aber, inwieweit Sie bereit sind, Ihre persönlichen Grenzen zu überschreiten und Ihre eigenen Bedürfnisse zu verleugnen. Denken Sie daran, dass ein ausgeglichenes Verhältnis von Geben und Nehmen letztendlich auch Ausdruck für ein gelungenes Energiemanagement ist!

In Bettinas Beispiel ist dieses Verhältnis im Ungleichgewicht. Sie lässt sich als seelischen Mülleimer missbrauchen, weil sie Angst davor hat, verlassen zu werden. Sie nimmt lieber eine toxische Beziehung in Kauf, als das Gefühl des Verlassenseins auszuhalten. Psychologisch betrachtet handelt es sich hierbei um eine sogenannte »Ich-Schwäche«.

Folgende Symptome können auf eine solche Schwäche hinweisen:

- Überforderung durch das eigene Leben
- Das ganze Leben dreht sich um die Angstabwehr: Sie wählen nicht das, was Sie eigentlich möchten, sondern das, was Ihnen am wenigsten Angst macht.
- Sie manipulieren andere dazu, sich so zu verhalten, dass die eigene Angst beschwichtigt wird.
- Ihre Angst ist teilweise so groß, dass rationale und evidenzbasierte Argumente nicht mehr ankommen, weil der Hirnstamm den Frontallappen außer Kraft setzt (der aufgrund von rationalen Argumenten bewerten könnte, ob die Angst berechtigt ist).
- Ihr Wunsch, »an die Hand genommen« zu werden
- Ihre Hoffnung, dass Führerfiguren (Therapeut, Politiker, Medien, Instagram-Influencer) Ihnen das Gefühl von Sicherheit vermitteln
- Angst vor Veränderungen
- Bedürfnis nach Lob und Bestätigung
- Ihre Angst davor, dem eigenen Körper zu vertrauen
- Das Gefühl, von Ihrem Körper im Stich gelassen zu werden
- Bedürfnis nach Rückversicherung
- Todesangst bei aufkommenden Gefühlen
- Angst vor der Angst
- Bedürfnisse müssen sofort befriedigt werden.
- Bedürfnisse müssen von anderen befriedigt werden.

- Suche nach Versorgern, Projektion der Vater- oder Mutterrolle auf intime und soziale Beziehungen
- Gefühl von Ablehnung, wenn Bedürfnisse nicht oder nicht sofort befriedigt werden
- Das Gefühl, Opfer der Umstände zu sein

Vermutlich wird jeder Mensch einige dieser geschilderten Emotionen und Verhaltensweisen in seinem Leben erkennen. Entscheidend ist jedoch die Frage, ob sie das eigene Leben beherrschen oder nur als Randerscheinungen auftreten.

Meiner Erfahrung nach sind Entwicklungstraumata die häufigste Ursache für das Auftreten einer Ich-Schwäche. Das Bewusstsein für die eigenen Reaktionen ermöglicht es, nach und nach Schritte zu unternehmen, die Ihnen dabei helfen, die Kontrolle über das eigenen Leben zu bekommen oder zurückzuerhalten, bis Sie sich schließlich ursächlich um die Heilung des Entwicklungstraumas kümmern können.

Verborgene Emotionen

Durch Ihre Achtsamkeitsübung haben Sie vielleicht auch wiederkehrende unerwünschte Emotionen entdeckt oder solche, die in bestimmten Situationen wenig angemessen oder zumindest übertrieben erscheinen. Auch das kann ein Zeichen für Entwicklungstraumata sein. Sie können allerdings selbst sehr viel tun, um diese Emotionen zu bewältigen, damit sie nicht länger die Kontrolle über Ihr Leben übernehmen.

Es gibt viele unterschiedliche Möglichkeiten, sich mit den eigenen (verborgenen) Gefühlen auseinanderzusetzen. Je nach Ihren persönlichen Interessen können Sie sich zum Beispiel mit den sogenannten »Klopftechniken« beschäftigen (z. B. EFT).

Besonders hilfreich finde ich den »Emotionscode« – eine Methode, um verborgene Emotionen aufzuspüren und zu bewältigen. Die eben erwähnten Methoden gehen davon aus, dass Emotionen in den Körperzellen gespeichert sind und Sie durch die Aktivierung bestimmter Körperregionen, z. B. durch Klopfen, an diese Emotionen herankommen können. Zugegebenermaßen müssen Sie sich mit der Methodik auseinandersetzen und bereit sein, der eigenen Intuition zu vertrauen. Die Anwendung der Methode erfordert die Fähigkeit, kinesiologisch zu testen. Wenn Sie aber offen für diesen Ansatz sind, finden Sie in dem Buch »Der Emotionscode« von Bradley Nelsen eine gute Möglichkeit, Ihre Emotionen zu bewältigen. Meiner Erfahrung nach können Sie diese Methode auch sehr gut dazu nutzen, um Glaubenssätze zu bearbeiten.

Traumata

Da viele Menschen nur die umgangssprachliche Bedeutung von Trauma kennen und damit nicht genau wissen, was ein Trauma eigentlich ist, möchte ich im Folgenden darauf etwas näher eingehen. Schließlich habe ich die Beobachtung gemacht, dass Traumatisierungen ein wesentlicher Faktor bei hartnäckiger Nebennierenschwäche sein können.

Traumata entstehen nicht einfach nur durch ein schlimmes Ereignis. Bei einer Traumatisierung kommt es nämlich nicht nur darauf an, wie der Betroffene eine Situation bewusst erlebt. Es geht vor allem darum, wie sein Nervensystem damit umgeht. Häufig kommt es bei der Traumatisierung auch zu einer Verdrängung des Ereignisses oder damit verbundener Gefühle. Das führt dazu, dass vielen Betroffenen ihre Traumatisierung gar nicht bewusst ist.

Es ist ja gerade ein Kennzeichen von Traumata, dass sie abgespalten worden sind, sodass sie dem Bewusstsein nicht mehr unmittelbar zugänglich sind. Es ist zielführender, auf die Auswirkungen im Körper und im Leben zu schauen. Die Behandlung der Psyche unter Begleitung eines qualifizierten Therapeuten sollte daher Teil der ganzheitlichen Behandlung und der Regulation der Nebennieren sein, da mir noch nie jemand begegnet ist, der vollständig frei von Traumata war. Sie stellen daher häufig ein Heilhindernis bei hartnäckigen gesundheitlichen Problemen dar und somit auch bei der Nebennierenschwäche.

Bei Traumatisierungen handelt es sich im Grunde um verborgene Emotionen und Glaubenssätze, die irgendwann abgespalten wurden und ins Unterbewusstsein verschoben worden sind, wo sie unbemerkt weiter vor sich hin wirken und Stress auslösen. Diese Emotionen lenken fortan Selbst- und Fremdwahrnehmung, wodurch sich der Betroffene von seinem Selbst, der Welt und bedeutungsvollen Beziehungen abgeschnitten fühlt. Traumata führen also immer zu einem Verlust an Realitätssinn und damit auch zu Schwierigkeiten, das Leben aktiv zu gestalten. Diese innere Isolation und Entfremdung von sich und der Umwelt sorgt ihrerseits für (neuen) Stress, der sich im Hormonsystem manifestiert. Damit beeinflussen Traumata direkt die Steuerung des Hormonsystems: Die hohe Konzentration der Stresshormone überstimuliert die Nebennieren, wodurch sie sich erschöpfen.

Auch wenn die umfassende Bewältigung von Traumata im Alleingang nicht möglich ist, sondern nur im Rahmen einer professionellen Begleitung geschehen kann, gibt es dennoch einiges, was Sie selbst tun können, um die Funktion Ihrer Psyche zu verbessern.

Je extremer sich hormonelle Störungen äußern, desto wahrscheinlicher ist das Nervensystem traumatisiert.

DOKUMENTATION

Aus meiner jahrelangen therapeutischen Erfahrung weiß ich mittlerweile, dass ein erfolgreicher Behandlungsverlauf im Wesentlichen von einer guten Dokumentation abhängt. Auch wenn das nicht unbedingt spannend klingt: Es ist wirklich wichtig, getroffene Maßnahmen in kausalen Zusammenhängen zu erfassen, damit Sie einen Überblick darüber behalten, wie sich Ihr Wohlbefinden entwickelt. Sonst wissen Sie am Ende nicht mehr, welche Maßnahme konkrete Verbesserungen oder Verschlechterungen gebracht hat.

Ich habe an mir selbst schon oft beobachtet, wie schnell Symptome vergessen werden, sobald sie nicht mehr vorhanden sind. Nicht selten erleben meine Kollegen und ich das auch in der Praxis: Patienten zeigen sich im Kontrollgespräch unzufrieden, weil ihnen eine bestimmte Sache Ärger bereitet. Auf die anderen Symptome angesprochen, mit denen sie sich ursprünglich vorgestellt hatten, stellen sie oftmals verdutzt fest, dass von fünf Hauptsymptomen möglicherweise vier bereits verschwunden sind. Der betroffene Patient hat diese anderen Symptome aber bereits vergessen und konzentriert sich nun mit voller Kraft auf das, was übrig geblieben ist.

Dokumentieren Sie Ihren Fallverlauf deshalb sorgfältig. Das ist einerseits für Sie selbst hilfreich, aber auch dann, wenn Sie sich bei einem Therapeuten Ihrer Wahl vorstellen. Ihre Dokumentation kann dem Therapeuten bereits Anhaltspunkte darüber liefern, wie die Behandlung am besten durchzuführen ist, und so die Auswahl der passenden Maßnahmen beschleunigen. Durch eine gute Dokumentation lassen sich Maßnahmen schneller, aber auch effizienter und letztendlich auch günstiger durchführen, weil Sie direkt feststellen können, was Ihnen guttut und was nicht.

Dokumentieren Sie unbedingt auch Ausnahmen, die Sie sich selbst erlauben oder Maßnahmen, die Sie abbrechen. Ich habe schon Patienten behandelt, die sich wegen einer Verschlechterung vorgestellt haben und dann im Gespräch damit rausrückten, dass der Wochenendtrip nach Paris am

Valentinstag die Ernährungsumstellung durchkreuzt und eine anhaltende Verschlechterung des Blutzuckerspiegels bewirkt hat.

Dokumentieren Sie insbesondere am Anfang der Therapie daher bitte täglich, und halten Sie die Resultate Ihrer Dokumentation schriftlich fest.

Sie können hierzu auch eine Vorlage unter http://presse.der-wissens-verlag.de/fragebogen-nebennieren-check-up/ herunterladen.

Weiterführende Hilfen

Sollten Sie sich in einem fortgeschrittenen Stadium der Nebennieren-erschöpfung befinden und auf therapeutische Hilfe angewiesen sein oder schlicht noch mehr für Ihre Selbstregulation und Selbstheilungsfähigkeit tun wollen, finden Sie in diesem Kapitel weitere Möglichkeiten, Ihren Hormonhaushalt zu unterstützen.

ONLINE-PRODUKTE

Ich habe im Lauf der Zeit zwei Online-Produkte entwickelt, die Sie dabei unterstützen wollen, Ihr Energiesystem in die Balance zu bringen.

Rezepte und Mahlzeitenplan

Sie können Ihre Mahlzeiten für die Nebennierenkur natürlich völlig frei nach den Angaben aus den erlaubten Lebensmitteln zusammenstellen. Wenn Sie jedoch weitere Rezeptideen und einen vollständigen Mahlzeiten-plan brauchen, finden Sie diese unter: nebennierenkur.de

Programm Metahormonix

Metahormonix soll Ihnen dabei helfen, die in diesem Buch vorgestellte Haarmineralanalyse selbstständig zu interpretieren. Sie erhalten durch dieses Programm zudem Hilfe dabei, Ihre Nahrungsergänzungen weiter zu individualisieren. Natürlich kann auch Metahormonix den Besuch beim Arzt oder Therapeuten nicht ersetzen. Aber für einen ersten Schritt und bei eher leichten Beschwerden könnte dieses Programm für Sie eine interessante Möglichkeit sein, Hilfe zur Selbsthilfe zu finden. Sie erhalten das Produkt und weitere Informationen dazu unter: metahormonix.de

ZUSAMMENARBEIT MIT EINEM THERAPEUTEN

Wenn Sie therapeutische Hilfe in Anspruch nehmen möchten, erinnern Sie sich bitte noch einmal daran, dass der Begriff der Nebennierenschwäche im funktionellen Sinn nicht von der Schulmedizin anerkannt ist. Aus diesem Grund befassen sich fast ausschließlich Heilpraktiker und naturheilkundlich arbeitende Ärzte mit dieser Thematik. Da eine naturheilkundliche Behandlung in der Regel anders abläuft als eine schulmedizinische, möchte ich Ihnen im Folgenden einige wesentliche Aspekte der naturheilkundlichen Behandlung erläutern.

Ihr Therapeut spielt in Ihrem Genesungsprozess eine besondere Rolle. In einer ganzheitlichen Behandlung existiert zwischen Therapeut und Patient eine Art Interessengemeinschaft, die Ihre Heilung zum gemeinsamen Ziel hat. Ihr Therapeut hat dabei einerseits die Aufgabe, Lösungsvorschläge zu machen, andererseits ist er dafür da, um Ihnen zu erklären, wie Ihr Körper funktioniert, und um Hindernisse auf dem Weg zur Heilung zu erkennen, die Ihre Energieproduktion verhindern. Er ist dabei aber im Grunde immer nur der Co-Pilot – er unterstützt Sie dabei, die Verantwortung für Ihre Gesundheit zu übernehmen, ohne Ihnen diese Verantwortung abzunehmen. Das stellt Anforderungen an Sie, die Sie aus schulmedizinischen Behandlungen wahrscheinlich nicht kennen und nicht gewohnt sind.

Um Sie auf eine solche Behandlung gut vorzubereiten und keine falschen Erwartungen zu wecken, möchte ich ein paar sehr ehrliche und klare Worte darüber verlieren, was eine tiefgreifende Therapie der Nebennieren von Ihnen verlangen könnte.

Sie sollten für eine gelingende, ganzheitliche Behandlung …

- Interesse für die hormonellen Abläufe in Ihrem Körper aufbringen.
- verstehen wollen, warum Ihre gesundheitlichen Probleme entstanden sind.
- Geduld mitbringen. Ihre Symptome sind nicht über Nacht aufgetaucht und werden auch nicht über Nacht wieder verschwinden. Regulationsprozesse brauchen Zeit.
- die Verantwortung für Ihre Gesundheit übernehmen und bereit sein, Veränderungen an Ihrem Lebensstil (Ernährung, Nahrungsergänzung, Lifestyle, Psyche) vorzunehmen.
- die Komplexität gesundheitlicher Probleme anerkennen. Anders als beim Arzt erhalten Sie in der Regulationstherapie nicht einfach nur ein Medikament, das die Kopfschmerzen, Hormonprobleme oder sonstigen Beschwerden erledigt. Erst die Summe aller Maßnahmen führt zur Verbesserung der Gesundheit. Es werden Menschen, keine Symptome behandelt!
- sich bewusst sein, dass das deutsche Gesundheitssystem leider (noch) nicht dazu bereit ist, die Kosten einer selbstverantwortlichen Therapie zu übernehmen. Lediglich Privatversicherte und Patienten mit einer privaten Zusatzversicherung bekommen zumindest einen Teil der Honorarsätze ihres Therapeuten erstattet. Die Kosten für die Untersuchungen, Nahrungsergänzung und naturheilkundlichen Präparate müssen Sie leider in jedem Fall selbst aufbringen.
- akzeptieren, dass Ihnen kein Therapeut die eigentliche Arbeit abnehmen wird. Er kann Ihnen nur einen Weg aufzeigen, gehen müssen Sie ihn selbst!

- bereit sein, Ihren Körper so weit kennenzulernen, dass Sie Ihren Therapeuten im Lauf der Behandlung zusehends weniger brauchen. Sie lernen im Verlauf der Therapie, Ihre Symptome zu verstehen und entsprechend zu deuten.
- verstehen, dass eine ganzheitliche Therapie auch die Behandlung der Psyche und anderer Körpersysteme als das Hormonsystem einschließt – sonst wäre sie ja nicht ganzheitlich.

Ich möchte Ihnen nicht vorenthalten, dass die meisten meiner Kollegen (auch Heilpraktiker und naturheilkundlich arbeitende Ärzte) nicht nach den Prinzipien vorgehen, die ich in diesem Buch beschreibe. Das betrifft sowohl das grundsätzliche Verständnis von Heilung und Selbstregulation, als auch die konkrete Behandlung. Ich habe in den letzten Jahren damit begonnen, Kollegen in dieser Methode auszubilden, sodass mittlerweile einige von ihnen erfolgreich in ihren Praxen nach diesem Konzept behandeln.

In diesem Buch beschreibe ich Teile meines Behandlungskonzeptes Metahormonix Pro. Dieses Behandlungskonzept habe ich im Lauf der letzten Jahre durch eigene Recherchen und Erfahrungen entwickelt, um hormonelle Störungen ursächlich und ohne Zuhilfenahme von Hormonen (auch keiner bioidentischen Hormone!) zu behandeln. Diese Methode behandelt das Hormonsystem ganzheitlich und umfassend, indem auch die Gesundheit des Nervensystems und der Psyche beachtet werden. Auch die Behandlung epigenetischer Störungen spielt eine große Rolle. Großen Wert lege ich außerdem auf die korrekte Entwicklung menschlicher Organsysteme.

Weitere Information zu diesem Behandlungskonzept finden Sie unter: integraleevolution.de

EXKURS

Epigenetik/Arzneikrankheiten

Wenn von einer genetischen Disposition die Rede ist, sind selten wirklich Gendefekte gemeint. Nur wenige Erkrankungen gehen tatsächlich auf defekte Gene zurück – zum Beispiel das Down-Syndrom. Die meisten als genetisch bezeichneten Krankheiten sind in Wirklichkeit epigenetischer Natur. Das ist ein großer Unterschied!

Bei epigenetischen Erkrankungen handelt es sich um Krankheiten, die durch ein unvollständiges Auslesen von Genen entstehen. Während echte genetische Erkrankungen zurzeit noch nicht heilbar sind, haben epigenetische Erkrankungen mit der richtigen Therapie eine gute Heilungschance. Man geht heute sogar davon aus, dass nur 2 Prozent aller Erkrankungen wirklich auf defekte Gene zurückgehen, den restlichen Erkrankungen jedoch epigenetische Störungen zugrunde liegen.

Der Ausbruch epigenetischer Erkrankungen wird durch Faktoren bestimmt, die außerhalb des Gens liegen – also durch Umwelteinflüsse oder letztlich durch Stressoren. Darunter fallen zum Beispiel die Lebensführung des Betroffenen, aber auch Toxine oder psychische Traumata sowie andere Faktoren, die Sie beeinflussen und durch Ihren Lebensstil auch verändern können. Dies gilt auch dann, wenn ein epigenetischer Defekt familiär vererbt wird. Sie müssen sich bei epigenetischen Erkrankungen also nicht damit begnügen, die Schuld auf Ihre Gene zu schieben, sondern können aktiv eine Lösung des Problems herbeiführen.

Mittlerweile gibt es unterschiedliche Methoden, die sich mit epigenetischen Störungen befassen und Therapiekonzepte entwickelt haben. Eine davon ist das Nährstoff-Protokoll nach William J. Walsh. Walsh geht davon aus, dass manche Menschen einem besonderen

Stoffwechseltyp angehören und zum Beispiel Untermethylierer oder Übermethylierer sind.

Das Walsh-Protokoll zielt vor allem auf die Auswirkungen epigenetischer Störungen auf die Psyche ab. Es wurde entwickelt, um Menschen zu helfen, die aufgrund psychischer Erkrankungen Psychopharmaka nehmen müssen. Die Einnahme bestimmter Nährstoffe wirkt auf die aus dem Gleichgewicht geratenen Neurotransmitter und kann ihnen dauerhaft ermöglichen, ohne Psychopharmaka zu leben. Gemessen werden allerdings nicht die Neurotransmitter selbst. Das Walsh-Protokoll ist natürlich keine Wunderpille bei psychischen Beschwerden und sollte immer im Rahmen einer Ernährungsumstellung und psychotherapeutischer Maßnahmen angewendet werden.

Meine Praxis arbeitet bei der Behandlung von epigenetischen Störungen unter anderem mit der Walsh-Methode. Weitere Informationen finden Sie außerdem unter: https://natuerliche-hormonregulation.de/2018/04/25/das-walsh-protokoll/

Walsh Therapeuten finden Sie unter: walshinstitute.org/clinical-resources

Ausgebildete Therapeuten

Die von mir entwickelte Methode Metahormonix Pro ist in ihrer komplexen Auffassung hormoneller Fragestellungen meiner Ansicht nach in der Welt einzigartig, da mehrere für die hormonelle Balance wichtige Faktoren nicht nur miteinander kombiniert, sondern in einer bestimmten Reihenfolge angewendet werden. Ich habe in den letzten Jahren ein Lehrkonzept entwickelt, um Therapeuten in dieser Methode auszubilden. Eine Liste qualifizierter Therapeuten, an die Sie sich für eine Behandlung wenden können, finden Sie unter:

metahormonix-pro-hormoncoach-werden.de/zertifizierte-therapeuten

WEITERE METHODEN, DIE IHRE NEBENNIEREN ENTLASTEN KÖNNEN

Abschließend möchte ich noch etwas näher auf einige Methoden eingehen, die ich für die Regulierung der Nebennierenfunktion für sinnvoll halte. Einige dieser Methoden wende ich auch in meiner Praxis an, beziehungsweise wir überweisen Patienten gern an entsprechende Kollegen.

NPE (Neuropsychological Embodiment) Methode

Bei neuromotorischer Unreife des Nervensystems und persistierenden frühkindlichen Reflexen kann die NPE Methodik eine sehr gute Unterstützung bieten. Hierbei geht es darum, die Reifung des Nervensystems mittels eines speziellen Übungsprogrammes zu fördern.

Die NPE-Methode wurde im Gegensatz zu ähnlichen Methoden wie z. B. das INPP von Katia Trost in Zusammenarbeit mit der Pädagogin Johanna Linn speziell für Erwachsene entwickelt.

Es gibt leider noch nicht in jedem Ort NPE-Trainer. Eine Fortbildungsmöglichkeit ist aber bereits in Planung. Die sechs bis sieben Sitzungen finden aber nur alle drei Monate statt und verteilen sich über einen Zeitraum von zwei Jahren, sodass Sie unter Umständen auch eine etwas längere Anfahrt in Kauf nehmen können. Außerdem kann NPE auch Online gebucht werden. Weitere Informationen finden Sie unter: hhttps://www.neuropsychological-embodiment.com/. Vom Nutzen der NPE-Methode bin ich zutiefst überzeugt.

Z-Health

Die Z-Health Methode ist ein Trainingsprogramm, das ursprünglich für Leistungssportler entwickelt worden ist. Diese neurozentrierte Methode konzentriert sich auf die Steuerung von Körper und Nerven durch das Gehirn: Es werden also nicht nur lokale Muskeln trainiert, sondern die zentrale Bewegungssteuerung über das Gehirn gefördert. Dabei werden zum Beispiel der Gleichgewichtssinn, die Koordination, aber auch unsere Sinne wie Sehen und Hören in das Training einbezogen. Dadurch können defizitäre Anteile des Gehirns lernen, ihre Aufgaben effektiv zu übernehmen. Durch die bessere Funktion des Nervensystems ergeben sich natürlich auch positive Synergieeffekte im restlichen Körper und im Hormonsystem.

Mittlerweile wendet Z-Health seine Prinzipien auch im therapeutischen Bereich an. Ich halte die NPE-Methode für die beste Basis, um an einer Regulierung des Nervensystems zu arbeiten, während Z-Health sehr gut zur Vertiefung und Verfeinerung der Ergebnisse geeignet ist. Sie können Z-Health auch unabhängig von der NPE-Methode anwenden, wenn Sie spezifische Probleme wie beispielsweise Ihre Augenkoordination stabilisieren möchten.

Trainer finden Sie unter: zhealtheducation.com/find-a-trainer

HNC

Die HNC-Methode ist eine manuelle Methode, die durch die Entlastung körperlicher Strukturen festgefahrene Stressmuster aus dem Körper löscht. Diese Therapie läuft in Modulen ab, wobei immer mit der Grundbalance angefangen wird (vier bis fünf Sitzungen). Oft stellt sich dadurch bereits eine fühlbare Entlastung des Nerven- und Hormonsystems ein.

Diese Methode darf auch von Laien ausgeübt werden. Ich rate allerdings dazu, sich an therapeutisch ausgebildete Menschen zu wenden, die in der Funktion des Bewegungsapparates geschult sind (Osteopathen, Physiotherapeuten, etc.).

Mehr Informationen finden Sie unter: cybrainetics.de

Wenn Sie sich näher mit dieser Methode beschäftigen möchten, empfehle ich folgendes Buch: »Therapieresistent – Was nun?« von Ute Walter, erschienen im Eigenverlag, zu bestellen unter:
https://www.balancetechniken.de/literatur

Traumatherapie

Meiner Erfahrung nach benötigt die Bewältigung von tiefsitzenden Traumata mehr als eine reine Gesprächs- oder Verhaltenstherapie oder eine Psychoanalyse. Spezielle Traumatherapien beschäftigen sich vor allem mit den körperlichen Auswirkungen von Stress auf das Nervensystem und versuchen mithilfe psychologischer Methoden, Traumata aus dem Körpergedächtnis zu löschen. Zu diesen Methoden zählen unter anderem The Comprehensive Resource Model (CRM), Somatic Experiencing, EMDR und Brainspotting.

Die von mir ausgebildeten Kollegen und ich arbeiten in unseren Praxen vorwiegend mit einer speziellen Form der Traumatherapie, die ich aus anderen Methoden entwickelt habe. Diese Methode kümmert sich in erster Linie darum, vorhandene Bindungsstörungen zu heilen, damit das Nervensystem in die Lage versetzt wird, das Trauma aufzulösen – ohne dass es dabei zur Retraumatisierung kommt. Von mir ausgebildete Therapeuten finden Sie unter:
metahormonix-pro-hormoncoach-werden.de/zertifizierte-therapeuten

ZUR VERTIEFUNG

Wenn Sie mehr über meine Methodik erfahren möchten, gebe ich Ihnen zum Schluss gern noch folgende Anlaufstellen und Literaturtipps an die Hand, mit denen Sie tiefer in die Thematik der natürlichen Hormonregulation einsteigen können.

Wege aus der Hormonfalle

In meinem Buch »Wege aus der Hormonfalle« finden Sie mein geballtes Wissen rund um die Ursachen hormoneller Störungen. Ich gehe dort auch sehr ausführlich auf die Vor- und Nachteile der hormonellen Substitution ein und erkläre hormonelle Zusammenhänge und die natürliche Regulation hormoneller Störungen.

Hormonconnection Podcast

Wenn Sie lieber Informationen hören, möchte ich Sie gern auf meinen Podcast hinweisen. Im »Hormonconnection Podcast« geht es jede zweite Woche um Themen, die sich auf die hormonelle Balance auswirken. Auch hier können Sie viele exklusive und vor allem kostenlose Informationen bekommen. Sie finden den Podcast bei allen gängigen Anbietern wie iTunes und Spotify. Webseite: hormonconnection-podcast.de

Praxis für hormonelle Balance und Integrale Evolution

Wenn Sie Interesse an einer Behandlung in meiner Heilpraxis für Natürliche Hormonregulation haben, finden Sie unter natuerliche-hormonregulation.de ausführliche Informationen zur Behandlung.

Bitte beachten Sie Folgendes zur Behandlung in meiner Heilpraxis: Seit ich mich neben meiner Autorentätigkeit vollumfänglich meiner Forschungsarbeit widme und dafür Sorge trage, Kollegen in meiner Methodik auszubilden, bin ich selbst in meiner Praxis nur noch als Supervisorin tätig. Die Praxis wird von meiner langjährigen Praxispartnerin Heilpraktikerin Ulrike Hilpert nach meinen Vorgaben geführt.

Die Praxis betreut ausschließlich Patienten, die sich vollumfänglich auf die angebotene Behandlung einlassen wollen. Wir werten also nicht nur einzelne Haarmineralanalysen, Blutwerte oder Speicheltests aus. Genauso wenig können Patienten bei uns ausschließlich nach der NPE-Methode, dem Walsh-Protokoll oder durch Traumatherapie betreut werden. Bitte erkundigen Sie sich bei Interesse vorher nach den Voraussetzungen für eine Therapie.

Schlusswort

»Ich bin nämlich eigentlich ganz anders,
aber ich komme nur so selten dazu.«

Ödön von Horváth

Mit diesem Zitat entlasse ich Sie nun in die Erholungsphase Ihrer Nebennieren. Nicht selten empfinden Menschen, die von einer Nebennierenschwäche betroffen sind, diese Situation als Fluch oder Last. Ich möchte Sie ermutigen, die Chance darin zu erkennen.

Nebennierenprobleme sind ein Zeichen von zu viel Stress, der wiederum einen Mangel anzeigt, der Ihren Körper belastet. Kommen Sie diesem Mangel auf die Spur, erholen sich Ihre Nebennieren. Doch meistens passiert noch viel mehr: Auf dem Weg zur Heilung der Nebennieren finden Menschen häufig etwas, was sie entweder verloren glaubten oder nie hatten: sich selbst!

Es wird Ihnen möglicherweise einige Mühe bereiten, Ihre persönlichen Stressoren zu erkennen und zu beseitigen. Wie bei jeder Grundsanierung kann es dabei mitunter auch zu unangenehmen Überraschungen, Zeitverzögerungen und Mehrkosten kommen. Doch am Ende wird es sich für Sie auszahlen, wenn Sie Ihr Leben nachhaltig verändern und nicht nur kurzzeitige, kosmetische Reparaturen vornehmen.

Ich hoffe sehr, dass ich Ihnen ein Stück weit auf diesen Weg helfen und Ihnen mögliche Richtungen aufzeigen konnte. Ich wünsche Ihnen viel Erfolg auf dem Weg zu sich selbst und dabei neben Heilung vor allem auch Spaß – denn ein Leben, in dem Sie sich mit sich selbst wohlfühlen, fühlt sich wesentlich leichter und glücklicher an.

Ihre Katia Trost

Danksagung

Mein Dank geht an die zahlreichen Patienten, von denen ich in der Praxis lernen durfte, wie der Körper funktioniert. Und an meine von mir ausgebildeten Kollegen: Durch euer Feedback konnte ich meine Methode immer weiter entwickeln.

Liebe Anne, danke, dass du dich durch meine wilde Grammatik, meine sprudelnden Gedanken und Rechtschreibfehler gequält hast und so dieses Buch zur Perle gemacht hast! Ohne dich hätte ich es nicht geschafft.

Liebe Verena, danke, dass du meine Vision teilst und dich für dieses Buch mit deinem Verlag eingesetzt hast.

Bezugsquellen

Tests

Speicheltests:
Verisana: Hormongesamtstatus: verisana.de/shop/hormongesamtstatus
Medivere: Hormonprofil Frau/Mann: medivere.de/shop/Alle/Hormonprofil-Frau-plus, medivere.de/shop/Alle/Hormonprofil-Mann-plus

Haarmineralanalyse:
verisana.de/shop/haarmineralanalyse

HPU:
KEAC: keac.nl/produkt/hpu-test-24-uur-urine

Entlastungsmaßnahmen

Erdungsmatten:
groundology.de

Natron:
Kaiser Natron in der Drogerie oder in großen Gebinden bei diacleanshop.com/natron/

Magnesiumchlorid:
Bittersalz aus der Apotheke, z. B. Bombastus-Werke AG, 250 g, PZN 09229164 oder in großen Gebinden von Diaclean, diacleanshop.com/magnesium/

Rizinusöl:
Apotheke oder Drogeriemarkt

Wasserfilter:
Acala, acalawasserfilter.de/de/ oder nach Umkehrosmose googlen, was ein alternatives Verfahren ist

Apps Kosmetik und Pflege:
ToxFox: bund.net/themen/chemie/toxfox/
Codecheck: codecheck.info

App Blaulicht:
Flux, justgetflux.com

Blaulichtfilter:
Aus Plexiglas von VizoBlue, Folie von Occushield, z. B. über Amazon
Blaulichtbrillen, z. B. Firmoo über Amazon

Tageslichtlampen:
Soraa: soraa.com/soraa-pro/technology/zeroblue

Infrarotlicht:
Matten: Richway (Vorsicht bei billigen Modellen: Elektrosmog!): biomat-shop.de/matten-und-matrazenauflagen-mit-infrarotwaerme
Rotlichtpaneele, z. B. Redlightman, redlightman.com

Nebennierenkur

Kollagenhydrolysat:
Woldohealth (Weidehaltung), über Amazon, aus getrockneter Knochenbrühe in Bio: jarmino.de/products/bio-kollagen oder bonebrox.com

Reisprotein:
Maskelmän in Bio und nicht Bio, z. B. über Amazon

Knochenbrühe:
Bio von Brox, bonebrox.com

Nahrungsergänzung

Eine Auswahl an Herstellern:
NOW Foods, z. B. über Amazon
Greenfood, greenfood-shop.eu
Sunday Natural, sunday.de
Vitamin Express, vitaminexpress.org/de
Gloryfeel, gloryfeel.de

Naturheilkundliche Präparate

Steierl-Pharma GmbH, Phytocortal N, PZN: 3833769
Natural Purity, Adrenal Complex: verisana.de/shop/adrenal-complex-nebennierenextrakt/
Interplexus, Seriphos: www.ergomax.de/interplexus-phosphoryliertes-serin-seriphos
Nebennierenrinden Globuli Wala: Glandulae Suprarenales Comp, PZN 8786046

Die Autorinnen

KATIA TROST

Katia Trost hat zunächst Jura studiert und sich dann aufgrund eines eigenen hormonellen Problems der Naturheilkunde zugewendet. Seitdem ist sie Heilpraktikerin und mittlerweile auch Traumatherapeutin. Zusammen mit der Pädagogin Johanna Llin hat sie mit dem Neuropsychological Embodiment auch eine Methode zur Reifung des Nervensystems entwickelt. Trost hat außerdem zehn Jahre lang eine Heilpraxis mit dem Schwerpunkt Hormone in Hamburg geführt. Im Rahmen ihrer Praxistätigkeit hat sie ihre eigene Methode zur Behandlung hormoneller Störungen entwickelt, die auf eine natürliche Balance des Hormonsystems abzielt – auch ohne die Einnahme von Hormonen. Aktuell vermittelt Katia Trost als Dozentin die von ihr entwickelte Methode an Kollegen. Sie ist außerdem Begründerin des Erfolgspodcasts »Hormonconnection«, entwickelt online Produkte zum Thema hormonelle Balance und hat mit »Wege aus der Hormonfalle« bereits ein Buch zum Thema Hormone veröffentlicht.

katiatrost.de

ANNE SCHMUCK

Anne Schmuck ist freiberufliche Lektorin für Frauengesundheitsthemen und zertifizierte Beraterin für Natürliche Familienplanung (NFP) und Zykluswissen. Seit 2010 arbeitet sie mit Mädchen und Frauen, die ihren Zyklus verstehen lernen möchten, und unterstützt sie dabei, Symptome ihres Körpers wahrzunehmen, Zusammenhänge zu verstehen und den Ursachen ihrer Beschwerden auf die Spur zu kommen. In ihren Workshops und Kursen hilft sie Frauen und Paaren, NFP zur sicheren Verhütung oder gezielt für ihren Kinderwunsch zu nutzen. Ziel all ihrer Beratungen ist es, Aufklärung und Wissen über unser Hormonsystem zu vermitteln und Frauen dabei zu helfen, zur Expertin für ihren eigenen Körper zu werden.

hormonfrei-verhüten.de

Glossar

Adaptationssyndrom

Eine hormonelle Kaskade, die im Körper bei überwältigendem Stress abläuft (wenn dem Körper die Energiereserven ausgehen). Dabei werden zunächst Adrenalin und Noradrenalin abgegeben (Alarmstadium), dann Kortisol (Resistenzstadium), was sich aber bei sehr lang anhaltendem Stress wieder senkt, wodurch Adrenalin wieder steigt (Erschöpfungsstadium). Das Adaptationssyndrom ist ein sinnvoller biologischer Mechanismus, der durch die Mobilisation von Energiereserven unser Überleben kurzfristig sichert. Langfristig kann es bei anhaltendem Adaptationssyndrom jedoch zu funktionellen Beschwerden und Organschäden kommen.

Adrenalin

Adrenalin wird vom Nebennierenmark im Alarmstadium des Adaptationssyndroms ausgeschüttet, aber auch vom Sympathikus-Teil des Nervensystems. Es versetzt den Körper in die Lage für »Kampf oder Flucht«.

Anabolismus

Aufbau von Eiweiß im Körper. Anabolismus wird durch Steroidhormone gefördert wie Testosteron, genauso wie von Insulin.

Antiandrogene

Medikamente, die männliche Hormone blockieren sollen.

Aromatase
Enzym, was außerhalb der hormonproduzierenden Organe Östrogen in den Zellen herstellt (z. B. Leber), indem vorhandenes Testosteron in Östrogen umgewandelt wird. Die Tätigkeit von Aromatase kann angekurbelt (z. B. Alkohol, im Alter) oder gehemmt werden (z. B. Zink).

ATP
Adenosintriphosphat. Speicherform der Energie im Körper.

Autoimmune Erkrankung
Erkrankungen, bei denen das Immunsystem keine eindringenden pathogenen Keime, Gifte etc. angreift, sondern die körpereigenen Zellen (z. B. Hashimoto Thyreoiditis, Lupus Erythemathodes, Multiple Sklerose, Rheumatoide Arthritis). Dadurch kann es zu Schäden an den betroffenen Organen kommen. Festgestellt werden diese Erkrankungen neben bildgebenden Verfahren häufig durch die Ermittlung von Autoantikörpern (z. B. TG-Antikörper bei Hashimoto Thyreoiditis).

Borreliose
Erkrankung, die durch Zecken übertragen und durch den Erreger Borrelia Burgdorferi ausgelöst wird. Typische Symptome sind u. a. Abgeschlagenheit und Gelenkschmerzen.

Candida-Belastung
Hefepilze, die sich bei einer ungünstigen Darmbesiedlung (Darm-Dysbiose) verstärkt vermehren und zu Verdauungsbeschwerden führen können.

Chlamydien
Bakterien (Chlamydia Trachomatis), welche eine Geschlechtskrankheit auslösen können. Die Erkrankung verläuft sehr oft äußerlich unauffällig, kann aber insbesondere bei der Frau zu Verklebungen und Unfruchtbarkeit führen.

Cushing-Syndrom
Bezeichnung für krankhaft hohe Kortisolwerte, die entweder auf Tumoren im Gehirn zurückzuführen sind (Morbus Cushing) oder auf Tumoren der Nebennieren selbst (Cushing-Syndrom). Der Ausdruck Cushing-Syndrom wird aber auch für medikamentös induzierte zu hohe Kortisolwerte verwendet (z. B. durch Kortison).

Darm-Dysbiose
Ungünstige Darmbesiedlung mit Bakterien und Pilzen, was zu Beschwerden im Bereich des Dünndarms führen kann.

Dopamin
Dopamin ist ein Neurotransmitter, der, wenn er zu wenig vorliegt, zu einem Gefühl mangelnder Befriedigung oder Belohnung führen kann. Ein Mangel an Dopamin kann dafür sorgen, dass Betroffene im Außen den »Kick« suchen müssen und sich schlecht aus sich heraus motivieren können. Manche Menschen haben epigenetisch bedingt zu hohe oder zu niedrige Stände an Dopamin.

Fybromyalgie
Muskel- und Gelenkschmerzen, die schulmedizinisch nicht wirklich erklärt werden können.

FSH
Das Follikelstimulierende Hormon ist ein Hormon, das in der Hirnanhangsdrüse im Gehirn gebildet wird. Es regt die Reifung des Eis im Eierstock an und wirkt beim Mann positiv auf die Spermienbildung.

Glukoneogenese
Herstellung von Glukose (Zucker) aus Fetten und Eiweißen.

Glykogen
Speicherform von Glukose (Zucker) im Körper. Die Leber und auch Muskeln halten im Idealfall Glykogen bereit, um erhöhten Energieanforderungen genügen zu können, ohne vermehrt Stresshormone ausschütten zu müssen (welche die Glukoneogenese triggern).

Glykolyse
Auflösung von Glykogen-Speichern.

Hashimoto Thyreoiditis
Auto-immune Entzündung der Schilddrüse, welche die Funktion der Schilddrüse herabsetzen kann und oft mit der Bildung von TG- und TPO-Antikörpern einhergeht.

HCG-Hormon
Humanes Choriongonadotropin, wird während einer Schwangerschaft von der Plazenta gebildet und ist für Beginn und Erhalt der Schwangerschaft verantwortlich. Es wird somit laborchemisch zur frühen Schwangerschaftsbestimmung genutzt.

Histaminliberatoren
Lebensmittel, die nur wenig Histamin enthalten, aber entweder die Histaminausschüttung im Darm begünstigen oder das DAO-Enzym blockieren können

Hungerstoffwechsel
Hungerstoffwechsel ist ein Fachbegriff für das, was passiert, wenn zu wenig gegessen wird. Der Körper baut zunächst massiv Fett ab, danach die Muskeln, um Energie zu gewinnen. Dadurch wird die Geschwindigkeit des Stoffwechsels sehr häufig dauerhaft gesenkt. In der Folge kommt es zum Beispiel zum Jo-Jo-Effekt und einer schlechten Verwertung von Kohlenhydraten nach der Diät.

HPU-Störung
Stoffwechselstörung, die zu einem erhöhten Verlust an Zink und Vitamin B6 im Urin führt, wodurch es zu Mangelerscheinungen kommt.

Insulinresistenz
Die meisten Zellen können Zucker (Glukose) nur unter Zuhilfenahme des von der Bauchspeicheldrüse ausgeschütteten Hormons Insulin aufnehmen. Unter bestimmten Umständen, wie beispielsweise einer erhöhten Ausschüttung an Stresshormonen, werden die Zellen gegen das Insulin resistent, sodass Zucker nicht mehr ausreichend in die Zellen gelangen kann.

Katabolismus
Gewebeabbau – der Körper verdaut sich selbst durch Eiweiß spaltende Enzyme.

Kortisol
Stresshormon, welches von der Nebennierenrinde bei Stress ausgeschüttet wird. Es hat im Körper die Funktion eines Depothormons, indem es einerseits Fettvorräte anlegt, andererseits auch aus für das Überleben unwichtigem Gewebe Energie mobilisieren kann. Dadurch werden für das Überleben wichtige Gewebe und Organe bevorzugt mit Energie versorgt, während für das Überleben unwichtige Gewebe und Organe vermindert mit Energie versorgt werden.

LH
Luteinisierendes Hormon koordiniert mit anderen Hormonen zusammen den Menstruationszyklus, indem es den Eisprung im Eierstock auslöst. Nach dem Eisprung wirkt LH auf die Entwicklung des Gelbkörpers, welches aus der verbliebenen Eihülle, dem Follikel, entsteht. Der Gelbkörper produziert vermehrt Progesteron und auch Östrogen.

Menstruation
Monatliche Blutung einer Frau, die aus dem natürlichen Abbau von Gebärmutterschleimhaut entsteht, die mangels Befruchtung nicht zur Austragung eines Kindes genutzt worden ist. Die Menstruation ist nur bei einem natürlichen Zyklus vorhanden, während die Blutung unter hormonellen Verhütungsmitteln eine Abbruchblutung ist.

Metformin
Ein Medikament zur besseren Verwertung von Blutzucker.

Mikroimmuntherapie
Schulmedizinisch nicht anerkannte Methode zur Testung und Behandlung des Immunsystems. Im Gegensatz zu den Werten im normalen großen Blutbild und in Antikörpertests ermittelt die Mikroimmuntherapie nicht nur, ob das Immunsystem funktioniert, sondern auch wie. Das Vorhandensein von krank machenden Pathogenen ist nach dieser Methode nur ein Teilaspekt der Funktion des Immunsystems. Ein vollständiges Bild ergibt sich erst dann, wenn man weiß, wie genau und ob das Immunsystem auf die Bedrohungslage reagiert. Nach einer ausführlichen Bestimmung dieses Wechselspiels zwischen Belastung und adäquater Immunabwehr nach den Kriterien der Mikroimmuntherapie wirkt der Therapeut gezielt mit energetischen Methoden auf das Immunsystem ein, um die Regulation zu unterstützen.

Mitochondrien
Teil unserer Zellorgane. Sie sind für die Herstellung von Zellenergie in Form von ATP (Adenosintriphosphat) aus Nährstoffen zuständig. Bei zu wenigen oder dysfunktionalen Mitochondrien spricht man von einer Mitochondriopathie.

Mononukleose
Erkrankung, welche durch das Epstein-Barr-Virus ausgelöst wird und auch als Pfeiffer'sches Drüsenfieber oder Kusskrankheit bekannt ist. Typisches Symptom ist große Abgeschlagenheit. Die Erkrankung verläuft oft schleichend und kann sich chronifizieren und somit zum chronischen Erschöpfungssyndrom beitragen.

Morbus Basedow
Überfunktion der Schilddrüse, teilweise mit TPO und TRAK auto-immunen Antikörpern, welche in den meisten Fällen in einer Unterfunktion der Schilddrüse endet.

Morbus Raynaud
Das ist ein Syndrom, in welchem körperferne Gliedmaßen (meist die Hände) durch Krämpfe in den Gefäßen mangelhaft durchblutet werden. Dies führt zu Blässe, Kälte und Blauwerden der Haut und kann mit Taubheit und Schmerzen einhergehen. Im Extremfall kann es dadurch auch zum Absterben der Gliedmaßen kommen.

Multiple Chemikalien Sensitivität (MCS)
MCS-Betroffene reagieren allergisch auch auf geringste Mengen an Chemikalien aus der Umwelt, in der Nahrung etc. Dieses Syndrom geht in der Regel mit chronischer Erschöpfung einher.

NFP
Abkürzung für Natürliche Familienplanung. Methode zur Bestimmung von fruchtbaren und unfruchtbaren Tagen im Zyklus durch Beobachtung verschiedener Körperzeichen wie der Basaltemperatur und des Zervixsekrets.

Östrogen
Östrogen ist ein Sexualhormon, welches im Wechselspiel mit Progesteron den weiblichen Zyklus steuert. In geringen Mengen wirkt es im weiblichen und männlichen Körper auch als Wachstumshormon, indem es Zellen zur Schwellung und Zellteilung anregt.

Östrogendominanz
Im Übermaß oder in einem ungünstigen Verhältnis zum Progesteron bei der Frau oder zum Testosteron beim Mann kann Östrogen in Form der Östrogendominanz Beschwerden bereiten, die häufig auf seine stimulierende und zellteilende Eigenschaft zurückgehen. Da es negative Wechselwirkungen zwischen einem Übermaß an Östrogen und den Nebennierenhormonen gibt, kann Östrogen als heimliches Stresshormon betrachtet werden.

Pap-Abstrich
Test zur Bestimmung von Papillomaviren, welche einen Beitrag zur Entstehung von Gebärmutterhalskrebs leisten können.

Pap-Werte
Vorhandensein von Papillomaviren am Muttermund, die Krebs begünstigen können.

Polyzystisches Ovarialsyndrom (PCOS)
Beim PCOS leiden gebärfähige Frauen unter Zysten auf den Eierstöcken, welche die Funktion der Eierstöcke beeinträchtigen können und häufig mit typischen Hormonverschiebungen (zu viel Testosteron und Östrogen, zu wenig Progesteron) und weiteren Symptomen einhergehen können. Typische Symptome sind das Ausbleiben der Menstruation oder andere Zyklusstörungen, die Ausbildung eines männlichen Behaarungstyps (Hirsutismus), der Ausfall der Kopfbehaarung, Hautunreinheiten, Unfruchtbarkeit, Östrogendominanz und Störungen im Blutzuckerhaushalt.

Phytoöstrogene
Sind pflanzliche Wirkstoffe, die an die Östrogenrezeptoren im Körper andocken können und somit wie Östrogene im Körper wirken (z. B. Polyphenole). Sie wirken häufig schwächer als das körpereigene Östrogen, weswegen Phytoöstrogene gern in der naturheilkundlichen Behandlung zur Linderung von Symptomen einer Östrogendominanz verwendet werden. Dadurch reduziert sich jedoch die Menge an körpereigenem Östrogen oft nicht zuverlässig, da das Problem nicht an der Wurzel gepackt worden ist.

PMS
Sammelbegriff für Beschwerden, die eine Frau in den Tagen vor ihrer Menstruation erfährt. Diese können sich aus psychischen Stimmungsschwankungen und körperlichen Zeichen wie Brustspannen, Abgeschlagenheit oder Wundheit zusammensetzen. Die Entwicklung von PMS steht im engen Zusammenhang mit einer Östrogendominanz.

Schilddrüse
Eine Hormondrüse, welche Schilddrüsenhormone ausschüttet (Thyroxin und Trijodthyronin). Schilddrüsenhormone unterstützen den Körper dabei, aus Kohlenhydraten Wärme und Energie zu erzeugen. Sie sorgen auch für eine gleichmäßige Verteilung von Energie im Körper. Die Schilddrüsenhormone können im Körper nur optimal wirken, wenn kein Übermaß an Nebennierenhormonen und Östrogen im Körper vorhanden ist.

Serotonin
Serotonin ist ein Neurotransmitter, der im Volksmund dem Glücksgefühl zugeschrieben und als Gegenmittel bei Depressionen gehandelt wird. Allerdings kann ein Überschuss an Serotonin nicht nur reizbar machen und die Ausschüttung von Stresshormonen ankurbeln, sondern auch depressiv. Manche Menschen haben epigenetisch bedingt zu hohe oder zu niedrige Stände an Serotonin.

Steroidhormone
Hormone, die den Baustein Cholesterin zur Grundlage haben und somit fettbasiert sind. Dazu zählen Pregnenolon, DHEA, Progesteron, Testosteron, Kortisol und Östrogen.

T3-Umwandlungsstörung
Bei gesunden Nebennieren wandelt der Körper das inaktivere Thyroxin (T4) in das aktivere T3 um, was Stresshormone aber behindern.

Thyreoiditis de Quervain
Nicht auto-immune Entzündung der Schilddrüse, welche die Schilddrüsenfunktion heftig beeinträchtigen kann, meist aber von allein in ein paar Wochen wieder ausheilt.

Wechseljahre
Zeit im Leben einer Frau, in der die Menstruationsblutung unregelmäßiger wird und schließlich mit der Menopause ganz aufhört. Oftmals gehen mit der Menopause Beschwerden einher, die denen von PMS ähneln, da auch hier eine Östrogendominanz eine Rolle spielt.

Xenoöstrogene
Sind Substanzen, die an die Östrogenrezeptoren im Körper andocken können und somit wie ein Östrogen im Körper wirken. Gemeint sind damit künstliche Substanzen wie manche Plastiksorten (z. B. Bisphenol A), Druckerfarben, Chemikalien etc., die sich in der Umwelt, besonders im Wasser anreichern und sich so negativ auf die hormonelle Regulation auswirken können.

Stichwortverzeichnis

D

E

F

K

L

M

N

O

P

R

S

T

U

V

W

X

Z

Anmerkungen

1. Maté, Gabor (2020): Wenn der Körper nein sagt: Wie chronischer Stress krank macht – und was Sie dagegen tun können. Unimedica, Kandern, S. 10
2. Ebd. S. 36
3. Selye, Hans (1978): The Stress of Life. McGraw-Hill Companies, New York, 1956. S. 29 (in überarbeiteter Fassung von 1978)
4. Selye, D. H. (17. Juni 1950): Stress and the General Adaptation Syndrome. Br Med J, S. 1383–1392
5. Schneidermann, Neil et al. (2005): Stress and Health: Psychological, Behavioral and Biological Determinants. Annu Rev Clin Psychol, S. 607–628
6. Cannon, Walter (1967): The Wisdom of the Body. Norton & Comp, New York, S. 299–300
7. Siehe z. B. Finlayson, Judith (2019): Man ist, was die Großmutter isst: Was Sie über Ernährung, vererbbare Erfahrungen, Epigenetik und die Herkunft chronischer Erkrankungen wissen müssen. KVM-Der Medizinverlag, Toronto
8. Ebd. S. 145
9. Price, Weston (2010): Nutrition and Physical Degeneration. Benediction Classics, Oxford, S. 297 ff.
10. Artikel bei der Weston Price Gesellschaft: https://www.westonaprice.org/health-topics/abcs-of-nutrition/sulfur-deficiency/ Artikel bei Dr. Mercola: https://articles.mercola.com/sites/articles/archive/2011/09/17/stephanie-seneff-on-sulfur.aspx und Interview: https://holisticprimarycare.net/topics/nutrition-a-lifestyle/sulfate-the-most-common-nutritional-deficiency-you-ve-never-heard-of/
11. Nair, R. (2012): Vitamin D: The »sunshine« vitamin. J Pharmacol Pharmacother, S. 118–126
12. Kegan, Robert (2009): Immunity to Change. Leadership for the Common Good, Harvard Business Review Press, Harvard